U0258181

THINKr

新思

新 一 代 人 的 思 想

人类

THE
PANDEMIC
CENTURY

大瘟疫

一个世纪以来的
全球性流行病

ONE HUNDRED YEARS of
PANIC, HYSTERIA, and HUBRIS

MARK HONIGSBAUM

［英］马克·霍尼斯鲍姆——著　　谷晓阳 李曈——译

中信出版集团｜北京

图书在版编目（CIP）数据

人类大瘟疫：一个世纪以来的全球性流行病 /（英）
马克·霍尼斯鲍姆著；谷晓阳，李瞳译. -- 北京：中
信出版社，2020.5
 书名原文：The Pandemic Century: One Hundred
Years of Panic, Hysteria and Hubris
 ISBN 978-7-5217-1626-9

Ⅰ.①人… Ⅱ.①马…②谷…③李… Ⅲ.①瘟疫—
医学史—世界—近现代 Ⅳ.① R51-091

中国版本图书馆 CIP 数据核字 (2020) 第 032141 号

人类大瘟疫——一个世纪以来的全球性流行病

著　　者：［英］马克·霍尼斯鲍姆
译　　者：谷晓阳　李瞳
出版发行：中信出版集团股份有限公司
　　　　　（北京市朝阳区惠新东街甲 4 号富盛大厦 2 座　邮编　100029）
承 印 者：北京盛通印刷股份有限公司

开　　本：880mm×1230mm　1/32　　印　张：15　　字　数：350 千字
版　　次：2020 年 5 月第 1 版　　　　印　次：2020 年 5 月第 1 次印刷
京权图字：01-2019-7578　　　　　　　广告经营许可证：京朝工商广字第 8087 号
书　　号：ISBN 978-7-5217-1626-9
定　　价：78.00 元

目录 CONTENTS

序

　　社会史学者在讲述一场大流行病时一定需要一个故事，这是业界普遍认同的真理……故事情节从传染病暴发那个特殊节点开始，在空间和时间都有限的舞台上，极尽渲染个人和集体的危机，借助戏剧性的冲突表演，传达富有张力的启示录，然后走向终场。但是，如果流行病的细节被模糊了，或者没有明显的危机，情况又会如何呢？这就是1918年西班牙流感大流行给历史学家带来的挑战。

　　这是本书作者马克·霍尼斯鲍姆在《柳叶刀》上为《西班牙流感：西班牙的叙事和文化定义》一书撰写的一段书评，直接明了地表达了他对传染病史书写的理解：在追求冲突的戏剧效果，刻画个人与社会的危机的同时，重视捕获历史的细节。这一理念与一般严谨的医学史和传染病史学术研究有所不同，更接近科普性质的纪实报道。这种写作风格与霍尼斯鲍姆的身份有关，霍尼斯鲍姆是作家兼新闻记者，他曾是英国《观察家报》的首席记者，并在《标准晚报》、《星期日独立报》和《卫报》等报纸担任调查记者和专题撰稿人。他目前任伦敦城市大学新闻系活动部主任、高级讲师。

霍尼斯鲍姆是位多产的作家，他感兴趣的写作主题是世界传染病史，自 2003 年起，他已出版了 4 部这方面的专著：2003 年的《热病之旅：寻找对付疟疾的方法》(The Fever Trail in Search of the Cure for Malaria)；2009 年的《与恩扎一起生活：被遗忘的英国故事和 1918 年流感大流行》(Living with Enza: The Forgotten Story of Britain and the Great Flu Pandemic of 1918)，该书在 2009 年被提名为英国皇家学会的年度科学书籍；2013 年的《大流感流行史：死亡、恐慌和歇斯底里，1830—1920》(A History of the Great Influenza Pandemics: Death, Panic and Hysteria, 1830—1920)，以及本书《人类大瘟疫》。此外，他还在《柳叶刀》、《医学史》、《医学社会史》和《生命科学哲学》等专业刊物上发表了数十篇学术书评和论文。

霍尼斯鲍姆的著作严格地遵循了自己认可的写作风格，细节与危机并存。《人类大瘟疫》的叙事从 1916 年 7 月 1 日这一天开始，作者以美国新泽西州泽西岛上惊悚的“鲨鱼咬人事件”拉开他的故事帷幕，选取了近百年来全球暴发的 9 例特大传染病案例，回顾了一个世纪以来人类与瘟疫相生相杀的历程。通过档案、书信、日记、媒体报道、商业广告和口述访谈，他详细地梳理了每次疫情暴发后，个人（病人、医生、家属）、社区、国家和公共舆情等方方面面的反应，尽可能复原了当时的历史场景。他就像一位出色的战地记者，随军驻扎在欧洲、北美和非洲等处的军营里，追踪病毒传播的路径。他是专业的科学记者，在忠实报道科学家在实验室里的工作的同时，用浅显易懂的语言分解分子生物学、逆转录病毒之类的专业术语，使之成为公众能够理解的传染病常识。新闻学和历史学兼具的知识背景使霍尼斯鲍姆的著作既能从容地呈现跨越百年的历史长卷与思想史深度，又不乏新闻广角的宽度和热点，第二章《天使之城的鼠疫》讲述的是 1924 年的洛杉矶鼠疫事件，作者通过报纸广告和政府的市镇规划，分析了美国东西海岸两大城市——纽约与洛杉矶——政府与商人的不同反应，揭示出在这场疫情的处理过程中，有一个看不见的手——商业地产商——在影响着政府的抗疫决策，两大城市及其媒体间的商业竞争引导了公共舆情，致使社会撕裂。在讲解鼠疫杆菌发现的科学过程时，作者将视野转向中国东北，回顾 1910 年在哈尔滨发生的鼠疫惨状，解释中国科学家伍连德以及其他国家的科学家如何形成科学家共同体，在实验室里确认鼠疫杆菌的存在，从而绘制成 20 世纪全球抗击鼠疫的历史画卷。这样的著作让读者读起来很过瘾，有一口气读完的冲动。

霍尼斯鲍姆的传染病史书写是随着疫病感染轨迹布局的，跨越了时空、边界、国族和文化。他认为对当时的医生而言，他们无法判断流感是否会卷土重来，但历史学家可以有一个长时段的考察，通过资料的累积，分析这一事件的延伸性和社会反应。同时，历史学家也可跟随科学家的研究追索疾病的原因和路径，并利用当地科学家在实验室反复求证所获得的信息，描绘现代传染病谱系的全貌。比如关于 1918 年暴发的西班牙流感的叙事，作者将时间线索向前追索到 1889 年的俄罗斯流感，向后涉及 1957 年亚洲流感、1968 年香港流感，一直延伸至 20 世纪 90 年代，描述了美国病理学研究所的科学家们如何从死于 1918 年流感的阿拉斯加的女患者身上获取病毒基因片段，直到 2005 年发现病毒株基因组序列，从而揭开西班牙流感暴发的真相，为这段历史画上了句号。

霍尼斯鲍姆的著作中频繁使用三个关键词："大瘟疫"、"恐慌"和"歇斯底里"，2013 年的著作便以此命名，而本书的英文书名*延续这个主题，并添加了"傲慢"（Hubris）一词。作者认为瘟疫是流言和恐慌的源泉，并引用《费城询问报》的评论："恐惧就是流感的最大帮凶。"1918 年至 1919 年西班牙流感导致 5 000 万人死亡，几乎占当时世界人口的 3%，这是 20 世纪最大规模的传染病。这场"大瘟疫"吸引了众多历史学家的兴趣，仅 2000 年以来，就有不同语言的近百种专著出版。2005 年，作者接触到此议题后，首先聚焦他熟悉的英国社会，他 2009 年出版的《与恩扎一起生活：被遗忘的英国故事和 1918 年流感大流行》一书描述了对疾病的恐惧是如何渗透到维多利亚文化中的。作者认为流感是 20 世纪世界范围内社会和文化焦虑的晴雨表，因流感而导致的经济衰退和社会退化引发了群体的恐惧。作者在完成前一本书的基础上，继续保持对此议题的兴趣，本书的视角由维多利亚时代的英国转向北美军营。据当时的记载，1918 年流感患者的身体会呈现出一种深紫色的色调，作者借用深蓝色的"天芥菜紫绀花"，将 1918 年流感称之为"蓝死病"，以此隐喻当时民众和社会的恐惧状态。

"当病原体未知或不确定，疫情的信息又被封锁时，流言蜚语——以及相伴出现的恐惧——就会迅速失控。"作者认为新兴的

---

* 原书书名为 The Pandemic Century, One Hundred Years of Panic, Hysteria and Hubris，中文版略有调整。——编者注

信息传播渠道，比如电报的发明和新兴的大众媒体会激发公众的歇斯底里情绪，进一步放大这些恐惧。1924 年洛杉矶鼠疫的信息最初就是由媒体透露出来的，它们用了"怪病"、"濒临死亡"、"黑死病的受害者"，以及"洛杉矶 13 人死于肺鼠疫，恐惧四布"等极具煽动的话语。《费城询问报》说："恐慌严重到一定程度就是恐惧了。"在洛杉矶人还处于对鼠疫的惊恐不安中时，地中海多数港口也暴发了鼠疫，美国政府启动海港隔离检疫，此时的美国，面临着国内的肺鼠疫和海外进入的腺鼠疫，"这种歇斯底里的组合让美国国会恐慌"。这一状态与当下中国的情况相同，国内"新冠肺炎"还未完全清零，域外输入的病例数却日见攀升，幸亏中国政府较早地建立起完备的抗疫检测系统，能有条不紊地应对蜂拥而至的归国人潮，没有使整个社会和民众陷入歇斯底里的恐慌中。此外，政治的因素也会波及甚至影响到对瘟疫的阐释，1976 年费城突发的"军团病"触碰到了人们对冷战的恐惧神经，担心这是生物武器和化学毒素所致，以至于美国国会紧张起来，担心这会是一个"被错过的警报"。当艾滋病突然出现时，有流言称："病毒是五角大楼、制药巨头和中央情报局合谋在生物武器实验室中制造出来。"

在加剧社会的恐惧情绪方面，媒体往往起着推波助澜的作用。不过，新闻记者出身的作者难免要为媒体的影响力辩护，在谈到艾滋病病例时，作者表示：

> 很难说是从何时起，这种污名化演变为了歇斯底里，化作了担心患者对社会构成威胁的恐慌。起初，公众对艾滋病疫情暴发的消息反应冷漠……这种冷漠部分是源自无知，部分是

出于偏见……许多人将艾滋病视为可以通过接触传染，这引发了……"恐惧的流行"……对艾滋病的新形象建构负有主要责任的，是科学家和医学家们，而非媒体。

霍尼斯鲍姆提出："1918年以来，对传染病，尤其是病毒学的科学认知发生了巨大的变化。"但是，1924年洛杉矶鼠疫、1930年的鹦鹉热、1976年费城的军团病、1980年出现的艾滋病、2003年的SARS、2013年的埃博拉出血热以及在巴西暴发的寨卡疫情，各种瘟疫接踵而至。世界卫生组织总干事陈冯富珍在2015年总结全球应对"埃博拉"时说："这次疫情暴发……既恐怖，又出乎意料。世界各国，包括世界卫生组织，反应太慢了，眼前发生的事情令我们措手不及。"作者问道："为什么我们尽了最大努力来预测流行病的到来，并为迎战它们做准备，却总是被打个措手不及？"2020年的"新冠肺炎"使地球人又一次陷入同样的危机，正在拖垮全球卫生资源的分配。

"傲慢"，或许是其中一个起决定作用的关键词。一般而言，当我们在讨论"傲慢"时，总是会联想到高等文明、种族优越感、政府与官员们的"傲慢与偏见"，这些事例在疫情大暴发时，必定会表露无遗。本书的每个章节都有具体例子，展现不同群体的"傲慢"和不同形式的"狂妄自大"是如何影响疫情的防控，如何撕裂社会，以及如何摧毁国民经济的。比如1924年洛杉矶鼠疫期间，当地政府对疫区——梅西大街和观景花园区——进行隔离检疫的决定与控制感染没有太大关系，完全是出于种族主义与偏见。但《人类大瘟疫》一书尖锐地指出了一个普遍存在，而人们又不愿意面对的事实：大瘟疫的定期降临，是人类为自己的"傲慢"付出的代价，持这种"傲慢"态度的甚至包括疫病的狙击手——科学家。

1918 年流感流行期间，正值西方科学界沉浸在细菌学建立和疫苗发明的喜悦中，科学家成为对付疫病的英雄，法国和德国的细菌实验室不断有好消息传出，科学家充满了战无不胜、奋勇前行的自豪感，而这种情绪也影响到了社会和公众心理。当时，关于流感致病病原体的说法，科学界普遍采纳德国细菌学之父科赫的女婿所提出的普氏杆菌的结论，然而，美国军营流感病例的测试中，科学家发现并非所有的病例都能检出普氏杆菌，但是没有人敢挑战德国科学家的权威，公开质疑德国科赫学派所创建的细菌理论范式。即便科学家已经意识到这是一种新的流感病毒，却依然无法撼动既定流感的细菌学范式。在作者看来，科学家有责任"规避智识的傲慢，并警惕任何关于自己知识广度和深度的幻觉或自以为是"。作者指出1976 年在费城发生的军团病挑战了战后的医学进步，打击了那些认为先进工业社会不需要担心旧时代瘟疫的自大心理，"如果说军团病是对过于自大的公共卫生行业的一则警示，那么艾滋病彻底让人们明白，在先进的技术社会中，尽管有疫苗、抗生素和其他医疗技术，传染病却并没有被消灭，反而持续地在威胁着我们"。美国疾病控制和预防中心主任森瑟尔说："我们曾期待当代科学战无不胜，可以使所有困难迎刃而解，然而现实却与理想背道而驰。"

的确，分子生物学技术的进步使传染病学家和公共卫生学家对流感的生态学、免疫学有了更深入的理解，能准确地把握疫病模型，并用统计学的方法分析流行病的趋势。尽管科学家已经从 1918 年大流感的 HINI 病毒中提取了其遗传物质，对其病理学和流行病学也有了充分的解释，但科学家依然无法回答，为什么 1918 年大流感中死亡率最高的是年轻人？因为该病毒对所有年龄段的人都有传染性，这成为一个神秘而弥久的科学谜题。同样的，费城军团病的疫情调查最后也以失败告终，构成 20 世纪"流行病学最大的一个谜"。科学家们认为："近几十年来，流感大流行继续催生了许多意想不到的事件，暴露了科学知识的一些根本性欠缺。"这使科学家至今无法确定流感暴发的决定因素和出现概率。

2009 年 HINI 疫情过后，世界卫生组织宣布，两种 HINI 猪流感病毒发生重组可能会引发全球流感大暴发，为此启动了防备计划。世界卫生组织的预言导致了世界范围的恐慌，然而，截至 2019 年《人类大瘟疫》英文版出版时，世界卫生组织预言的大流行并未发生，这引发人们指责世界卫生组织"捏造"流感的预警是在帮助疫苗制造商和其他利益集团。霍尼斯鲍姆不无忧虑地说："回顾过去一百年的流行病疫情，唯一可以肯定的是，将来一定会出现新的瘟疫和新的流行病。既往的经验告诉我们：问题不在于流行病是否会出现，而在于何时出现。瘟疫或许无法预测，但我们应该知道它们一定会再次来袭。"

2019 年隆冬之际，"新冠肺炎"在武汉暴发，不到 3 个月就引发全球大流行，2020 年 3 月 12 日世界卫生组织宣布，鉴于新冠病毒的传播和迅速扩大的影响，这次疫情从特征上可称为"大流行"，10 年前的预言不幸在全世界人的见证下成为现实。

令人遗憾的是，即便有 10 年的准备时间，我们依然无法从容应对，恐慌、歇斯底里和傲慢还在继续影响着我们的生活和思想。

高晞

复旦大学历史学系

译者序 TRANSLATOR'S PREFACE

> "所有人的生活里都有一部历史。"
> ——威廉·莎士比亚

马克·霍尼斯鲍姆博士是位有趣的作家。

当他在著名媒体《卫报》和《观察家报》发声时，他是一名出版了多部畅销书的获奖作家和资深记者；当他为国际医学顶级期刊《柳叶刀》撰稿时，他又是一名专业的医学史学者。翻开这本书，你不仅能感受到他出色的文字把控能力，更能体会到他在医学科普、医学史领域的造诣。对于他的这本《人类大瘟疫》，英国著名医学史家威廉·拜纳姆（William Bynum）的评价是，本书对流感的讨论极为精彩，可读性很强。《柳叶刀》也点评道：这本书"引人入胜"，"精彩地描述了疾病的定义和分类过程，并指出文化因素极大地左右了我们对疾病的感知，影响了我们对瘟疫的反应"。

然而，马克·霍尼斯鲍姆博士的这本书并不"好读"。

这是一本时间跨度长达一个多世纪，内容涵盖了8种重大流行病的史书。作者的讨论涉及了病毒学、分子生物学、临床医学、公共卫生、科学哲学、医学史等多个学科。在翻译本书时，我们一方面钦佩作者研究的深入，另一方面又不禁忧虑：对于文科读者来说，这本书似乎显得太"科学"；对于医学读者来说，它又好像有点太"社科"了。倘若投入大众市场，它更是看起来缺少"噱头"，不够"快餐文学"。究竟会有多少人愿意翻开一本论述"国际公共卫生紧急事件（PHEIC）的判定""冠状病毒的发现过程""气溶胶如何在建筑物中传播"等专业知识的传染病史书？又有多少读者能静下心来，在一页页充斥着学术名词的纸张中，细细品读疫病流行中的病原学研究、公共卫生应对，以及复杂的社会影响？

2020年年初，全书译稿将毕，一场大疫忽然降临。新型冠状病毒袭来，多地隔离检疫，世界卫生组织宣布将新型冠状病毒疫情列入"国际公共卫生紧急事件"……仿佛就在一夜间，历史与现实魔幻般地叠合到了一起。那些曾经只见于医学杂志上的病毒学知识以及流行病学研究都成了新闻热点。它们与无数个无意或有心的传言混杂在一起，共同冲击着大众的眼帘。那些凝结于书中的悲伤、恐惧、欢欣、无畏、迷惘、愤怒……统统重现于我们身边。

* * *

传染病从未远离人类。就在一个世纪前，西班牙大流感横扫全球，留下了比第一次世界大战更为恐怖的死亡数字。在那之后的一百年里，类似的剧情一次又一次上演。现代医学高歌猛进的史诗吟唱，始终伴随着恐慌、悲伤和忧虑的协奏。人们不曾想到，令人闻风丧胆的鼠疫会降临在自诩"天使之城"的洛杉矶；人们更从未料想，可爱的家养小鹦鹉会带来致命的鹦鹉热。一波未平，一波又起，军团病、艾滋病、SARS、埃博拉、寨卡……瘟疫在全球四处生根，没有哪个国家敢标榜自己绝对安全。

人类不断地从一次次瘟疫中总结经验教训，开发新的诊疗技术。但正如细菌学家乔舒亚·莱德伯格（Joshua Lederberg）所言，在日益全球化的时代，尽管有了新的医疗技术以及普及的疫苗和抗生素，但人类"本质上比以前更容易受到伤害"。是人类的学习能力不足吗？是我们的医学家们还不够努力？或者，我们需要跳出思维惯式，重新审视人类社会与自然界的关系吗？

我们常把对抗传染病喻为一场战役，将病原体视作虎视眈眈的敌人。但比起"对抗"，也许"平衡与失衡"才是更为贴切的隐喻。彻底消灭病原体的理念是难以实现的。我们看到，动物——特别是野生动物——在多次瘟疫中扮演着重要角色。在自然状况下，病原体与动物长期共处，已然达成了某种平衡，而人类有意或无意地入侵自然领域，打破原有的生态平衡，病原体便跳跃到人类身上——本书关于鼠疫的一章，讲述的正是这样的故事。

除了生物因素之外，社会、文化因素也加剧了传染病的蔓延。首先，全球化使世界更加紧密地联系在一起，疫情流行时，我们已无法寄望于躲进某个与世隔绝的"桃花源"里，一隅偏安。其次，文化习俗在很大程度上会影响疫情的传播，饮食、丧葬、节日习俗等都可能推波助澜。而这正是传统文化与现代生活方式的冲突在公共卫生领域的具现。在第八章的埃博拉防疫史中我们看到，简单粗暴地取缔习俗可能会适得其反，在制定公共卫生政策时，我们需要谋求传统与现代的平衡。

此外，在每场瘟疫之中，信息不对称导致的恐慌、流言与不信任情绪总是如影随行。瘟疫来袭时，我们总是希望迅速获取准确、全面的信息，但是马克·霍尼斯鲍姆博士却用历史告诉我们，这是一种近乎不切实际的期盼。1918 年的流感大流行中，纽约公共卫生官员们担心影响战事，刻意夸大流感对德军的影响，而对美军的疫情轻描淡写。20 世纪初洛杉矶鼠疫暴发时，出于对城市形象和经济利益的考量，市政领导、商业和新闻业巨头压制疫情报道，宣称"绝不会刊登有损城市利益的内容"。

信道可以被管制，但焦虑与恐惧却不会因此而消失，它们时常为流言蜚语营造出滋生的温床。2003 年 4 月 1 日，香港正陷于 SARS 疫情困境中，某家报纸的网站上发布消息，称香港即将被宣布为"疫港"，惊恐万分的人们匆忙将消息转告亲友，四处抢购食品和生活物资。然而，那则消息实际上只是一名 14 岁男孩的愚人节恶作剧。另一方面，污名化与偏见常与流言相伴，在 SARS 流行的高峰期，多伦多的唐人街宛似鬼城，食客们都不敢前去消费。艾滋病流行初期，患者群体背负着巨大的道德污名，他们受到排挤，被指责纵欲、犯罪、有药瘾，甚至连因日常输血而被感染的血友病人也未能幸免。

在恐慌中，许多人会寄望于科学。诚然，科学的理性、中立和审慎是抵抗流言的利器，但我们必须谨慎地承认，科学亦有局限。正如书中所展现的：有时科学观察会出现失误，就像在没有认清流感病毒之前，我们一直将细菌视作流感的病原体。有时科学研究又不够迅速，正如当 SARS 疫情急需特效药和疫苗时，医学界却只能给出隔离建议和支持治疗。艾滋病的科学纷争历史更是向我们昭示，当科学家陷入名利、荣誉之争，经济利益、名誉诉求甚至国家荣耀混杂在一起时，疾病的本相就会陷入重重迷雾之中。

除了前述问题外，在最后一章论述寨卡疫情时，作者还提及一个引人深思的话题。寨卡瘟疫正炽之时，报纸竞相报道，巴西政府和各色组织争先恐后地参与疫情防控，然而随着世界卫生组织宣布解除"国际公共卫生紧急事件"，当地政府与大众又一次陶醉在"抗疫胜利"的笙歌之中，仿佛一切问题都已随着疫情一起终结。部分曾经承诺的科研经费没有按时到位，一些原有的康复支持项目也慢慢消失。作者痛心疾呼：虽然寨卡疫情已宣告结束，对它的恐慌也逐渐被时间冲淡，但巴西贫民窟的生活条件没有得到本质改善，传播寨卡病毒的蚊虫依然在充塞垃圾的河道中滋生，因寨卡而致畸的婴儿也未得到应有的照护和补偿。若相关社会条件无法得到改善，谁也无法保证寨卡疫情不会卷土重来，谁也无法预料下一场疫情将会侵袭多少国家，将多少原本就已深陷贫困的家庭推向苦难的深渊。事实上，疫情的反复并非没有前例，就在翻译本书的过程中，埃博拉疫情于非洲死灰复燃，并于 2019 年 7 月 17 日再度被世界卫生组织宣布为"国际公共卫生紧急事件"，状态至今仍未解除。

* * *

马克·霍尼斯鲍姆博士为这本书拟定的副标题是"一个世纪的

恐慌、歇斯底里和狂妄自大",将这样三个"负面"的词汇置于文前,乍看起来似乎有些不妥,但通读全书之后,便可知晓作者绝对不是想要传播恐惧,也没有过度悲观。我们在历史中看到,一次次瘟疫流行之际,总有严谨、奋进、勇敢、无私的力量汇聚起来,支持人类渡过难关。但威胁持续存在,前路坎坷艰难。在多年前反思 SARS 疫情时,帝国理工学院(Imperial College)院长、国际知名流行病学家罗伊·安德森(Roy Anderson)曾提醒我们,抗疫胜利所带来的自满将是最大的隐患。

我们不该因为人类在某些大瘟疫后幸存,就无视自己曾经的傲慢与纰漏。回首瘟疫史,在纪念人类展现出的智慧、力量与勇气的同时,我们也不该忘记那些痛苦的离别、牺牲和哀愁。

在本书中,每一章传染病的故事都非常复杂。可是,世界本就如此,它不会因为我们一厢情愿的期待就变得简单。谦虚的科学家会说科学不能解决一切问题,谨慎的历史学家会强调了解历史不能预知未来。但面对复杂的传染病,我们每个人都可以选择不做旁观者,我们可以从历史经验、科学原理和理智辨析中汲取更多,反思更多。希望面临那从未远去的传染病风险时,这些知识与反思能够使我们更加安全,更加理智,更加勇敢,更加友善。

谷晓阳　李瞳

首都医科大学　医学人文学院

医学伦理学与医学史学学系

前言　　　　　　　　　　　　　PROLOGUE

鲨鱼和其他掠食者

　　鲨鱼不会攻击在北大西洋温带水域中游泳嬉戏的人们，也不能一口咬断游泳者的腿。1916 年那个炎热的夏天，当纽约人和费城人想要从内陆的酷暑中解脱，蜂拥至新泽西州北部海滩时，大多数鲨鱼专家都秉持上述看法。也是在同一个夏天，东海岸正被脊髓灰质炎疫情笼罩，市内游泳池纷纷张贴布告，警告人们在泳池游泳可能会染上"小儿麻痹症"。不过，泽西海岸被认为没有危险的掠食者出没。

　　1916 年 7 月，美国自然历史博物馆馆长弗雷德里克·卢卡斯宣称："被鲨鱼袭击的风险比被闪电击中要小得多……我们的海岸不会发生鲨鱼袭击。"为了证明这一论断，卢卡斯提到身价百万的银行家赫尔曼·厄尔里克斯以 500 美元奖金，悬赏"在〔美国北卡罗来纳州哈特拉斯角以北〕温带水域遭到鲨鱼袭击的人"——而自1891 年该布告在《纽约太阳报》发布以来，一直无人认领赏金。¹

　　但厄尔里克斯和卢卡斯都错了，同样犯错的还有费城自然科学院的研究员亨利·福勒博士和亨利·斯金纳博士，他们在 1916 年明确宣称，鲨鱼无法咬断人腿。第一个例外发生在 1916 年 7 月 1 日晚，挑战了这些**众所周知**的常识。当晚，一位年轻富有的证券经纪人查尔斯·埃德林·万桑特携妻子及家人到新泽西州度假，下榻在比奇港的酒店。晚餐前，他决定去附近游个泳。万桑特 1914 年毕业于宾夕法尼亚大学，是个运动健将，朋友们常叫他"万桑特"或"万"。他来自美国最古老的家族之一，其祖上是荷兰移民，1647 年定居北美。那天晚上，即便他曾对跳进凉爽的大西洋有任何顾虑，这样的顾虑也会被眼前的熟悉景象抵消：在他滑入海浪前，一条友好的切萨皮克湾寻回犬正向他奔来，海滩救生员、美国国家队游泳健将亚历山大·奥特也在旁巡视。万桑特以爱德华时代年轻男子们的流行做法，径直游出了安全区，然后转身踩水，招呼寻回犬。这时，他的父亲万桑特医生和妹妹露易丝也到了海滩，在救生站附近欣赏他的身姿。而那只寻回犬不领情面，拒绝跟他游出去，这一幕把他们都逗乐了。然而片刻后，大家察觉了寻回犬不听话的原因——水中出现了一片黑色的鱼鳍，自东边袭来。父亲疯狂地挥手招呼儿子游回岸边，但为时已晚，当万桑特游到距海滩约 50 米时，忽然感到一下拖拽和一阵剧痛。周围的海水变成了酒红色，他探手下去，发现自己的左腿不见了——自大腿骨处被齐齐咬断。

　　彼时，奥特已游到万桑特身边，将他拖出海水，转移到了英格鲁赛德酒店的安全地带。万桑特的父亲想尽办法给他止血，却徒劳无功——伤口太深了。万桑特当场死亡，成为已知的第一个在北大西洋水域被鲨鱼袭击身亡的人，这让他的父亲和年轻的妻子悲恸欲绝。从那一刻起，两人每每看到泽西岛的大西洋海岸，便无法不想到水面下潜藏的鲨口。

无独有偶，两周内，又有 4 名游泳者在泽西海岸遇袭，其中 3 人死亡，引发了人们对"食人鲨"的恐慌，至今仍令人难以释怀。[*2]虽然在北大西洋遇到大白鲨和其他大型鲨鱼的概率极小，它们对游泳者的袭击更是少之又少，但这并不能减轻人们的恐惧。如今，海滩游客们都清楚地**知道**不能游离海岸太远，但凡他们对风险掉以轻心或对潜在威胁不屑一顾，总会有某次电影《大白鲨》或探索频道《鲨鱼周》(Shark Week) 某一集的重播来警醒他们。现在，许多儿童甚至成年人都害怕在海浪中玩耍，即便是那些敢于去海浪中冒险的人也会时刻警惕海平面上的背鳍。

* * *

乍看来，新泽西州的鲨鱼袭击事件似乎与 2014 年席卷西非的埃博拉疫情，或次年巴西暴发的寨卡疫情没什么关系，但它们当真彼此相关。就像 1916 年夏天大多数博物学家都无法想象北大西洋的凉爽水域会发生鲨鱼袭击那样，在 2014 年夏季，大多数传染病学家也无法想象，之前一直局限于非洲中部偏远林区的埃博拉病毒，会在塞拉利昂或利比里亚的大城市中流行，更不用说会跨越大

---

* 造成这轮袭击的鲨鱼种类从未被查明。一些专家认为是幼年的大白鲨所为；另一些则认为，袭击符合公牛鲨的摄食模式，公牛鲨喜欢浅海水域是人们已知的事实。——原注

西洋，成为欧洲或美国公民的威胁。但这恰恰正是 2014 年 1 月前不久发生的事，来自未知动物宿主的埃博拉病毒感染了几内亚东南部梅连度村的一名两岁男孩，病毒从那里经陆路传播到科纳克里、弗里敦和蒙罗维亚，然后又经航运传播至布鲁塞尔、伦敦、马德里、纽约和达拉斯。

类似的事情还发生在 1997 年，当时一种以前在鸭子和其他野生水禽中传播，一直名不见经传的禽流感（H5N1 禽流感）突然导致香港大量家禽死亡，引发了全世界对禽流感的恐慌。当然，随后便是 2003 年的严重急性呼吸综合征（SARS）。接着，2009 年墨西哥暴发了猪流感，拉响了全球流感大流行的警报。这次流行消耗了大量抗病毒药物储备，投入生产的疫苗总价值高达数十亿美元。

猪流感并没有变成食人怪——它在全球范围内造成的死亡人数比美国和英国大多数年份普通流感的致死人数少得多，但在 2009 年春天，人们并不知道这些。当时，疾病专家正忙于应对禽流感在东南亚的再次出现，没人预料到墨西哥会出现一种新的猪流感病毒，更没料到它会具有类似"西班牙流感"病毒的基因特征——据估计，1918 年那场大流感在全球造成逾 5 000 万人死亡，堪称病毒世界末日。

* * *

19 世纪的医学专家认为，如果更好地了解滋生传染病的社会和环境状况，就能够预测流行病，从而——如维多利亚时期的流行病学家和卫生学家威廉·法尔在 1847 年所说——"消除恐慌"。然而，虽然细菌学的进步使预防伤寒、霍乱和鼠疫等疫病的疫苗得以研制成功，人们对过去大规模瘟疫的恐惧也逐渐消退，但又有其他疾病登上舞台，新的恐惧取代了旧的恐慌。脊髓灰质炎就是很好的例子。在鲨鱼攻击泽西海岸游泳者的一个月前，南布鲁克林的海滨附近暴发了一场脊髓灰质炎疫情。纽约卫生委员会的调查人员立即将疫情归咎于新近从那不勒斯来到这里的意大利移民，他们住在一个被称为"猪城"的区域，公寓又挤又脏。随着脊髓灰质炎病例增多，报纸上充斥着关于婴儿死亡或瘫痪等令人心碎的报道，报道引发了过度的恐慌，许多富人逃亡（很多纽约人逃往泽西海岸）。几周之内，恐慌蔓延到东海岸的邻近各州，催生了隔离检疫、旅行禁令和强制住院制度。[3] 这些过度的反应在一定程度上反映了当时普遍的一种医学观念，即脊髓灰质炎是一种呼吸道疾病，通过咳嗽、打喷嚏以及在垃圾中滋生的苍蝇传播。*

流行病学家约翰·R.保罗在撰写脊髓灰质炎的历史时，将 1916 年描述为"实施隔离和检疫措施的高潮"。到 1916 年 12 月天气较凉，疫情逐渐消退时，26 个州已有 2.7 万名患者和 6 000 人死亡，使之成为当时世界上最大规模的一次脊髓灰质炎暴发。仅纽约就有 8 900 人患病，2 400 人死亡，大约每四个孩子中就有一个死去。[4]

这次脊髓灰质炎传播的范围如此之广，就像是美国人特别容易得上这种疾病似的。但实际上，大多数美国人不知道，5 年前瑞典

---

* 事实上，脊髓灰质炎主要通过粪-口途径传播，非麻痹型脊髓灰质炎在 1916 年之前的几十年里一直是美国的地方病。——原注

也暴发了类似的骇人疫情。在那次疫情期间，瑞典科学家多次从患者小肠中找到脊髓灰质炎病毒——这是解释疾病真正病因和病理的重要一步。瑞典人还成功地在接触过无症状患者分泌物的猴子身上培养出了这种病毒，这加剧了科学家对"健康携带者"在两次流行病暴发之间充当病毒储存者的怀疑。然而，美国著名的脊髓灰质炎专家们忽视了这些见解。直到1938年，耶鲁大学的研究人员们才拾起瑞典科学家的研究，证实无症状携带者的粪便中频繁检出脊髓灰质炎病毒，这些病毒可以在未经处理的污水中存活长达10周。

如今，人们已经认识到，在脊髓灰质炎疫苗出现之前的时代，避免因该病致残的最好方法是在不太容易出现严重并发症的幼儿期被感染一次，以获得免疫力。在这方面，污物是母亲们的盟友，让婴儿接触被脊髓灰质炎病毒污染的水和食物不失为一种合理策略。到19世纪末，大多数来自贫困移民社区的儿童都以这种方式获得了免疫力。反而是来自新式中产阶级家庭和富人区的儿童患病风险最大。美国第32任总统富兰克林·德拉诺·罗斯福就是如此，他十几岁时没有感染，直到1921年于新不伦瑞克的坎波贝洛岛度假时才染病，那时他已39岁。

* * *

关于病毒和其他传染性病原体的科学知识不断发展，而这种发展有时也会蒙蔽医学研究人员，使他们忽视了前述的生态学和免疫学见解，或对即将到来的流行病丧失警惕，本书将论述这一切是如何发生的。德国细菌学家罗伯特·科赫和法国细菌学家路易·巴斯德在 19 世纪 80 年代证明了结核病是一种细菌感染性疾病，并研发了炭疽、霍乱及狂犬病疫苗，由此开创了疾病的"细菌理论"。自那时起，科学家和依赖他们实验技术的公共卫生官员们一直梦想着击败传播传染病的微生物。然而，尽管医学微生物学和所有相关学科，如流行病学、寄生虫学、动物学以及最近的分子生物学，都为理解新病原体的传播和扩散提供了新途径，并使临床医生能够辨识病原体，但在许多时候，这些科学和技术仍力有不逮。人们有时会辩解称，微生物一直在变异和进化，科学研究无法跟上它们遗传漂移的速度和传播模式改变的速度，但原因远不止如此。医学研究人员会倾向于固守特定的范式和疾病病因理论，从而忽视已知和未知病原体带来的威胁。

以第一章的主角流感为例。1918 年夏天，当所谓的"西班牙流感"在第一次世界大战即将结束的阶段出现时，大多数医生认为它和以前的流感差不多，不过是个小麻烦。医生们都认为这种病原体不可能对年轻人构成致命威胁，更伤害不到前往法国北部盟军战线的士兵们。他们之所以会这样想，在一定程度上是因为学界权威、科赫的门生理查德·普法伊费尔曾提出，流感是由一种微小的革兰氏阴性细菌传播的，因此，接受过德国实验室方法培训的美国科学家们研制出预防流感杆菌的疫苗只是时间问题，就像他们研制出预防霍乱、白喉和伤寒的疫苗那样。但是，普法伊费尔和那些相信他实验方法的人错了：流感不是细菌导致的，而是一种病毒导致的。病毒太小了，无法在普通光学显微镜下识别。此外，当时用来分离流感患者鼻喉中常见细菌的是陶瓷过滤器，但病毒能直接穿过滤孔。一些研究人员当时已经开始怀疑，导致流感的可能是一种"可滤过的病原体"，但在很多年之后，普法伊费尔的错误观点才得到纠正，流感的病毒病因学说才主宰话语权。在此期间，大量的研究时间被白白浪费，数以百万计的年轻人死于流感。

然而，仅仅识别出病原体并了解疾病病因还不足以控制流行病。尽管传染性病原体可能是患病的必要条件，但它并非充分条件。微生物以多种方式与我们的免疫系统相互作用，当感染同一种病原体时，有的人会病倒，有的人却毫发无损或只是轻微不适。事实上，许多细菌和病毒可在组织、细胞中蛰伏几十年，然后被一些外部事件重新激活。外部事件可能是合并感染了另一种微生物，或外在压力对人体系统突然打击，再或是衰老引起免疫功能衰弱。更重要的是，如果仅关注病原微生物，我们有可能错失大局。例如，埃博拉病毒可能是人类已知的最致命的病原体之一，但只有在滥伐导致热带雨林减少，蝙蝠（据推测是病毒在两次流行病暴发之间的动物宿主）被逐出巢穴，或人类猎杀感染了该病毒的黑猩猩并食用它们时，埃博拉病毒才有蔓延到人群的风险。并且仅当医院内不卫生的操作导致了血源性感染扩散时，它才可能传播到更广泛的社群，并伺机蔓延到城市。在这种情况下，我们得谨记萧伯纳在《医生进退两难》中所表达的观点："一种疾病特有的微生物不一定是它的病因。"事实上，若将萧伯纳的名言用于今日，我们可以说传染病几乎都有更广泛的环境诱因和社会诱因。只有充分考虑新病原体出现和传播的生态、免疫和行为因素，我们才可能比较充分和完整地了解这些微生物及其与疾病之间的联系。

公平地说，一直都有医学研究人员致力于更细致地研究我们与微生物之间的复杂互动。例如，在 50 年前抗生素革命的鼎盛时期，洛克菲勒医学研究所的研究者勒内·迪博就对以短期技术方案解决医疗问题提出了批评。当时，他的大多数同事都认为人类毋庸置疑会征服传染病，还认定不久即可消灭常见的致病菌。迪博在 1939 年分离出了第一种商业化的抗生素，可谓精于专业，但他却很清醒，提醒医学界警惕业内盛行的骄傲自大情绪。迪博把人类比作"魔法师的学徒"，提出医学科学已经启动了"潜在的破坏性力量"，有朝一日可能会倾覆医学乌托邦的美梦。他写道："现代人相信，他们几乎完全掌握了过去塑造人类进化的那种自然力量，相信现在他们可以掌控自己的生物命运和文化命运。但这可能是一种假象。与其他所有生物一样，人类是极其复杂的生态系统的一部分，通过无数环节与这个系统的所有组成部分联系在一起。"迪博还提出，摆脱疾病是一种"幻梦"，"大自然将在不可预知的某时以某种不可预见的方式予以反击"。[5]

然而，在 20 世纪 60 年代，尽管迪博的著作在美国公众中大受欢迎，但他关于即将到来的疾病世界末日的警告却在很大程度上被科学同行们忽视了。结果，在 1982 年 2 月迪博去世后不久，美国疾病控制和预防中心（CDC）就用首字母缩写"AIDS"描述了一种突然出现在洛杉矶同性恋社群，并正在蔓延到其他人群的不寻常的自身免疫疾病。这种疾病让医学界猝不及防。但实际上，疾病控制和预防中心不应该感到意外，因为 6 年前，也就是 1976 年就曾发生过类似的事。一群在费城某豪华酒店参加美国退伍军人大会的老兵中暴发了

非典型肺炎 *，当流行病学家手忙脚乱地试图找出致病的"费城杀手"时，公众陷入了过度恐慌（这场疫情最初令疾病控制和预防中心的疾病检测人员颇感困惑，直到一名微生物学家确定了病原体——嗜肺军团菌，一种在酒店的冷却塔等潮湿环境中生长的微小细菌）。还是在那一年，令大家恐慌的不仅是军团病，还有突然出现在新泽西美国陆军基地的新型猪流感——那是一起突发事件，疾病控制和预防中心以及公共卫生官员又被搞得措手不及，最终使数百万美国人毫无必要地接种了疫苗。类似情况在 2003 年再次出现，当时一位年长的中国肾病科教授入住香港京华国际酒店，引发了某种严重呼吸道疾病的跨境暴发。最初人们认为这种疾病是 H5N1 禽流感病毒引起的，但我们现在知道，病原体是一种与 SARS 相关的新型冠状病毒 †。在那次事件中，通过精确的微生物检测工作，以及科学家群体前所未有的信息共享和合作，一场疾病大流行得以避免。但那只是侥幸，在那之后，我们又遭遇了更多的突发流行病，却未能在初期做出正确诊断。

这本书将描写这些事件和经过，以及为什么我们尽了最大努力来预测流行病的到来，并为迎战它们做准备，却总是被打个措手不及。这些流行病的历史有些为读者所熟知，如 2014—2016 年埃博拉疫情引发的恐慌，或 20 世纪 80 年代艾滋病引发的恐慌；另一些如 1924 年洛杉矶墨西哥区暴发的肺鼠疫，或在华尔街股灾几个月后席卷美国的"鹦鹉热"，则可能不那么出名。但不管是否

---

* 这里的非典型肺炎泛指所有由某种未知的病原体引起的肺炎，并非特指 SARS。——译者注
† 冠状病毒主要感染哺乳动物的呼吸道和胃肠道，近三分之一的感冒都可归因于冠状病毒。——原注

为大众所熟悉，这些流行病都揭示了一点，那就是新病原体的出现可以多么迅速地推翻医学常识，以及在缺乏实验室知识、有效疫苗和治疗药物的情况下，流行病如何具有引起不安、恐慌和惊惧的非凡力量。

更多的医学知识和传染病监测不仅未能驱散恐慌，反而有可能播下新的恐惧，使人们过度关注他们此前从未耳闻的流行病威胁。结果，就像救生员现在会在海上搜寻背鳍，以期向游泳者发出预警那样，世界卫生组织（WHO）也定期在互联网上监视异常疾病暴发的报告，并检测可能引起下一次大规模流行病的病毒突变。在一定程度上，这种高度警惕是有道理的，但我们也付出了代价：永远处于对下一场流行病的焦虑之中。我们被反复告知，问题不在于世界末日**是否**会发生，而在于**何时**发生。在这种狂热气氛中，也难怪公共卫生专家有时会弄错状况，在不必要时按下恐慌预警按钮；或者，有时候又会像西非埃博拉疫情暴发时那样，完全错估了威胁。

诚然，媒体在这些过程中发挥了作用——毕竟没什么能比恐惧更抓眼球了——但是，尽管有线新闻频道全天候的报道和社交媒体助长了传染病暴发引起的不安、恐慌和污名化，记者和博主在很大程度上却只是媒介。我认为，通过提醒我们注意新的传染源，并将特定行为定义为"有风险的"，医学科学——特别是流行病学——才是这些不合理的、往往带有偏见的判断的最终源头。毋庸置疑，对传染病的流行病学和病因学的更深入的了解大大提高了我们应对流行病的能力，医学技术进步也无疑极大地改善了人类的健康和福祉，但我们应该认识到，前述这些知识在不断地滋生新的恐惧和焦虑。

　　本书中讨论的每一种流行病都描绘了这一过程的不同方面，书中还描绘了在每一个流行病例子中，疫情的暴发如何动摇了人们对占主导地位的医学范式和科学范式的信心，强调了以牺牲对疾病诱因更广泛的生态学探求为代价，过度依赖特定技术的危险性。根据对科学知识建构的社会学分析和哲学分析，我将论证，在紧急事件发生前"已知"的东西都被证明是错误的，这些"已知"的东西有：水塔和空调系统（军团病的例子）**不会**给酒店客人和医院的医生及病人带来风险；埃博拉病毒**不会**在西非传播，也**不会**传播到大城市；寨卡病毒是一种相对无害的蚊媒疾病。我也解释了在前述的每一次事件中，流行病如何引发了关于"已知的已知"和"未知的未知"的反思，以及科学家和公共卫生专家应如何在未来避免此类认识论盲点。*6

　　本书讨论流行病时，也强调了如下一点：在不断变化的疾病流行与发生模式中，环境、社会和文化方面的因素起到了关键作用。回顾迪博对病原生态学的见解，我认为大多数疾病的出现都可以追溯到生态平衡的破坏，或病原体惯常寄居的环境的改变。这一条尤其适用于动物源性疾病或人畜共染病毒，如埃博拉病毒，但也适用于共生菌，如链球菌（它是引起社区获得性肺炎的主要原因）。目前认为埃博拉病毒的自然宿主是一种果蝠。然而，人们尽管已在非

---

*　"已知"和"未知"的概念是美国前国防部长唐纳德·拉姆斯菲尔德在 2002 年五角大楼的一次新闻发布会上极不光彩地引入公共话语领域的（进一步讨论见尾注）。——原注

洲本土的各种蝙蝠身上发现了埃博拉病毒抗体，却从未在任何一种蝙蝠身上发现活病毒。最可能的原因是，就像其他由于长期进化而关联在一起的宿主和病毒一样，蝙蝠的免疫系统会很快将埃博拉病毒从血液中清除，但在清除前，病毒就已传染给了另一只蝙蝠。结果，病毒在蝙蝠种群中不断循环，而不会导致病毒和蝙蝠中的任何一方灭亡。类似过程也发生在那些已进化到只感染人类的病原体上，例如麻疹病毒和脊髓灰质炎病毒，儿童时期第一次感染这类病毒通常只会导致轻微疾病，之后患者会康复并获得终身免疫。然而，这种免疫平衡状态时常会被打破。破坏可能是自然发生的，例如，如果有足够数量的孩子在儿童时期未被感染，从而导致群体免疫力下降，或病毒株突发变异（如流感病毒经常发生的那样），使人们对其几乎没有免疫力，那么就会导致新病毒的流行传播。此外，当我们意外介入病毒和它的自然宿主之间时，也会发生前述情况。这大概就是 2014 年埃博拉疫情发生的情形，当梅连度村的孩子们逗弄村中树桩上栖息的犬吻蝠时，平衡就被打破了。人们认为，在 20 世纪 50 年代的刚果，类似的事情可能使 HIV 的始祖病毒从黑猩猩传播给了人类。追踪这些流行病的确切起源是当下研究的主题。就艾滋病而言，毫无疑问，20 世纪初蒸汽船开始在刚果河上航行，以及殖民地时期新的公路、铁路的修建是艾滋病扩散传播的重要促成因素，伐木者和木材公司的贪婪也同样如此。社会和文化因素也起到了作用。如果铁路公司和木材公司的劳工营地附近没有野味买卖和遍地的嫖娼卖淫风气，病毒很可能不会传得如此广泛、迅速。同样，如果没有西非根深蒂固的文化信仰和习俗，特别是人们遵守传统丧葬仪式和对科学医学不信任，埃博拉也就不会演变成一场重大的区域性流行病，更不会演变成全球卫生危机了。

但是，也许医学史能够给出的最重要提示，还是流行病与战争之间的久远关联。从伯里克利在公元前 430 年下令雅典人出海，以避开斯巴达对其港口城市的攻击以来，战争就一直被视为致命传染病暴发的始作俑者（2014 年的西非即如此，几十年的内战和武装冲突使利比里亚和塞拉利昂卫生系统薄弱，医疗资源匮乏）。虽然人们至今仍然不知道导致雅典瘟疫的病原体是什么，或许永远也无法知晓（造成瘟疫的疾病可能是炭疽、天花、斑疹伤寒和疟疾），但毫无疑问，瘟疫暴发的决定性因素是希腊城市长墙后面挤满了 30 多万雅典人和来自阿提卡的难民。这种拥挤封闭为病毒扩散（如果病原体是病毒的话）创造了理想的条件，将雅典变成了一个藏骸所（正如修昔底德告诉我们的那样，因为没有房子来接收来自农村的难民，"酷暑之际，他们被迫挤在闷热的茅舍中，死亡在那里肆虐"）。结果，到公元前 426 年的第三次疫潮时，雅典的人口减少了四分之一到三分之一。[7]

在雅典瘟疫中，由于不明原因，疾病似乎没有影响到斯巴达人，也没有扩散到阿提卡边界以外的地区。但 2 000 年前，城市和村镇彼此隔离，人和病原体在国家、大陆之间的传播途径要少得多。不幸的是，今天情况已非如此。由于全球贸易和全球旅行，新型病毒及其宿主不断跨越国界和国际时区，它们在每个地方都会遇到不同的生态和免疫环境。最真实的例子发生在第一次世界大战期间：美国东海岸的训练营中聚集了数万名年轻的美国新兵，随后他们往返于欧洲和美国之间，为历史上最致命的大流行病的暴发提供了理想条件。

THE
BLUE
DEATH

第一章

蓝死病

"乍一看，阿赫兰的确是一座平常的城市。"

——加缪

《鼠疫》

艾尔村是一个不起眼的村落，就像你在 1917 年的新英格兰乡间旅行中遇到的任何一个小村庄一样，眨下眼就可能错过。它坐落在波士顿西北约 35 英里*处一片荒凉的灌木林中，有不到 300 间村舍，还有一座教堂和几家商店。事实上，若非位于波士顿—缅因铁路和伍斯特—纳舒厄铁路交会处，并拥有两个车站，它真算是乏善可陈。但在 1917 年春天美国备战时，军方开始寻找合适的地点来训练成千上万响应征召的新兵们，铁路车站和空旷的田野使艾尔村脱颖而出。或许正因为如此，1917 年 5 月，华盛顿特区的某位军事长官在马萨诸塞州洛厄尔县地图上艾尔村的位置插了一枚带红旗的大头针，指定艾尔村为美国陆军新成立的第 76 师的营地。

---

* 1 英里 ≈1.61 千米。——译者注

6月初，美军租下了与纳舒厄河相邻的约 9 000 英亩*正萌新绿的阔野。两周后工程兵抵达，开始将该地改造为约翰·潘兴少将领导的美国远征军的步兵营地。短短 10 周内，工程师们建造了 1 400座建筑，安装了 2 200 个淋浴器，并铺设了 60 英里的供热管道。这片长 7 英里宽 2 英里的营地有自己的餐厅、面包店、剧院，以及 14间用于读书和社交的小屋，还有一个邮局。从艾尔村出发，穿过菲奇堡铁路的轨道步行半英里，迎接新兵们的第一幕景色便是基督教青年会礼堂和第 301 工兵团的军营。右边是第 301、302 和 303 步兵团的军营，附近则是野战炮兵、兵源补给旅和机枪旅†的营房。此外，营地还有操练阵列与练习使用刺刀的场地，以及一间由基督教青年会管理的有着 800 张床位的医院。该营地能容纳 3 万人，但在接下来的几个星期里，新兵们会从缅因州、罗得岛州、康涅狄格州、纽约州、明尼苏达州以及远至南方的佛罗里达州涌入，粗糙的木制营房里将挤满 4 万多人，工程兵不得不为多出的人搭建帐篷。为展现营地对东北军事指挥部的重要性，它被命名为德文斯营地，以纪念查尔斯·德文斯（Charles Devens）将军。他原是波士顿的一名律师，内战期间成为一名联邦军指挥官。1865 年里士满被攻陷后，他率领的联邦军是第一支进驻的部队。正如美国战争部的宣传员罗杰·巴彻尔德（Roger Batchelder）1917 年 12 月从艾尔

---

* 1 英亩 ≈0.4 公顷。——译者注

† 英文为 "machine-gun brigade"，尽管被称作 "旅"，但其实际上只是专门组建的机枪部队，人数远少于通常意义的旅。以第一次世界大战期间加拿大的机动机枪旅为例，总人数只有约 200人。——译者注

村外的小山上欣赏德文斯营地时所说，它就像一座"巨大的士兵之城"[1]。巴彻尔德并不知晓，德文斯营地亦上演着一场前所未有的免疫学实验。从来没有这么多来自不同行业的男人——工厂工人、农场劳力、机械师和大学毕业生——被迫以这样大的数量紧密群居在一起。

德文斯并非那年夏天唯一一处匆忙建造的营地，亦非最大的一个。美国远征军的新兵们被派往美国各地的 40 座大型营地接受训练。例如芬斯顿营地，它建在堪萨斯州莱利堡（Fort Riley）的一个骑兵站旧址上，驻扎着 55 000 名士兵。与此同时，在大西洋对岸的法国北部城市埃塔普勒（Etaples），英国人建造了一座更大的营地。它坐落在毗邻布洛涅到巴黎铁路线的低洼草地上，可容纳 10 万大英帝国将士，并有 22 000 张病床。据估计，"一战"期间，有 100 万士兵途经埃塔普勒前往索姆河和其他战场。

还有许多营地的设施都不像主战派说的那样完备。事实上，很多时候战前动员的速度太快，工程兵们无法及时完成医院和其他医疗设施的建设。兵营四处漏风，士兵们晚上不得不蜷在炉子周围取暖，并裹着很多层衣服睡觉。一些人——譬如巴彻尔德——认为这是一种磨砺新兵的法子，好让他们为法国北部的艰苦阵地战做好准备："艾尔村很冷，但是……寒冷的天气令人振奋，它使那些温室里的年轻人习惯户外生活。"[2] 但其他人批评战争部的选址太过偏北，认为德文斯营地本应建在天气更宜人的南方。

营地主要的危险与其说是寒冷，不如说是人满为患。来自不同免疫背景的人在此聚集，被迫连续几个星期挤在一起，这种战前动员大大增加了传染病传播的风险。当然，战争一直是疾病的温床，而 1917 年的不同之处在于征兵规模之庞大，以及来自迥异生态环境的士兵之混杂。相较于农村地区，个人在人口密度较大的城区暴露于麻疹或常见呼吸道疾病的病原体（如肺炎链球菌和金黄色葡萄球菌）的机会要高得多，且常染病于儿童时期。在私家车和公共汽车出现之前，农村地区的儿童常在自家附近的小学接受教育，许多人从未接触过麻疹，也没有接触过引起"链球菌咽喉炎"的化脓性链球菌和其他溶血性细菌。前述情况导致的结果是，随着美国陆军从 1917 年 4 月的 37.8 万人壮大到 1918 年初的 150 万人（战争结束时的 1918 年 11 月，美国陆军和海军的总兵力达到 470 万人），麻疹和肺炎在东海岸各地和南方几个州的军营暴发。[3]

在没有抗生素的年代，美国有大约四分之一的死亡是由肺炎造成的。肺炎可能由细菌、病毒、真菌或寄生虫引发，不过，迄今为止，社区获得性肺炎的最主要病原体是肺炎链球菌。在显微镜下，肺炎链球菌和其他任何链球菌都很类似，但它的一个不寻常特征是有一种多糖荚膜，可以防止其在空气中脱水或被吞噬细胞吞噬，而吞噬细胞正是免疫系统的主要防御细胞之一。实际上，肺炎链球菌可在暗室的痰液表面存活长达 10 天。

全球范围内有 80 多种肺炎链球菌亚型，每种的荚膜构成都不同。在大多数情况下，它们存在于鼻腔和咽喉中而不致病，但如果一个人的免疫系统因其他疾病（如麻疹或流感）而受损，这些细菌就可能占据上风，引发致命的肺部感染。通常，感染始于肺泡炎症，肺泡是肺部吸收氧气的微小囊泡。当细菌侵入肺泡后，白细胞和其他免疫细胞以及含有蛋白质和酶的液体会随之聚集。肺泡囊被这些物质填充，发生"实变"，难以将氧气输送到血液。实变通常发生在支气管周围（支气管是主支气管的分支，从气管向左右肺输送空气），实变局限在这里的肺炎称为"支气管肺炎"。而在更严重的感染中，实变可以扩散到整个肺叶（右肺有三个肺叶，左肺有两个），使肺部变成坚实的肝样肿块，这极大地影响了肺部的功能。健康的肺呈海绵状多孔样，隔音良好。健康人呼吸时，医生只能听诊到很小的声音。实变的肺则会将呼吸音传导至胸壁，从而产生被称为"啰音"（rale）的嘎嘎声或爆裂声。

在维多利亚时代晚期和爱德华七世时期，肺炎可能是仅次于结核病的可怕疾病。对老年人，或因患其他疾病而免疫系统受损的人来说，它尤为致命。著名的肺炎患者包括美国第9任总统威廉·亨利·哈里森，1841年，他刚就职一个月就因肺炎去世；*还有被称为"石墙"的南方邦联将军托马斯·乔纳森·杰克逊，1863年，他在钱瑟勒斯维尔战役中受伤，8天后死于肺炎并发症。难怪"现代美国医学之父"威廉·奥斯勒爵士（Sir William Osler）会将肺炎称为"死灵之船的船长"[4]。

在儿童时期感染麻疹通常会导致皮疹和高热，并伴有剧烈咳嗽和光敏症状，但这次在营地感染麻疹的病人症状要严重得多。此次疾病暴发的感染率突破了军队97年来的最高纪录，感染者常常伴有急进性的支气管肺炎。1917年9月至1918年3月，超过3万名美军因肺炎住院，几乎全是麻疹的并发症，最终死亡人数达到了5 700人左右。即使是身经百战的医生也对此次麻疹的严重性

---

* 医学界对哈里森的死因没有定论，有观点认为是死于肺炎，也有观点认为是死于伤寒。——译者注

感到震惊，密歇根大学医学院院长、美西战争老兵维克托·沃恩（Victor Vaughan）这样写道："1917 年秋天，每一辆驶入惠勒军营（佐治亚州梅肯附近）的军列都载着 1~6 个已在出疹期的麻疹病人。这些人从家乡带着传染病到来，将疾病的种子一路播撒在营地和火车上。情况发展至此，地球上的任何力量都无法阻止麻疹在营地内蔓延了。病例数从每天 100 增加到每天 500。只要营地内存在易感介质，传染就会持续下去。"[5]

　　1918 年春，战争部遭到了国会议员的斥责，原因是其在营地设施不完备且未达到基本公共卫生标准之前，就将新兵送往训练营。7 月，战争部组建了肺炎委员会，负责调查大型营地中该病的异常流行。委员会的成员名单像是预言了未来美国医学界有哪些重要人物，包括：尤金尼·L. 奥佩（Eugenie L. Opie），未来的华盛顿大学医学院院长；弗朗西斯·G. 布莱克（Francis G. Blake），今后的耶鲁大学内科学教授；以及托马斯·里弗斯（Thomas Rivers），他日后将成为世界顶级的病毒学家和纽约洛克菲勒医学研究所附属医院的院长。而在总医官 *

---

*　总医官（surgeon general），又译为"医务总监"，是一些英联邦国家和大多数北约国家的一个卫生官职。美国总医官由总统提名，参议院确认任命。他是美国联邦政府公共卫生事务的主要发言人，是美国卫生和公众服务部关于公共卫生和科学事务的主要顾问，还负责就健康问题教育美国公众，提倡健康的生活方式，等等。总医官一般具有中将军衔，统领美国公共卫生局（Public Health Service，卫生和公众服务部下属机构）下一支超过 6 000 人的穿制服的执法队伍——美国公共卫生服务军官团（U.S. Public Health Service Commissioned Corps）。总医官办公室隶属于美国卫生和公众服务部。——译者注

办公室具有中校*军衔的协助人员包括：维克托·沃恩和威廉·H.韦尔奇（William H. Welch），后者是约翰·霍普金斯大学医学院院长，后来成了美国最著名的病理学家与细菌学家；鲁弗斯·科尔（Rufus Cole），肺炎学家、洛克菲勒医学研究所附属医院的首任院长，他将与助手奥斯瓦尔德·埃弗里（Oswald Avery）一起主管肺炎暴发事件的实验室研究，并给军医官做培养细菌和制作血清与疫苗方面的培训。同时，前来监察他们工作的是洛克菲勒医学研究所的负责人、韦尔奇之前的学生与追随者西蒙·弗莱克斯纳（Simon Flexner）。

* * *

当美国医生为营地的麻疹和肺炎忧心忡忡时，英军医务人员正开始为另一种呼吸系统疾病而烦恼。由于缺乏一个更好的术语，该疾病暂被称为"化脓性支气管炎"。1917年的寒冬，该病于埃塔普勒暴发，截至次年2月，已有156名士兵死亡。病初症状类似于普通的大叶性肺炎——高热、痰中带血。但很快，患者脉搏加快，咳出稠稠的淡黄色脓痰，这表明支气管出现炎症。这些患者中半数会死于紧随其后的"肺部闭塞"。

另一个显著体征是紫绀。其发生于患者呼吸困难之时，原因是

---

* 原文为"commander"，这是美国海军、海岸警卫队、海洋和大气管理局军官团（National Oceanic and Atmospheric Administration Commissioned Officer Corps）以及美国公共卫生服务军官团等机构中的一个军衔。在美国公共卫生服务军官团中，这个职位相当于海军中的中校。由于在中文中没有完全与之对应的职位，因此译作"中校"，下文中的译法采取类似原则。——译者注

肺部无法将氧气有效地转移到血液，特征表现为面部、口唇和耳朵变为暗蓝紫色（在氧气充足时，动脉血是红色的）。但在埃塔普勒，患者的呼吸困难进展急速，痛苦甚至使他们抓破了床单。在尸检中，病理学家威廉·罗兰（William Rolland）震惊地发现黏稠的黄色脓痰阻塞了支气管。在较大的支气管中，脓痰中尚混有空气，但切开较小的气管时，他写道："脓痰自动溢出……很少含有或根本不含空气。"[6]这也就解释了为何吸氧无法缓解患者的症状。埃塔普勒不是唯一出现这种特殊疾病的军营。1917年3月，在英格兰南部奥尔德肖特（Aldershot）的"英军之家"暴发了类似的疾病。同样，这种疾病对半数感染者都是致命的，其标志性特征是黄色脓痰和随后出现的呼吸困难与紫绀。医生们注意到，对紫绀患者来说，"我们想出的任何治疗手段都没能带来一丁点儿好处"。患者短而浅的呼吸使一些医生想到了"煤气中毒"[7]，但后来研究奥尔德肖特和埃塔普勒病例的细菌学家和病理学家确信它是一种流感。[8]长期以来，流感都被认为是支气管感染的诱因。在流感流行期和每年秋、冬季的季节性暴发期，流行病学家常能观察到呼吸道疾病的死亡人数激增，特别是在非常年幼或年长的人群中。但对青年人和70岁以下的老人来说，流感更多地被当作是种麻烦事而非致命的威胁，恢复期的患者也常被怀疑为小题大做。

* * *

我们可能永远都无法知道在奥尔德肖特和埃塔普勒暴发的疾病是不是流感，但在1918年3月，另一场不寻常的呼吸道疾病席卷了一座大型军营——这次是堪萨斯州的芬斯顿营地。起初，医生们以为这是军营肺炎的另一次流行，但他们很快就改变了看法。

据悉第一位患者是营地的厨师。3 月 4 日，他醒来时头痛欲裂，颈部和背部疼痛难耐，遂到营地医院就诊。很快，第 164 兵源补给旅的其他 100 名士兵也相继病倒。到 3 月的第三个星期，超过 1 200 名士兵罹患疾病，莱利堡的首席军医官不得不征用医院附近的一个机库来安置住不下的患者。这种疾病的症状与典型的流感类似：发冷，紧跟着是高热、咽痛、头痛和腹痛。但许多患者还会虚弱无力，甚至无法站立，因此该疾病还得到了"击倒热"的绰号。大多数人会在 3~5 天内康复，但令人不安的是，少数人的病情会继续发展为严重的肺炎。不像麻疹后的肺炎往往局限于支气管，这些流感后肺炎常常会蔓延至整个肺叶。共计有 237 名男性发展为大叶性肺炎，约占住院人数的五分之一，截至 5 月，已有 75 人死亡。等到 7 月肺炎委员会终于到达现场展开调查时，奥佩和里弗斯又发现了其他令人不安的特征：最初的疫情在 3 月份逐渐消失，又于 4 月和 5 月卷土重来，每次暴发都出现在新兵来到营地的时候。⁹ 不仅如此，调动到东部军营的新兵似乎携带了这种疾病，当他们当中的许多人加入美国远征军，与其他士兵混在一起，横跨大西洋被运往欧洲时，运兵船上也暴发了这种疾病。当船只抵达布雷斯特时，这种模式仍在继续，而那里正是美军的主要登陆点和货运处。4 月 15 日，波尔多一家美国陆军医院的医务人员报告说："急性传染性发热流行，性质不明。"在芬斯顿军营，最初的病例病情较轻，但到 6 月，已有数千名盟军士兵病倒入院。到了 8 月，预警不断升级。"这些连续的疫情暴发在性质和程度上都越来越重，说明病原体毒性在持续增强。"瓦尔当（Valdahon）美国远征军炮兵训练营的军医官阿兰·M. 切斯尼（Alan M. Chesney）如是说。[10]

然而，像切斯尼这样注意到这一点的人非常少。在 1918 年的夏天，人们已经有 28 年没有经历过流感大流行了。在军队的医务官眼中，相较于斑疹伤寒（一种致命的血源性传染病，通过士兵衣物中的虱子传播）或败血症（常由枪伤或弹片伤引发），流感只是微不足道的小感染。非军方的医生们也对流感有着类似的偏见，英国的医生尤其如此。长期以来，他们都把"流感"看作一个可疑的、指代某种重感冒或黏膜炎的意大利词语。*更何况，夺去了成千上万欧洲人性命的堑壕战已持续了将近 5 年，200 万协约国军队已经推进到了法国北部和佛兰德，军官们有更加紧迫的战事要烦心。当年 6 月，诗人威尔弗雷德·欧文（Wilfred Owen）在位于北约克郡斯卡伯勒（Scarborough）的英国军营给母亲苏珊写信时轻蔑地讲道："三分之一的战士和约 30 位军官被西班牙流感放倒了。对我来说，这种病也太普通了点。因此我决心不凑热闹！想想那些没患病的军官得增加多少工作量啊。"[11]

欧文不应如此掉以轻心。1918 年夏到 1919 年春，西班牙流感（之所以叫西班牙流感，是因为面对这场正在蔓延的疾病，所有国家中只有西班牙没有删减疫情报告）在美国和欧洲北部之间往来传播，然后席卷全球，成千上万的士兵和数以百万计的平民因之丧

---

* "Influenza"（流感）一词是拉丁词源的意大利短语"influenza coeli"的变型，意为"来自上天的影响"。——原注

生。仅在美国，就有 67.5 万人在随后而来的数轮流感中丧生；在法国，这一数字可能高达 40 万；英国则有 22.8 万人。据估计，西班牙大流感在全世界范围内造成了约 5 000 万人死亡——这是第一次世界大战中死亡人数的 5 倍，比近 30 年内因艾滋病死亡的人数多出 1 000 万。

欧文和其他人对流感如此放松警惕的原因之一是，在 1918 年，医学家们确信他们知道该疾病是如何传播的。毕竟，早在 1892 年，"德国细菌学之父"罗伯特·科赫的女婿理查德·普法伊费尔就宣布他已经确认了这种疾病"令人期待的病因学答案"：一种他称之为流感杆菌（*Bacillus influenzae*）的微小革兰氏阴性细菌。*普法伊费尔的"发现"正值所谓俄罗斯流感大流行的高峰期，因此登上了世界各地的新闻头条，这进一步抬高了人们的期望：接受过德国实验室技术培训的科学家们研制出疫苗只是时间问题。但是，当其他研究人员试图从流感患者的咽喉冲洗液和痰液中分离出这种被广泛称为"普氏杆菌"的细菌时，却时有碰壁。在人工培养基上培养这种细菌简直难于上青天，常常需要多次尝试才能培养出足够大的菌落，用特殊染料染色后，人们才能通过显微镜观察到那小小的、球形的无色菌体。尽管普法伊费尔和他柏林的同事北里柴三郎给猴子接种了杆菌，但他们一直未能成功让猴

---

* "*Bacillus influenzae*"一词现在已基本被弃用，如今，这种杆菌被称为流感嗜血杆菌（其拉丁文学名为 *Haemophilus influenzae*）。此处为了区分，将之译为流感杆菌，它与后文出现的"普氏杆菌"是同一种细菌。——译者注

子染上流感，因此未能满足科赫法则的第四条。* 12 不过以上这些情况都无关紧要。只要大多数医学权威认定普氏杆菌是流感的病原体，那它就是了。科学界不敢挑战科赫学派的权威，很少有人敢公然质疑他们：为何并非每一例流感病例都能检出普氏杆菌？

或许这也解释了为什么奥佩、布莱克和里弗斯 1918 年 7 月抵达芬斯顿营地时，忽视了这样一个事实：研究人员在 77% 的肺炎病例中未能发现流感杆菌，但从三分之一的健康男子（即那些没有表现出任何流感体征或症状的人）口中却分离出了该杆菌。相反，他们试图弄清楚为何来自路易斯安那州和密西西比州的非裔美国新兵肺炎发病率较高。尽管研究人员已经观察到，感染流感后肺炎最严重的是新近到达营地的士兵和只在莱利堡待了 3~6 个月的士兵，而且非裔新兵大多来自农村地区，但他们还是忽略了这些发现，认为发病率的差异是白人和"有色人种"部队之间的种族差异造成的。13疾病调研工作大多时候枯燥而重复，布莱克很快就发现自己渴望换换风景。8 月 9 日，他向妻子抱怨道："亲爱的你已经两天没有来信了。这儿没有清凉的白天，没有凉爽的夜晚，没有酒，没有电影，没有舞蹈，没有俱乐部，没有美女，没有淋浴，没有扑克，没有人，没有娱乐，没有欢笑，什么都没有，只有炎热、骄阳、烈风、汗水、灰尘、干渴、令人窒息的长夜、全天候的工作、孤独和全方

---

* 科赫法则是由科赫提出的证明某微生物为某疾病病原体的法则，包括：1. 每一病例中都出现相同的微生物，而在健康者体内却没有；2. 要能从宿主身上分离出该微生物并在培养基纯培养中生长；3. 用纯培养的微生物接种健康而易感的宿主，同样的疾病会重复发生；4. 从实验发病的宿主中能再度分离培养出这种微生物来。——译者注

位的地狱——这就是堪萨斯莱利堡。"[14]

很快，奥佩、布莱克和里弗斯将会接到命令离开堪萨斯州，前往阿肯色州的派克营，那里是更可怕的地狱，流行性感冒和肺炎肆虐其间。但派克营还不是最糟的。

* * *

1918 年 8 月，来自缅因州里普利（Ripley）的 23 岁农民克利夫顿·斯基林斯（Clifton Skillings）登上了一列南下波士顿的火车。像成千上万正值服役年龄的美国青年一样，斯基林斯几周前收到了征兵文件，奉命到德文斯营地报到。在艾尔村下车后，他和其他穿着自己最好行头的士兵们一起，在一名骑兵的引领下大步走向营地。在波士顿人看来，艾尔村是"穷乡下"[15]。斯基林斯没透露过他是否这么想，从他的信件和明信片中只能判断出，他不太喜欢这儿的食物。8 月 24 日，他向家人抱怨道："我们中午吃了你们给我的豆子，但它们可不像家里的味道。让我想到了混合狗食。"斯基林斯很快就和来自缅因州斯考希根（Skowhegan）的一群人混熟了，他也完全没想到居然还有人来自远在中西部的明尼苏达州。"营地里有数千名士兵。除了人就是人，看起来特别有趣……我希望你们也能来看看。"然而，4 个星期后，他已经完全不关心营地的大小和食物的质量了。"很多小伙子病倒住院了，"他在 9 月 23 日给家里的信中写道，"是一种病，像传说的流感*……我觉得我不会染上。"[16]

目前尚不清楚秋季那轮流感的发源地，可能是夏天在美国酝酿的，但更可能是由从欧洲返回的部队带来的。从生态学角度来看，法国北部是块巨大的生物学实验场——来自欧美两大洲的人群和来自旁遮普邦的印度士兵，来自尼日利亚和塞拉利昂的非洲军团，来自中国的苦力，以及来自越南、老挝和柬埔寨的劳工随意地混居在一起。一种理论认为，第二轮流感始于8月底，源自塞拉利昂的一个供煤港，从那里迅速蔓延到其他西非国家，又通过英国海军舰只传播到了欧洲。[17]另一种理论认为欧洲早有流感隐患，因为早在7月，哥本哈根和其他北欧城市就已经有流感的相关记录。[18]

在美国，秋季那轮流感在8月底袭来。在返乡的美国远征军的主要入境点之一波士顿的英联邦码头，几名水兵突然病倒。到8月29日，已有50人被转移到切尔西海军医院，由美国公共卫生局卫生实验室前主任、哈佛医学院成员米尔顿·罗西瑙（Milton Rosenau）少校诊疗。为控制疫情，罗西瑙隔离了水兵们。但到9月初，位于罗得岛州的纽波特和康涅狄格州的新伦敦的美国海军基地也都报告了大量的流感病例。[19]大约在同一时间，德文斯的肺炎病例亦有所增加。随后，9月7日，第42步兵团B连的一名士兵因"流行性脑膜炎"被送进营地医院。他的症状与流感一致——流鼻涕、喉咙痛和鼻腔炎症。次日，同连队又有12名士兵病倒，症状

---

* 原文用的是"Gripp"一词，英文中的grippe来自法语中对流感的旧称La Grippe，意为"忽然抓住"，形容患病时病情进展极快，人们像是忽然被病魔紧紧抓于掌中。——译者注

类似，医生毫不犹豫地将他们诊断为"温和型"西班牙流感。[20] 但流感很快就将不再温和。

寄生生物体第一次遇到易感宿主时，会引发病原体和宿主免疫系统之间的"军备竞赛"。在初次遭遇该病原体时，免疫系统被打得措手不及，需要时间来调动其防御力量并发起反击。由于刚开始时未受阻拦，病原体会穿破宿主组织，侵入细胞，随心所欲地增殖。在这个阶段，寄生病原体就像个发脾气的孩子。由于没人管教它，它更加放肆，行为也越发恶毒。最终，在极端的情况下，猖獗的病原体可能会吞噬一切。这对宿主来说通常是坏消息。然而，从达尔文的观点来看，寄生生物并不想杀死宿主。它的主要目标是生存足够长的时间，然后逃脱并感染新的易感者。换句话说，宿主死亡对寄生生物来说是种糟糕的策略，也可以说是生物学上的一种"意外"。一种更好的长期生存策略是朝着相反的方向进化，朝着非致病性的方向发展，使得宿主的感染很轻微或几乎检测不到。但要做到这一点，免疫系统必须首先找到一种方法来驯服寄生生物。

没过多久，传染病就从第 42 步兵团蔓延到了附近的兵营。这时候，疾病已完全不像春天时那么"温和"，而是暴发了。到 9 月 10 日，已有 500 多人住进了德文斯营地医院。4 天内，病人的数量增加了 2 倍。9 月 15 日又有 705 人入院。但接下来的 3 天才是最糟糕的。9 月 16 日，医护人员要为另外 1 189 名患者提供床位，次日又多了 2 200 名病人。不久，肺炎病例也开始增加，但与麻疹继发的支气管肺炎完全不同。它们类似于春季芬斯顿营地一些流感病例中出现的大叶性肺炎的严重版本。"刚开始时，这些人看起来得的是普通流感，但在被送医后，病情很快就发展成有史以来最严重的

肺炎，"目睹了肺炎在病房肆虐的苏格兰医生罗伊（Roy）回忆道，
"入院两个小时后，他们的两颊上便出现了红褐色斑点，几个小时
后，可以看到紫绀开始从耳朵蔓延到整个面部，到最后连白人和有
色人种都很难被区分开来……人们可以忍受看到一两个或二十几个
人死去，但是看到这些可怜的家伙大批死去……那太可怕了。"[21]

正如作家约翰·巴里（John Barry）在其著作《大流感》（*The
Great Influenza*）中写到的，1918 年，紫绀是如此严重，以至于患
者整个身体都呈现出深紫色的色调，引发了"这种疾病不是流感，
而是黑死病"的谣言。[22] 许多英国陆军军医官都像韦尔奇和沃恩一
样，是开战后应征入伍的有经验的平民医生和病理学家，他们对这
些发绀病例印象深刻，并且觉得其与 1917 年冬天在埃塔普勒和奥
尔德肖特所看到的紫绀非常相似。他们对此非常震惊，因此委托皇
家美术学院（Royal Academy of Arts）的一位画家绘制了病人终末期
的表现。这位画家借用了一种深蓝色的花的名字来为这种疾病的末
期命名——"天芥菜紫绀"（heliotrope cyanosis）。[23]

夏天，随着对麻疹和肺炎的担忧不断加剧，华盛顿的总医官办
公室给韦尔奇、沃恩和科尔安排了大量的任务。他们被派去考察佐
治亚州梅肯附近的惠勒营地和南部的其他营地。9 月初离开梅肯时，
韦尔奇提议在北卡罗来纳州阿什维尔（Asheville）的时尚度假胜地
山地草甸旅店停留。韦尔奇是个 60 多岁的富态男人，出了名地喜
欢雪茄和美食，他几乎完全秃顶，只有耳朵周围还有一圈白发。为
了弥补头顶没有毛发的不足，他留起了时髦的白色山羊胡和八字
须。对一些人来说，这让他看起来像位年长的政治家——韦尔奇给
人一种冷漠而又不够专心教学的教授的印象，这更强化了他的政治

家形象。但这是老年版的韦尔奇。在韦尔奇年轻时，适逢德国研究者使用显微镜和新的实验室方法在探索疾病方面取得长足进展，闻听此事的他深受启迪。1876 年，他起航前往莱比锡，去和当时世界上最著名的实验病理学家卡尔·路德维希（Carl Ludwig）一起工作。在那里，韦尔奇学到"作为一个使用显微镜的研究者，最重要的经验是，不要满足于松散的想法和不够全面的证据……而要密切仔细地观察事实"。这段经历给他留下了难以磨灭的印象，回到美国后，韦尔奇开始向新一代的美国医学生传输他在欧洲学到的理念和技术，首先是在纽约的贝尔维尤医学院（Bellevue Medical College），接着在约翰·霍普金斯大学，后者在美国引领了一种新的医学教育模式。[24] 对威廉·奥斯勒和威廉·斯图尔德·霍尔斯特德[*]等同代人来说，韦尔奇还是一位生活达人，他最喜欢的消遣活动是游泳、狂欢节游乐和品尝大西洋城的五道甜点大餐。尽管同代的医生可能会叫这位公认的单身汉"小亲亲"来跟他逗乐，但他们都认为，作为解剖学家，几乎没有人能与韦尔奇的技能相提并论。当韦尔奇有心展示时，他在艺术和文化方面的才智和造诣也令学生们震撼。西蒙·弗莱克斯纳在后来为老师写的传记中回忆道，韦尔奇的技巧是最初无视他的学生，让他们在实验室里自己做决定。但他偶尔会邀请有前途的学生与他共进晚餐，在用餐时，"伴随着他轻柔的话语，一种魔力降临房间，那些年轻人——其中一些人已经因为过多地盯

---

[*] 威廉·斯图尔德·霍尔斯特德（William Steward Halsted, 1852—1922），美国外科医生，约翰·霍普金斯医院四大创院教授之一，强调手术中执行严格的无菌操作，并开创了多种新型手术，被誉为"现代外科学之父"。——译者注

着显微镜而有点含胸驼背了——会决心去艺术画廊，去听音乐，去阅读韦尔奇热情谈论过的文学名著"。[25]

韦尔奇和他的同事们利用在北卡罗来纳州逗留的时间，回顾了南部之行中的发现。大家达成共识，若要了解麻疹和肺炎的暴发机制，关键在于进一步研究新入伍士兵们的免疫问题。韦尔奇在9月19日提到，山地草甸旅店"是个令人愉快、悠闲、安静的地方"。而这将是他们在一段时间内的最后一次休憩。

两天后，他们回到华盛顿特区，刚在联合车站下车，就得知德文斯军营被西班牙流感侵袭，而他们要立即前往艾尔村。他们在那里面临的情形难以理解，令人震惊。彼时，营地医院已人满为患，医疗照护却极度缺乏。6 000多人挤进了只有800张床位的医院，每个角落和缝隙都摆满了病床。护士和医生为了照顾病人已筋疲力尽，有许多人病倒或已经奄奄一息，如一位目击者所说，他们"在对抗疾病的斗争中"失败了。[26]韦尔奇和沃恩目之所及，到处都有病人在咳血，还有许多患者的耳鼻血流如注。8年后，这些图像仍铭刻在沃恩的记忆中。"我目睹数百名身着本国制服的强壮青年被抬入病房，每组10人或更多，"他在1926年写道，"他们被放在病床上，直到所有床都满了，却还有新病人涌入。他们的脸庞很快像蒙上了一层蓝色阴影，令人痛苦的声声剧咳使人吐出血痰。清晨，尸体像木柴一样堆放在停尸房里……这就是一位老流行病学家大脑中不停回放的可怕画面。"[27]

当他们跨过堵在验尸房门口的尸体后，迎接他们的场景或许更为可怕。面前的验尸台上横陈着一具年轻人的尸体。据科尔说，当他们试图移动尸体时，血从死者的鼻孔中涌了出来。韦尔奇认为必须仔细检查死者的肺部，而之后所见令这位经验丰富的病理学家也深感讶异。科尔后来回忆道："开胸后，蓝色肿胀的肺部被切除、剖开，韦尔奇医生看到湿润泡沫状的肺表有实变，他转过身说，'这一定是某种新的感染或瘟疫'……我被当时的情景震惊了，至少在那一刻是如此，连韦尔奇医生都难以接受。"[28]

截至 1918 年 10 月底，该营地三分之一的人员（约 1.5 万名士兵）感染了流感，787 人死于并发肺炎，其中三分之二为大叶性肺炎。[29] 该型肺炎往往起病急骤，最终出现大面积肺出血或肺水肿。这种肺炎造成的损伤范围比常见的大叶性肺炎要广泛得多，损伤了呼吸道上皮细胞，却几乎没有细菌感染的证据。另一种肺炎的类型更类似于急进性的支气管肺炎，病变更为局限，尸检时通常可以从病变部位中培养出致病菌。[30]

上述第一种肺炎与病理学家以往观察到的大叶性肺炎或支气管肺炎都不同，这一点充分支持韦尔奇将其描述为某种新型瘟疫的论断。虽然韦尔奇的直觉可能是准确的，但他还没打算放弃旧学说。也许是因为他在莱比锡的求学经历，以及他为让美国医学界接受德国新实验方法而付出的努力，虽然韦尔奇作为病理学家的直觉告诉他这是一种可怕的新疾病，他也不愿挑战普法伊费尔关于致病病原体是流感杆菌的结论。另一个可能的原因是，曾受过同样细菌学技术训练的美国科学家确实在有类似严重肺部病理改变的流感病例中发现了流感杆菌。这些科学家中首屈一指的便是纽约市卫生局实验室的负责人威廉·H. 帕克（William H. Park）及其副手安娜·威廉姆斯（Anna Williams），二人都是备受尊敬的医学研究者。考虑到"仔细观察"的重要性，而且"不要满足于不够全面的证据"，韦尔奇还联系了波士顿布里格姆医院的首席病理学家伯特·沃尔巴克（Burt Wolbach），请求沃尔巴克进一步进行尸检，以确定在这种流感导致的所有病例中，是否都出现了他在德文斯所见的肺部病理改变。接下来，韦尔奇致电总医官办公室，详细描述了这种疾病，并敦促"每个营地均需立即扩大医院空间"。[31] 他联系的第三个人是洛克菲勒医学研究所的奥斯瓦尔德·埃弗里。

埃弗里是位极有条理的医学研究者，热衷于实验室工作，以生活简朴著称。他与科尔一道，完善了使用特定血清鉴定大叶性肺炎的技术，这种技术可以辨别出四种主要的致病肺炎球菌亚型。之后，他继续研究了每种亚型杀死实验小鼠的效率和杀死小鼠所需的剂量。这些实验使他得出结论，毒力的强弱与肺炎球菌的多糖荚膜对抗白细胞的吞噬作用的能力有关，而后者是免疫系统抵御入侵细菌的第一道防线。

培养流感杆菌的挑战之一是，它相当挑剔，只在很窄的温度范围内生长，且严重依赖氧气，这意味着培养时它往往只生长在培养基的表面。由于它们大多单独或成对生长，菌落半透明且缺乏易于辨识的结构，所以在光学显微镜下很难观察到。普法伊费尔此前已经认识到，血红蛋白培养基可极大地促进该细菌生长，因此推荐使用他的血液琼脂（普法伊费尔推荐使用鸽子血，其他研究人员多使用兔子血）来培养。一旦细菌学家获得了菌落，下一步便是用适当的染料染色，接着以酒精洗脱，然后再用对比染料染色（革兰氏阳性菌能被结晶紫染色，而流感杆菌和其他革兰氏阴性菌，如分枝杆菌，需要用红色染料复染）。[32] 也可以直接把染料涂在有流感患者痰液的载玻片上。不过，更精确可信的方法是用流感患者的痰液感染小鼠，然后取小鼠的体液放入血液琼脂培养基培养，从而制备出纯净的杆菌。

和其他研究人员一样，埃弗里刚开始时发现很难从流感患者的痰液和支气管分泌物中培养出普氏杆菌。为了增加成功概率，他改进了方法，在琼脂培养基中添加酸，并用去纤维蛋白的血代替未经处理的血液（也有其他研究人员将血液加热或过滤并干燥，以分离血红蛋白和纤维蛋白）。渐渐地，埃弗里完善了技术，能够越来越频繁地找到杆菌。最终他告诉韦尔奇，在 30 名来自德文斯的死亡士兵中，有 22 名的体内存在这种杆菌。沃尔巴克的结果则更加确定：他在所检查的布里格姆医院的每一个病例中都发现了这种杆菌。这对韦尔奇、科尔和沃恩来说已经足够了。他们在 9 月 27 日给总医官发了电报："已确定德文斯军营的流感是由普氏杆菌引起的。"[33]

* * *

事实上，流感是病毒感染引起的。流感杆菌只是一种合并感染的病原菌。与在流感患者口腔、喉咙和肺中发现的其他常见细菌一样，尽管它可能导致继发感染，但它却不是疾病的主要原因。[34]1918 年秋天，尽管一些研究人员已经开始怀疑，但没人确知这一点。相反，人们把培养不出流感杆菌归咎于研究者，而非细菌病因学说。的确，占主导地位的科学观点认为流感是细菌感染引起的，以至于科学家们选择质疑他们的仪器和方法，而不是质疑普法伊费尔的学说。如果第一次培养失败了，那就意味着需要改进培养基，精制染料，再试一次。

反常是科学中的常态。没有哪两个实验是完全相同的，但通过改进方法，共享工具和技术，科学家们能够大体重现彼此的观察和发现，从而达成共识，认同对世界的这种或那种解释。这就是知识产生的方式，也是一种特定范式被接纳的方式。不过，在科学中没有绝对的确定性。范式不断被新的观察改进，如果发现了足够多的反常，对原范式的笃信就可能会被打破，一个新的范式可能会取而代之。实际上，最优秀的科学家都乐于接受反常和不确定性，因为科学就是这样进步的。

当普法伊费尔首次提出他的流感杆菌致病假说时，细菌科学和细菌理论范式（一种细菌导致一种疾病）正处于支配地位。随着消色差透镜的改进和更好的培养染色技术的出现，19 世纪 80 年代末，罗伯特·科赫和路易·巴斯德将一系列既往难以看到的细菌呈现于世。这些细菌不仅包括禽霍乱杆菌和结核杆菌等著名细菌，还包括链球菌和葡萄球菌。很快，他们的发现为研制抗霍乱、伤寒和鼠疫等疾病的血清和疫苗铺平了道路。到第一次世界大战前夕，埃弗里和科尔已经在用同样的方法研制肺炎球菌肺炎的疫苗了。

1892 年，普法伊费尔公布他的学说时，人们寄望于细菌学不久也能提供一种流感疫苗。但从一开始，普法伊费尔的说法就一直被各种质疑及反常的观察结果所困扰。该学说面临的第一个问题是，在俄罗斯流感流行期间，普法伊费尔在柏林检查的大部分临床病例中都没有找到流感杆菌。其次，如前所述，他无法在接种了纯细菌培养物的猴子身上复制这种疾病（普法伊费尔没有具体说明他使用的是哪种猴子，但他的失败可能是因为许多猴子不适合做人类流感的动物模型）。[35] 不久之后，一位曾在维也纳接受医学教育的组织学家，也就是英国著名细菌学教科书的作者——爱德华·克莱因（Edward Klein）——成功从俄罗斯流感流行期间伦敦医院的一群病人身上分离出了流感杆菌。然而，克莱因也注意到在痰液培养中发现了"成群的"其他细菌，并观察到，随着流感患者病情改善，在琼脂平板培养基上的菌落中越来越难发现普氏杆菌。最后，克莱因还注意到，流感杆菌也可以从流感以外的疾病患者身上分离出来。

1892 年后，俄罗斯流感疫情减弱，无法再对流感病人进行细菌学检查。不过，俄罗斯流感会不时卷土重来，调查人员试图从恢复期患者的痰液和肺分泌物中培养这种杆菌。这种尝试有时能成功，但大多数时候都失败了。例如，1906 年，芝加哥传染病纪念研究所的大卫·J. 戴维斯（David J. Davis）的研究发现，在 17 例流感病例中，只有 3 例能分离出该杆菌。作为对照，在 61 例百日咳病例中，除 5 例外，其他都发现了该杆菌。次年，伦敦国王学院（King's College London）的临床病理学家 W. 德斯特·埃默里（W. D'Este Emery）发现，培养细菌时，在其他呼吸道细菌存在的情况下，流感杆菌更易生长，而且在有灭活链球菌存在的情况下，流感杆菌的毒力似乎更大。因此他推测，在大多数情况下，普氏杆菌可能是一种"不致病的腐生菌"，在其他呼吸道病原体存在时才能致病。[36]

随着 1918 年西班牙流感的暴发，研究人员得以继续调查。结果又是喜忧参半，反常发现再次使人们对普法伊费尔的说法产生了怀疑。到了夏天，人们的担忧已十分强烈，学界在慕尼黑医学会召开了一次特别会议。《柳叶刀》杂志如是总结这一学术争论："普氏杆菌仅能在少数情况下被找到",如果说流感的病因是某种细菌,那也应该是更常见的链球菌和肺炎球菌。[37] 虽然英国皇家医师学会(Royal College of Physicians)认为没有"充分的证据"支持普法伊费尔的说法,但他们很乐于承认这种杆菌在流感的致命性呼吸道并发症中扮演着重要的配角。[38] 换句话说,他们认为流感杆菌的致病作用可能有待商榷,但细菌理论的范式却不容置疑。然而,这一范式也正面临着来自另一个地区的严峻挑战。

如果说科赫是德国的细菌学之父,那么路易·巴斯德就是法国的细菌学之父,或者如一位作家所形容的,他是细菌学前进的"中心人物"。[39] 1857 年,35 岁的巴斯德生活在法国里尔市,还是一名没什么声望的化学家。那年,他发表了平生第一篇生物学论文,大胆地提出了发酵的细菌理论——每种类型的发酵都是由特定种类的微生物引起的。在论文中,他还指出该理论可以扩展为一种特殊的细菌病原学,进而成为一个普遍的生物学原则,用他的话说就是:"生命隐含于细菌,细菌蕴化着生命。"不过,巴斯德有生之年的声望主要是建立在 20 多年后一系列著名的公众实验上的,他分离出了炭疽杆菌和鸡霍乱杆菌,并用基本的化学技术(加热或有氧暴露)削弱微生物,使之失去毒力。随后,他证明了弱化的菌株能够为动物体提供保护,防止其感染具有完全毒力的同种细菌。由此,巴斯德开启了微生物学的全新分支:有关免疫的研究。巴斯德意识到,弱化或减活的微生物会对宿主(如炭疽实验中的羊、霍乱实验中的鸡)产生刺激,使之产生某些物质(抗体)以抵抗具有更强毒力的致病微生物。1885 年,巴斯德开展了一个更加惊世骇俗的微生物实验,将上述原则应用于狂犬病病毒。他从病犬脊髓中提取致病物质，注射入一只家兔体内。当这只家兔患病后，用另一只兔子重复上述过程。通过每隔几日在兔子中进行病毒传代，他提高了病毒对兔子的毒力，同时降低了其对犬类的毒力。接下来，他将脊髓从死兔体内取出并干燥放置 14 天，这样减活的病毒不会导致犬类得病，反而能够使其获得免疫力，抵抗完全毒力的病毒。随后，巴斯德做了一个大胆的公开实验，将他的疫苗接种给被疯狗咬伤了 14 处的 9 岁男孩约瑟夫·迈斯特 (Joseph Meister)。迈斯特迅速恢复了健康，这条消息一时成为头号新闻。这是除了天花病毒之外，首次成功的病毒疫苗接种。短短几个月内，巴斯德便被求助信淹没，从斯摩棱斯克到新泽西，被狂犬咬伤的患者都向他寻求疫苗。回过头来看，巴斯德所取得的这一突破中最具创见的是，他在无法看到狂犬病病毒，甚至对病毒几乎没有什么概念的情况下，成功地研制出了疫苗。和其他病毒一样，狂犬病病毒太过微小，无法通过光学显微镜观察到（狂犬病病毒的尺寸约为 150 纳米，如果要用显微镜观察到，显微镜的放大能力需要达到巴斯德时代显微镜放大能力的一万倍）。尽管无法看到病毒，也无法在实验室培养它，在排除掉当时可以观察和培养的微生物（也就是细菌）之后，巴斯德仍凭直觉感知到了它的存在。1892 年，也就是普法伊费尔提出流感病因是一种杆菌的同一年，俄国植物学家德米特里·伊万诺夫斯基 (Dmitry Ivanovsky) 的研究发现，烟草花叶病的病原体是一种科学家未曾观察到过的物质，它们能够穿过一种陶瓷过滤器的滤孔，这些滤孔非常微小，细菌无法穿过。到了 19 世纪末，这些以发明者夏尔·尚贝兰命名的尚贝兰过滤器被欧洲及世界各地的实验室生产和使用，帮助鉴别了大量"可滤过"的微小物质，包括牛口蹄疫、牛肺疫、兔黏液瘤病、非洲马瘟等疫病的病原体。到了 1902 年，美国外科军医沃尔特·里德（Walter Reed）领导的委员会鉴定出了第一例可滤过的人类疾病病原体——黄热病病毒。[40] 在巴黎的巴斯德研究所，这些病原体被称作"滤过性病毒"。

在巴斯德 1895 年去世后，他的学生，如埃米尔·鲁（Emile Roux）及鲁的得意门生夏尔·尼科勒（Charles Nicolle），继续从事这些研究。鲁一手创建了巴斯德研究所，他一边从事生物医学研究，一边从事管理工作。到 1902 年，鲁已经鉴明了 10 种他认为是由滤过性病毒导致的疾病。同一年，鲁说服尼科勒加入了突尼斯的巴斯德研究所*。尼科勒原本深爱文学，但最终屈从于当医生的父亲的期望，选择从医。然而在鲁昂实习期间，尼科勒听力受损，无法正常使用听诊器。也许正是这场飞来横祸促使他转向细菌学研究，接受了北非的这个职位。尼科勒很快证明了自己值得鲁的信任，他一到突尼斯，就开展了针对流行性斑疹伤寒的研究。当时，斑疹伤寒常常在战争中导致大量军士死亡，亦是监狱等密闭设施中的一大难题，而大多数医生都认为它是由污垢与不洁所致。没有人意识到寄生在脏衣物中的体虱（*Pediculus humanis corporis*）才是传播斑疹伤寒的罪魁祸首，也没有人知道病原体是一种微小的细胞内生物——与蜱媒病、落基山斑疹热的病原体同属一类的立克次氏体。尼科勒首先给豚鼠注射了斑疹伤寒患者的血液，尽管豚鼠没有

---

* 除了位于法国巴黎的巴斯德研究所外，巴斯德研究所系统还包括 24 个外国的研究机构。突尼斯的巴斯德研究所成立于 1893 年。——译者注

发病，但它们出现了一过性发热，这证明它们出现了亚临床感染，或用尼科勒的话说，它们被血液中的某种物质"隐性"感染了。不过，决定性的证据在尼科勒观察突尼斯萨蒂基（Sadiki）医院的伤寒患者时才出现。他发现，一旦患者脱掉衣物，然后沐浴并换上医院的病号服后，他们就不会传染疾病给他人了。尼科勒由此怀疑传染媒介不是污物，而是体虱。他请鲁给他一只黑猩猩，并给它注射斑疹伤寒病人的血液。当黑猩猩出现高热和斑疹时，他再将它的血液注射给一只猕猴，等到猕猴发病时，他又让体虱在其身上寄居。通过这种方式，尼科勒将斑疹伤寒成功地传播给了其他猕猴，最后又传给了另一只黑猩猩。1909 年 9 月，他将体虱是斑疹伤寒携带者的发现汇报给法国科学院（Académie des Sciences），这一发现后来为他赢得了 1928 年的诺贝尔奖。[41]

尽管尼科勒没能成功研制出斑疹伤寒疫苗（这一成就后来由其他人完成），但当流感肆虐时，他很自然地想要用类似方法去研究一番。没有证据表明尼科勒之前研究过流感，或试图培养过所谓的流感杆菌。但在 1918 年的夏天，遵循巴斯德传统的法国细菌学家们发现，分离出普法伊费尔所称的杆菌越来越困难，对这位德国学者观点的质疑因此不断加深。于是，尼科勒和助手夏尔·勒巴伊（Charles Lebailly）开始怀疑所谓流感杆菌和黄热病病毒一样，其实是一种滤过性病毒。

1918 年 8 月末，流感蔓延至突尼斯，各处都出现了西班牙流感的迹象。人们难以判断这与春天和夏初袭击欧洲的流感是同一种，还是其他类型，譬如 1918 年秋季袭击德文斯的毒力更强的流感。尼科勒决定，与其常规地培养杆菌，不如试试他处理斑疹伤寒的方法。8 月末，他和勒巴伊申请了更多的实验动物，并开始搜寻合适的流感病人。此时，由于无法获取到黑猩猩，尼科勒再度使用猕猴来做实验，后来证实这是个幸运的选择。尼科勒和勒巴伊想找一个染上流感的家庭，来排除其他病因，以确定他们患上的是西班牙流感。他们选中的是一位被记录为 M.M. 的患者的家庭，44 岁的男性 M.M. 先生和他的女儿们于 8 月 24 日发病。6 天后，M.M. 先生出现了典型的流感症状——鼻咽炎、剧烈头痛、发热。尼科勒与勒巴伊取了他的血样。接下来的 9 月 1 日，他们又提取了支气管的痰液样本。彼时，尼科勒与勒巴伊尚不知道流感能否传染给猴子，也不知道人的血液、痰液或其他体液中是否有这种疾病的病原体。但当他们观察到 M.M. 先生的痰液中存在着"各式各样的"细菌，包括极其微量的流感杆菌之后，他们决定不对杆菌进行提纯培养，而是使用尚贝兰过滤器剔除掉其中的流感杆菌和其他细菌，将余下的滤液直接注射到一只中国猴的双眼与鼻腔中。同时，他们还将滤液注射入了两名人类志愿者体内：一位 22 岁的志愿者接受了皮下注射，另一位 30 岁的志愿者则是静脉注射。6 天后，猴子和第一位志愿者出现了高度疑似流感的症状——猴子出现了发热、明显的情绪低落、食欲不振，22 岁的志愿者经历了体温骤升、流鼻涕、头痛及周身疼痛。由于在那段时间内，该志愿者身边没有罹患流感的人，尼科勒和勒巴伊推断，此人体内的病原体来自注射的滤液。不过，一直等了 15 天，第二位志愿者也没有出现疾病的症状。尼科勒和勒巴伊也尝试了给其他猕猴注射 M.M. 先生的血液（注射到腹腔和脑部），这些猴子没有发病。他们又找到了第三位志愿者，给其注射出现疑似流感症状的猴子的血液，但志愿者依然没有发病。最后，在 9 月 15 日，他们在一只食蟹猕猴和第四位志愿者身上重复了第一次的实验，这次，猴子只出现了轻微的体温上升，志愿者也只出现了轻微的流感症状。

按照今天的标准，很难说这些实验是完善的——尼科勒和勒巴伊没有使用其他猴子或人类作为对照组（也许是由于缺少足够的猕猴供应），也没有按照现在所要求的"盲法"原则*设计实验。更甚者，他们没有检验从非流感病例中获取的痰滤液是否具有致病性，也没有像巴斯德用兔子研究狂犬病病原体那样进行传代实验，即控制病原体的毒力并将其在实验动物的几个世代中反复培养。但不管怎样，尼科勒和勒巴伊最终得出结论，认为过滤后的流感病人支气管分泌物具有毒力，给中国猴和食蟹猕猴皮下注射这种痰滤液会造成感染。因此，流感病原体是一种"滤过性微生物"。他们进一步推断，滤过性病毒能够通过皮下注射感染人类。[42]

尼科勒和勒巴伊撰文详细论述了这项发现，9 月 21 日，也就是韦尔奇抵达德文斯并目睹瘟疫横扫整个军营的前一天，鲁在巴黎的法国科学院宣读了该论文。若在往常，在声望卓著的科学机构宣布这样的发现理应受到全世界研究者的高度关注，然而当时，世界正笼罩在战争阴影中，韦尔奇和他的同事们也有更重要的事情忙着处理。就算是这份研究被及时送到了华盛顿的总医官办公室并呈交给韦尔奇（当然，并没有证据证明这样的情况曾发生），他也不太

---

* 盲法实验是一种分组对照实验的研究方法，指实验者和 / 或实验对象无法事先知道每个实验对象被分在实验组还是对照组，以排除主观偏倚。——译者注

可能特别信任这份研究。毕竟尼科勒和勒巴伊的实验算不上确凿无误。并且，在接受这份报告的理论之前，韦尔奇应当会要求其他研究者——他很可能会选美国的学者——来重复这个实验。洛克菲勒医学研究所是理想之选，它当时是美国陆军的附属实验室，或者附近的波士顿和罗得岛的海军实验室也不错。仅靠在离战场和世界顶级研究所千里之遥的北非进行的寥寥几次实验，还不足以撼动关于流感的细菌学范式。

现在我们知道尼科勒和勒巴伊的推断是正确的。流感病原体**的确是**一种病毒。更准确地说，它由 8 股细长的核糖核酸（RNA）链组成，不同于人类和其他哺乳动物细胞中双螺旋结构的脱氧核糖核酸（DNA）。不过以尼科勒和勒巴伊的实验，不可能得到这么明确的结论。第一，虽然直接将滤液滴进鼻腔可以让人类志愿者成功地染上流感，但皮下注射却不太可能达到实验目的。这并不是说志愿者不会感染，而是他们的感染途径可能与尼科勒和勒巴伊预想的不同。第二，虽然一部分旧世界猴可以感染人类流感（新世界猴中的松鼠猴也特别容易感染）*，但猕猴并不适合做人类流感的动物模型，它们极少会出现可见的呼吸道症状或肺损伤。同样，也很难通过将滤液滴入鼻腔或暴露在含病毒的气溶胶中使它们"患上"流感。实际上，1918 年之后的实验表明，通过静脉注射使猴子感染病毒的成功率可以相当高，这显得颇具讽刺意味，因为尼科勒和勒巴伊当时使用注射方法没有使猴子成功感染流感。[43]

---

* 旧世界猴是分布在非洲和亚洲的猴，新世界猴则是分布在美洲的猴。——译者注

不过公平地说，在 1918 年，对人类流感的研究尚缺少可靠的动物模型，也缺少在活细胞中增殖病毒的技术，没有哪个研究者能获得流感的病原体是病毒的实证。这一切直到 1933 年才成为可能，一支英国的研究团队在研究犬瘟热时，发现雪貂对流感有很高的易感性，通过简单地在其鼻腔滴入滤液就能让其感染。不久，一名工作人员在处理一只实验雪貂时被它的喷嚏传染了流感，关于流感病原体的病毒假说就此得到确证。随后的 1934 年，在鸡胚胎中培养流感病毒的方法获得成功，从此研究人员不再需要在疾病暴发时从患者身上取样，也不会因疾病流行期过后没有病人而被迫放弃实验。[44]这项技术使得实验室能够不间断地增殖病毒，并可确保是在同一病毒株上开展实验，这在 1918 年是无法做到的。同时，通过这项技术，科学家们还能够降低病毒的毒力，并制造出疫苗，以抵御当季的各种流感蔓延。*

* * *

不像艾滋病或天花，流感不会带来面容的毁损，并且几乎不会在身体上留下可见的印记或疤痕。流感患者也不会像黄热病患者那样呕出黑色的胃液，或者如霍乱患者那样，发生难以控制的腹泻。然而但凡见识过西班牙流感导致的令人不安的重度紫绀的人，都会为之震惊：那时患者因肺炎侵扰，面颊和嘴唇开始发蓝，随后变为

---

* 如今，在鸡的胚胎中培养病毒的技术仍是制造流感疫苗的主要方法。——原注

深紫色。这种症状不只发生在德文斯营地及其他美国军营，亦发生在驶向欧洲的美军运输船上。1918 年 9 月末，一艘从纽约出发的巨大运输船"利维坦号"上暴发了流感疫情。根据目击者的描述，"患者鼻腔严重出血，血在甲板上汇集成了血泊"，人们不得不在血泊间穿行。为了控制疫情蔓延，患者最初被隔离在甲板下方的铁船舱中，然而在离开纽约的短短几天中，有太多人病倒了，甲板下的恶臭让人无法忍受，患者被带出来吹吹海风。在那个抗生素尚未出现的时代，医生没有疫苗，对被病痛折磨的患者束手无策，只能给他们新鲜的水果和饮用水。不幸的是，和血性的排出物一样，水果和饮用水最终也被吐在了甲板上。甲板上变得"又湿又滑，充斥着呻吟、哀号，以及要求治疗的呼喊，简直是一团糟"。到 10 月 8 日"利维坦号"抵达布雷斯特时，约有 2 000 名士兵病倒，80 人死亡，大部分尸体被抛入了海中。[45]

纽约人并不知道"利维坦号"上的惨剧。当它出海时，大部分人还认为西班牙流感是个外国病。负责公共卫生的官员们热切地想要对战事有所贡献，因此串通一气，隐瞒真相，夸大流感对德军的影响，却对美军的遭遇轻描淡写。"你没听说咱们的步兵得这种病吧？"纽约的卫生专员罗亚尔·S.科普兰（Royal S. Copeland）这样问道，"你当然没听说，而且也不会听说。"[46] 然而，病毒却通过返航的运兵船与商船上的船员和乘客的身体，一步步地跨越大洋，逼近美国海岸。而且，随着病毒在越来越多的人之间传播，它的毒力也不断增强。当它登上北美大地时，战士们将不再是死神的唯一目标。

很难说第二轮流感暴发是以何种方式在何地开始的。或许这次秋季大流行始于波士顿的联邦码头，随后传播至马萨诸塞州的艾尔村和其他城镇。又或许是好几个地点同时暴发了流感。以纽约为例，尽管第二次暴发的首批病例与 8 月中旬抵达的挪威蒸汽船密切相关，但在 1918 年 2—4 月，纽约死于流感的人数就已经出现急剧上升，尤以中年人群为主。到了 9 月底，纽约的每日病例数跃升至了 800 人。科普兰采取了不寻常的举措——隔离（富裕的患者被允许待在家中，但寄宿和租房的患者则被送往市区医院，在那里接受密切观察）。这种应对流感的新举措是空前的——战前，流感甚至都算不上值得注意的疾病，这也让纽约人不禁想起两年前的脊髓灰质炎流行。那时，官员们挨家挨户地将出现"小儿麻痹"症状的儿童聚集起来，而新来的意大利移民被怀疑携带了病原体，这就在布鲁克林等地引起了恐慌。然而西班牙流感造访派克大街富人区和布鲁克林出租屋的概率相仿，随着每天都有新的感染病例出现，弥漫在城市中的不安气氛越来越浓。科普兰试图稳定民心，他解释道，"流感只能通过流感病人的咳嗽与喷嚏传播"，而与患者同居一室但没有表现出症状的人不会传播疾病。[47] 他还坚称流感疫苗即将研发成功。[48] 他提到了科学家们的研究进展，如纽约公共卫生实验室的帕克和威廉姆斯等人正在使用流感杆菌的混合菌株研制疫苗。10 月中旬，帕克报告称，接种了经高温灭活的菌株混合物后，实验动物产生了杆菌特异性的抗体。波士顿的塔夫茨医科大学（Tufts Medical School）和匹兹堡大学医学院的科学家们在高温灭活疫苗方面报告了相似的进展。然而，尽管帕克在培养流感杆菌和血清抗体凝集实验方面不断取得成功，他私下却不免担忧，这些进展仅仅是展现了培养技术的进步，而非证实了该细菌是病原体的假说。"当然，不能排除某些未知的滤过性病毒才是罪魁祸首。"他在与同事的通信中如是说道。[49] 尽管存在这些忧虑,帕克的疫苗还是被发放给了军队。美国钢铁公司的 27.5 万名雇员也接种了这种疫苗。[50] 当然,没有证据表明这些粗制的疫苗和血清对流感起到了任何作用。

到 10 月 6 日,纽约每天有超过 2 000 人被隔离,恐慌笼罩着整个城市。据传甚至有几个区的患者出于恐惧,将护士们扣留在自己的家中。护士和医生也陆续患病。此时,疫情已蔓延至旧金山和美国中西部与南部的城市。9 月中旬,极可能是附近五大湖海军基地的士兵将流感带到了芝加哥。五大湖基地是世界上最大的海军训练场,可容纳 4.5 万人。和德文斯一样,它也成为呼吸系统传染病的温床。当流感与肺炎侵袭芝加哥时,专家建议市民们避免出入人流量大的公众聚集场所,并在打喷嚏的时候掩住口鼻。因此在流感肆虐的地区,一个明显的表现便是警察与有轨电车乘务员都戴上了纱布口罩。这种趋势很快风行起来,但伊利诺伊州一位著名医生警告大家,自制的口罩是不行的,因为"用薄纱制成的口罩网眼太大,无法过滤潜藏在患者喷出的气雾中的杆菌"。这一点是医院和其他隔离机构尤其关注的问题,因为据悉患者喷出的气雾感染范围可达 20 英尺 *。这位医生说服《芝加哥先驱观察家报》(*Chicago Herald Examiner*)在头版刊登了一篇可剪下保存的小网眼纱布口罩制作教程。[51] 然而不幸的是,面对比最小的细菌还要小上许多的流感病毒,这种口罩也无可奈何。到了 10 月中旬,芝加哥的病例数

---

* 1 英尺 ≈0.3 米。——译者注

已经飙升至 4 万。不过，流感疫情最为严重的城市还要数费城。

费城曾是宾夕法尼亚殖民地的首府，最初由贵格会教徒建立，建国元勋们曾在这片土地上签署了《独立宣言》。到了 1918 年，费城已经发展成为一个相当大的城市。它也是一座工业之都，周边不仅有众多钢铁厂，还坐拥特拉华河河畔的巨大船坞。对战争物资（海军舰艇、飞机、军火等）的需求更让成千上万的劳工涌入费城。费城人口膨胀至将近 200 万，生活条件越发地让人难以忍受。狭小的出租屋和拥挤的公寓楼为病毒提供了充足的养料，病毒毒力不断增强，成长为迅猛且无差别的杀人猛兽。当其他城市的政府呼吁市民避免大型集会时，费城市长却在 9 月 28 日举行了一场自由公债发行会，这无疑助长了传染病的肆虐。为了抢购公债，数千人挤进了市中心，这直接导致了在不到两周时间内，又有 2 600 人因流感死亡。到了 10 月的第三个星期，死亡人数已突破了 4 500 人。太平间中尸体成堆，由于缺少殡葬人员，尸体散发出难忍的腐臭，迫使政府不得不挖掘乱葬坑 —— 自从 18 世纪晚期黄热病流行过后，还是首次出现这种窘况。人们对腐尸横陈已见怪不怪，家长们甚至都不再把它当作儿童不宜的恐怖场面。这次恐慌可不是源自媒体炒作。对流感的畏惧笼罩着人们，而畏惧总是带来恐慌。"不论对个人还是社群来说，恐慌都是最坏的事情，"在流感秋季暴发期的最盛之时，《费城询问报》（Philadelphia Inquirer）在社论中如此警示道，"恐慌是一种程度严重的畏惧，而畏惧在任何语言中都是最致命的词语。"[52] 随后，这篇社论建议要用意志来消除畏惧心理："不要细想流感的种种，甚至不要讨论它……恐惧就是流感的最大帮凶。"但事实上，不论在费城还是其他流感过境之地，人们一旦目睹了浑身紫绀的流感病患的身体，那种景象就会扎根脑海，难以被忘掉。作为伦敦盖伊医院的病理学家、皇家御医，赫伯特·弗伦奇 (Herbert French) 医生描述了他所观察到的难忘场景："一位高大强壮的男子，皮肤呈现蓝紫色，每分钟呼吸多达 50 次。"对于自己见过的情况最糟的病例，他的描述是"患者临终前经历了数小时甚至数日的意识丧失，昏迷中也不得安歇。他头部后仰，口齿半张，紫绀的脸上浮现出可怕的土灰与苍白之色，嘴唇和耳朵发紫"。那是"一种绝望的景象"，他如是总结道。[53]

* * *

1918 年的流感疫情震惊了全球。弗伦奇描述的景象不只出现在伦敦和其他欧美大城市中，而是发生在世界各地。在开普敦，一位目击者称秋季暴发期"使两三千名孩童成为孤儿"。[54] 其中一位承担了殡葬工作的孤儿讲述道："我抬着棺材，捏着鼻子……不再有教堂的丧钟为死者悲鸣……因为连敲钟的司事都没有了。"[55] 在孟买也出现了同样的情况。5 月，病魔搭载一艘运输集装箱的货船登陆了这座城市。死亡人数在 10 月的第一周攀上顶峰，与波士顿同步。截至这一年的年底，流感在这座人口众多的印度城市中共造成了大约 100 万人死亡。按照最新的估算，这场瘟疫在印度次大陆导致了 1 850 万人死亡，而在世界范围内造成的死亡人数约达 1 亿。除了澳大利亚（严格的海关检疫制度将病魔登陆的时间推迟到了 1919 年的冬天），几乎全球的人类都同时遭遇了这场浩劫。这的确是一场全球灾难。在这次大瘟疫中，只有美属萨摩亚群岛、圣海伦娜岛，以及少数南太平洋岛屿逃过一劫。

　　如此大规模的死亡令人难以想象，更别说去分析它了。它波及的范围实在太广。"当一个人在战争中服役一段时间以后，就很难对死人有什么概念了，"阿尔贝·加缪如是说，"除非你真正看到他的死亡，否则一个死人没有任何意义，散播在漫长历史里的1亿具尸体不过是想象中的一阵阵轻烟罢了。"[56] 不过，如果说想象如此大规模的死亡是徒劳无益的，观察不同地区以及不同的生态和免疫学状态下的死亡率差异却会收获颇丰。例如，当流感抵达新西兰后，当地毛利人的死亡率是英国移民的7倍。在斐济和其他南太平洋群岛上，原住民和欧洲移民之间的死亡率也出现了类似差异（关岛的发现最令人震惊，当地原住民的死亡率达到了5%，而只有一名美国海军基地的士兵在这座岛上死亡）。非洲南部的"白人"死亡率是2.6%，"黑人、印第安人和其他有色人种"的死亡率高达近6%。而金伯利地下钻石矿洞中的劳工的死亡率则高达22%。德文斯和其他大型军营中出现了类似的人群差异，同年龄段的新来者比到来4个月以上的人病情更为严重。在美国陆军远征军的运输船上，一直跟船的水手与那些新登船的士兵感染流感的人数差不多，但前者的病情比后者轻不少。[57]

　　不过，有关这次西班牙流感最奇怪的事情也许是年轻人群的死亡率分布。在通常的流感季节中，死亡率按年龄呈U形曲线分布，即在非常幼小（3岁以下）和非常年迈（75岁及以上）的人群中死亡率是最高的，中间的人群相对较低。这是因为婴儿和老人的免疫系统更为脆弱。而相反的是，在1918—1919年的流感流行，以及接下来1919年至1920年冬季卷土重来的疫情中，死亡率分布呈现 W 形曲线，即，在 20~40 岁的人群中出现了第三个死亡率峰值。不仅如此，该年龄组的人占了流感总死亡人数的一半（而且绝大多数因呼吸系统疾病死亡的人都属于这个年龄组）。[58] 这种反常的死亡率模式同时见于城市与乡村、欧洲的大都市，以及帝国疆域边缘的偏远村镇。换句话说，几乎各地都是如此。

对于这种反常情况的解释都不怎么令人满意。尽管针对流感的病毒学和免疫学研究不断进步，人们对它的病理生理学特点也有了更深的了解，但与当时的科学家相比，当今的科学家并不能更好地断言西班牙大流感究竟只是一起一次性的事件（它从此不会再出现），还是会卷土重来。通过重新审视关于 1918 年流感病毒的研究成果，或是鉴别先前导致流感流行的病毒，我们也许可以排除掉一些假说并提出新的理论。对大型军营进行生态学研究，或倾听那些目睹流感过境的医务人员的描述，也许能为我们带来关键的线索，帮助我们了解 1918 年流感的流行病学模式和异常的肺部病理表现。

* * *

我们现在知道，流感病毒是正黏病毒科（Orthomyxoviridae）的一员，以发现的顺序被命名为 A、B、C 三型。C 型很少导致人类疾病。B 型可在人类中流行，但感染后病情较轻，传播速度也比较慢。与之相反，A 型流感病毒则以传播速度快、高发病率与高死亡率闻名，是流感流行的罪魁祸首。与所有的流感病毒一样，A 型流感病毒也是 RNA 病毒，必须通过感染活细胞来自我复制。它们通常会攻击从鼻腔到肺部的呼吸道上皮细胞。

　　尽管科学家在 1933 年就证实了流感病原体是一种病毒，可以从雪貂传染给人类 [这项突破的发现者是帕特里克·莱德劳 (Patrick Laidlaw) 爵士领导的团队，发现地点在伦敦北部米尔希尔的农场实验室，该实验室下辖于英国国立医学研究所 (National Institute for Medical Research)]，但直到 20 世纪 40 年代电子显微镜发明后，研究者们才能够首次目睹流感病毒的真容。这种病毒直径约 100 纳米，比狂犬病病毒略小，但比导致一般感冒的鼻病毒大。放大一点来看，它长得很像扎满微小刺突和菌伞样细丝的蒲公英。刺突状结构由一种叫作血凝素 (hemagglutinin) 的蛋白质构成，这种蛋白质得名于其黏合红细胞的能力。当一个人吸入含病毒的空气时，这些刺突会与呼吸道上皮细胞表面的受体结合，就像你在路过高高的草丛时，多刺的植物种子壳会钩在你的衣服上一样。而那些方头的菌伞样细丝虽然数量很少，却是由威力强大的神经氨酸酶 (neuraminidase) 构成的。正是血凝素和神经氨酸酶使病毒拥有了侵入上皮细胞，并突破免疫系统的能力。血凝素和神经氨酸酶的不同组合赋予了每一种病毒独特的形状，科学家可以借此对其进行分类。科学家们在哺乳动物和鸟类（除了雪貂，A 型流感病毒通常还会感染猪、鲸、海豹、马和野生水禽）中一共鉴别出了 16 种血凝素和 9 种神经氨酸酶，不过迄今为止，这些蛋白质和酶中只有 3 种能够感染人。它们分别被标记为 H1、H2、H3 和 N1、N2。西班牙流感是 H1N1 型。

　　与 DNA 不同，RNA 的复制不具有精确的纠错机制。因此在病毒侵入并占领动物细胞，然后开始复制时，会产生一些小的复制错误，导致其表面的 H 分子与 N 分子的基因产生突变。在病毒的优胜劣汰中，一些变异产生了竞争优势，使病毒得以逃脱试图中和它们的抗体，并通过咳嗽与喷嚏更加高效地在更广的范围内传播。这种渐进的突变被称作"抗原漂移"（antigenic drift）。[59] 此外，A 型病毒还能够自发地"交换"遗传物质。这一过程被称作"抗原转变"（antigenic shift），最常发生在中间宿主身上，如同时感染猪 A 型病毒和人 A 型病毒的猪上。这种情况将产生新的病毒亚种，其编码的蛋白质对于免疫系统来说可能是全新的，因而人类拥有很少或根本没有对抗这种新亚种的抗体。正是这种病毒株带来了历史上的流感大流行。然而，引发 1918 年流感的病毒却是以其他方式产生的。

20 世纪 90 年代，在分子病理学家杰弗里·陶本博格（Jeffery Taubenberger）的带领下，马里兰州贝塞斯达的美军病理学研究所的科学家们从研究所保存的肺部尸体标本中成功提取出了西班牙流感病毒的片段。更多的病毒遗传物质来自一位 1918 年在阿拉斯加死于流感的女士，由于被埋在永冻土中，她的肺部没有腐烂。因此陶本博格的团队最终获得了病毒的全部基因组序列。研究成果于 2005 年发表，结果令人惊讶：当把这种病毒株的八个基因的序列与其他流感病毒株的序列进行比对时，科学家发现，在此前感染过人的流感病毒株中，没有任何一种病毒株携带这些类型的基因中的任何一种。这对先前认为的西班牙流感可能来自抗原转变的假说形成了挑战。不仅如此，在提取自这名死者的病毒的基因序列中，大部分只在野生鸟类中出现过。这意味着病毒可能最初感染了鸟类，只经过少数几次突变，就获得了感染人类的能力。[60] 另一种可能性是这种病毒最初是 HI 型，在临近 1918 年时与一种鸟类病毒发生了遗传物质的重组。[61] 通过对动物园中动物的研究，科学家发现，在野生环境中，绿头鸭和绿翅鸭是鸟类病毒的重要携带者，传染性病毒可能在鸟类体内获得新基因的说法正日趋流行。在陶本博格进行测序研究时，某种感染了东南亚鸡群的鸟类病毒正引起人们越来越多的担忧。这种病毒就是H5N1，最初于1997年在香港现身，感染了18人并导致6人死亡。2002年，病毒再度出现，并从亚洲蔓延至欧洲和非洲，致使成百人感染，各国政府被迫扑杀了数百万只鸡。令人担忧的是，H5N1病毒能够在人的呼吸道中自我复制，平均致死率达到60%。不过这种病毒的人际传播较为困难。但它的出现证明，人类能够直接被一种纯粹的鸟类病毒感染，病毒不需要经过家猪等中间宿主，就能够成为引发人类传染的病原体。理论上来说，这种鸟类病毒毒株与哺乳类动物病毒毒株遗传物质的重组或"混合"也可能发生在人身上。问题在于，这种情况在1918年就发生了吗？一个简单的回答是，没有人知道这个问题的答案，但不能排除这种可能。[62]

由于历史久远，对1900年之前的病原体进行精准的基因测序已无法实现，但20世纪有三次主要的抗原转变。第一次转变是H1N1型西班牙流感病毒的出现，时间在1918年或稍早的时候（通过对不同时期病毒株的对比，并根据这些分子差异来反推变化的时间，演化生物学家推测这种病毒与鸟类基因的重组可能出现在1913—1917年）。[63]这种病毒一直在人群中流行，直到被1957年新出现的H2N2病毒取代。后者被称为"亚洲流感"，可能是1918年的流感病毒与欧洲野生水鸟携带的禽流感病毒发生基因重组后产生的。H2N2迅速席卷全球，取代H1N1西班牙流感的后代基因型成为新的死神，夺走了大约200万人的性命。1968年，病毒又出现了第三次抗原转变，新的病毒 H3N2 现身香港，而且很明显，也是从欧洲野生水鸟身上获得新的蛋白产生的。*这次流感毫不意外地得名"香港流感"，导致的全球死亡人数也高达 100 万左右。直到笔者撰写此书时，它仍是致病率与致死率最高的流感病毒。

而要描绘现代传染性病毒谱系的全貌，还需要算上俄罗斯流感。和 1918 年的西班牙流感一样，它也是一场世界范围的流行病。这场流感肇始于欧亚"大草原"（一片广阔的草原地域，覆盖了俄罗斯的部分领土，以及如今的乌兹别克斯坦与哈萨克斯坦的大部分领土），并迅速沿着国际铁路和水路航线四处蔓延。据保守估计，1889—1892 年死于该流感的人数有 100 万之多。[64] 遗憾的是，科学家们没有找到这种病毒的片段，不能获得精确的基因序列。不过，科学家们曾对 1968 年感染香港流感的老年患者进行血清学检查，以寻找抗体。检查结果是此类病毒属于 H3 型。这可能是一条重要线索，因为 1918 年死亡率最高的人群基本上都是出生于 1890 年左右，也就是说，与他们同一时段出生的人第一次遭遇的流感病毒极可能就是俄罗斯流感。我会在后面更详细地解释这一点。这里首先需要考虑 1918 年导致众多人死亡的肺炎的特征。

如前所述，这些肺炎可大致分为两种——大叶性肺炎和支气管肺炎。不过同样必须考虑的是，在前病毒学时代，这种分类的依据是临床观察和肺部组织检验，而这两种类型关系密切，临床病理

---

* 这里指的是这种病毒与野生水鸟的病毒发生了基因重组，获得的基因能够编码新的蛋白质。——译者注

表现时有重合。在当时的病人中，最常见的类型是急性的支气管肺炎。这种疾病的病理学变化在支气管处最为明显，对患者尸体进行解剖时，在肺部不同区域都可培养出细菌病原体。将近 90% 的肺炎都可归为此类。而另一种肺炎主要的临床表现是肺出血和肺水肿，伴随一个或多个肺叶受到严重损害，但在肺部却很少能找到致病细菌。这种肺炎会引发肺泡急性炎症并导致细胞死亡（坏死），损伤的细胞与溢出的液体沉积在肺泡（用于将氧气吸入肺部的微小气腔）。[65] 死于病程头几天的患者都出现了这种病理特征，70% 继发于流感的肺炎也会出现这种特征。而且这种病理表现几乎总在原本健康的年轻士兵或平民死者身上出现。[66] 当然必须重申的是，这种肺炎在总死因中只占少数。前述的第一种肺炎，那种很容易在尸检中培养出细菌的继发性支气管肺炎伴混合感染才是最常见的。事实上，许多专家认为德文斯等军营的大部分死亡正是这些作为流感盟友的细菌——当时的病理学家称之为"继发侵略者"——所造成的，来自城市或乡村的同年龄新兵死亡率的差异也是由此导致的。

也许还要提及的一点是，由于对流感杆菌的病原学角色产生越来越多的怀疑，病理学家们小心地区分了由共生细菌导致的肺部损伤和由尚未证实的病毒所导致的损伤。到 20 世纪 20 年代中叶时，韦尔奇也开始支持这种病毒致病的观点。在 1926 年一次波士顿公共卫生官员会议上，韦尔奇对流感病原体是一种"未知病毒"的说法表达了支持，并提出他现在怀疑"肺部损伤……是病毒引起的，这是一种由真正的流感病毒造成的感染，而非通常所见的呼吸系统疾病"。他还对德文斯营地医院让士兵们"挤在一起"的状况表示震惊，认为这加剧了患者的生物暴露风险，"疫病发展到如此庞大的规模，很大程度上要归因于此"。[67]

　　与 1918 年不同，当下的我们可以在实验室中使用名为反求遗传学（reverse genetics）的技术研究病毒。自 2005 年起，科学家们开始在生物安全四级的设施中重新组装这种病毒，并在小鼠或其他实验动物身上进行实验。组装的病毒能够在 3~5 天中杀死小鼠，并导致严重的肺部炎症，这些表现与 1918 年的医生的记载一致。这些病毒在支气管上皮细胞中的复制速度很快。[68] 在动物模型中，它的毒力非常强，以至于一些病毒学家认为单凭这种病毒就能够导致 1918 年病理学家所描述的进展迅速的肺炎和紫绀症状，而不需要其他的细菌帮凶。一种解释是，肺炎与紫绀症状是由于过度增强的免疫反应所致，包括释放促炎性细胞因子。这种现象被称作"细胞因子风暴"。在 21 世纪早期暴发于东南亚的 H5N1 禽流感疫情中，有患者随后出现了急性呼吸窘迫综合征（Acute Respiratory Distress Syndrome，简称 ARDS）并死亡，死因可能与这种"细胞因子风暴"有关。在死于 SARS 等传染性病毒的患者身上，科学家也观察到了这种"细胞因子风暴"。

　　然而，不论此种肺炎最初是由细菌还是病毒引起的，或是由二者综合所引起的，都难以回答西班牙流感为何对青壮年人群更加致命这一问题。现今的科学家们提出了几种假设，但都不够完美。其中一种解释是，老年人群体有着更强的抵抗力，是因为他们先前曾暴露于类似的病毒。这与 1830—1889 年出生的人群曾暴露于 H1 型病毒的血清学证据相吻合。1890 年之后，H1 型病毒才让位于 H3 型俄罗斯流感病毒。换句话说，38 岁及以上的人群已经拥有了一定的针对 H1N1 型西班牙流感的抗体。而非常年迈的人群——那些出生在 1834 年的人——曾在婴儿时期与 HI 型病毒初次遭遇，已经获得了有效的免疫保护。

另一种假说认为，那些后来变成西班牙流感病毒的病毒（假定其 1915 年左右获得了鸟类的基因）可能在稍晚于 1900 年时，第一次以 HI 型病毒的形式出现。[69] 这一点会对那些出生于 20 世纪头几年的人产生重要影响。这些人在 18 岁或者更小的年龄时接触了这种流感病毒，有观点认为在生命早期时的感染会产生免疫学的"盲点"，这通常被称作"原始抗原痕迹"（original antigenic sin），原理是首次遭遇流感所产生的抗体更容易被"唤醒"，从而妨碍免疫系统针对新型流感制造新的特异性抗体。[70] 通过名为"抗体依赖性增强"的过程，旧的免疫反应甚至可能会帮助病毒越过身体的防线，从而更容易感染细胞。这一假说的优势在于，它能够解释为何无论在什么地区，流感死亡率最高的人群总是在 20~40 岁区间。但大部分专家认为，在没有 1890 年及其前后的病毒的精确基因序列以及不同年龄组的免疫学资料的情况下，这些假说是无法被确证的。一如陶本博格亲密的工作伙伴、流行病学家大卫·莫朗（David Morens）所说，W 形曲线的形成也可能是由于当时的年轻人暴露于某种尚未被证实的特殊环境所致。[71] 我们并不知道究竟是怎么一回事。的确，我们拥有了新的分子生物学技术，对流感的生态学、免疫学也有了更深入的理解，这使我们对其流行模式有了新的洞见，但"我们却更无法确定流感的决定因素和出现概率了"，陶本博格和莫朗如是说。[72] 也正是这种不确定性，使流感——特别是 1918 年的这场——成为一个神秘而弥久的科学谜题，同时亦成为焦虑的源头。

不过，在这个话题的最后，也许我们应当将目光从北美移开，关注一位在外围观察流感的全球致病率与致死率的人物——弗兰克·麦克法兰·伯内特 *。1919 年，20 岁的他感染了流感。此时他正在墨尔本大学攻读医学。所幸他的病情很轻。但这次生病的经历还是给他留下了难忘的记忆，引发了他对流感和所谓"传染病自然史"[73] 的终身痴迷。1931 年，伯内特前往伦敦国立医学研究所进行为期两年的研究，研究方向正是蓬勃发展的新领域——病毒疾病。他到达时正巧赶上关于雪貂可以感染流感的新发现问世。伯内特于1934 年返回墨尔本，随后开创了使用鸡胚胎培养病毒的技术。而这只是伯内特在流感研究中取得的一系列成就的开端——他研究了新分离的病毒和用鸡胚胎培养的病毒在毒力上的差异，为后世对流行病进行遗传学分析奠定了基础。[74] 1941 年，伯内特被尼科勒和勒巴伊 1918 年在突尼斯的发现所吸引，也在猕猴身上进行了一系列实验，以检验不同谱系的鸡胚胎培养病毒对猴子的作用。虽然所有鼻腔注射病毒的猴子都未出现发热或其他病症，但当伯内特将病毒直接注射到猴子的气管后，尸检发现了大面积的支气管肺炎。[75] 不过，最吸引伯内特的还要数流感的流行模式，他越是分析 1918 年流感的发病率和死亡率，就越是确信这种不寻常的流行模式的关键所在：城市和乡村来的新兵被集中在拥挤的军营之中。和韦尔奇及肺炎委员会一样，伯内特也主张西班牙流感的出现"与战时条件密

---

* 弗兰克·麦克法兰·伯内特（Frank Macfarlane Burnet, 1899—1985），澳大利亚病毒学家，对免疫学的发展有重大贡献，后来因预言获得性免疫耐受性于 1960 年获诺贝尔生理学或医学奖。——译者注

切相关"，正是因为美军新兵的免疫学特点，以及向法国北部运兵的事件（新兵们在那里与其他国家的人混居在一起），直接导致了病毒毒力的激增和受害者年龄分布的异常。"如果说病毒早期在美国的传播引燃了第一朵火花，那么可以确定的是，这朵火花在欧洲被助燃成为燎原大火。"[76]伯内特如此总结道。而站在免疫学的角度，伯内特更加关注的问题是，有多少人**免受**流感的传染？数据显示，总共有三分之二的人口没有受到感染，以总人口数来计算，流感的整体死亡率只有2%。尽管这个数字已比常规流感季节高出25倍，但相较于19世纪的霍乱和肺鼠疫仍相差甚远。这也解释了为何除了死亡率峰值所在的10月（那时医院挤满了肺炎病人，人数已经多到不容忽视的地步），这场疫情并未引起更大的惊惧与恐慌。没错，流感短暂地代表了"某种新型瘟疫"。但到1918年11月各国达成停战协定时，流感已经逐渐退化为一种周期性的季节疾病了。不幸的是，20世纪和21世纪，由生态失衡和环境变化引发的其他瘟疫就没有这么简单了。

PLAGUE IN THE CITY OF ANGELS

第二章

天使之城的鼠疫

"适才第一次说出了'鼠疫'这个词。"

——加缪

《鼠疫》

1924 年 10 月 3 日，洛杉矶城的一位卫生官员贾尔斯·波特（Giles Porter）医生来到墨西哥移民区中心一名铁路工人家中出诊。病人是住在克拉拉大街（Clara Street）700 号的赫苏斯·莱洪（Jesus Lajun）和他 15 岁的女儿弗朗西斯卡·孔查·莱洪（Francisca Concha Lajun），二人几天前发病，都发着高烧。弗朗西斯卡痉咳连连，赫苏斯的腹股沟处则有个烂兮兮的肿物。波特认为赫苏斯的肿块是由于梅毒导致的"性病淋巴结炎"，而弗朗西斯卡的发烧与咳嗽很可能是流感所致。"这孩子病得不重。"波特在报告中写道。然而他错了，两天后，附近一座公寓的房主卢恰娜·萨马拉诺（Luciana Samarano）前来照顾弗朗西斯卡，发现她病情严重，忧心地叫来了救护车，但女孩还是死在了去往洛杉矶总医院的途中。病理学家将她的死因归结为"双侧肺炎"[1]。健康青少年通常不会患上如此严重的肺炎。不过，克拉拉大街被砖厂、天然气厂和电气厂环绕，即使在晴朗的天气，这里也总弥漫着令人窒息的废气。再加上附近肉类加工厂所散发的怪味，不难理解为何克拉拉大街周围只有墨西哥移民居住，这样年轻的生命过早凋零也非全然意外。

克拉拉大街始建于 1895 年，最初是洛杉矶河附近的一片空地，与中产阶级白人的居住区毗邻。随着城市扩张，房地产产业日益繁荣，对造砖工人和廉价农业劳力的需求不断增加，原有的意大利移民们搬走后，这里渐渐住满了拉美裔人口和从边境线以南来的移民劳工。到 1924 年，克拉拉大街的 307 所房屋中住了大约 2 500 名墨西哥人。这片区域东临南太平洋铁路，西毗阿拉梅达大街，南接梅西大街，由八个街区组成，处处拥挤不堪。这里的许多房子被分隔为小间的"公寓"，或被改造成客房供多达 30 人同时居住，克拉拉大街 742 号的萨马拉诺家就是如此。还有房客在单层墙板后方附加的棚户中扎床。居住在这里的不只有人，地板下方的空隙也为老鼠（甚至有时是地松鼠*）提供了安家之处。简言之，这里是与洛杉矶——那座被房地产商称作"永恒的青春之城，没有贫民窟的城市"[2]——截然不同的另一个世界。

20 世纪 20 年代，洛杉矶人口已经达到 100 万，成为美国发展最快的城市中心之一。在这座摘得了"世界气候之都"美誉的城市，房地产产业正处于井喷式的繁荣期。美国人厌倦了中西部的冬季严寒，也厌烦了东部城市过度拥挤的状况，纷纷涌向南加利福尼亚，他们被房产商所承诺的拥有石油、棕榈树、丰饶农田和灿烂阳

---

* 地松鼠是松鼠科中多种地栖啮齿动物的合称，在分类上合为一族。——译者注

光的新天地所吸引，来到洛杉矶。大部分定居者都为他们的市郊社区取了"石油花园"之类的美称，众多社区涌现在城市边缘的荒漠改造地上。相比之下，拉美裔美国人则倾向于聚集在梅西区（即前文所述墨西哥移民区的正式名称）或附近的马里亚纳区和观景花园区。

1924 年，洛杉矶的拉美裔人口总数已达 2.2 万左右，他们劳作的身影随处可见：在洛杉矶河附近的黏土坑中辛勤工作，一砖一瓦筑起高楼大厦的是墨西哥人，为杂货店运送新鲜水果和蔬菜的是墨西哥人，为华丽的商业街酒店擦拭地板的还是墨西哥人。而对于城市中大部分盎格鲁-撒克逊裔美国人来说，这些住在天使之城的棕色皮肤居民仿佛都是透明的。当然，时常也会有针对墨西哥人的顾虑，比如他们是不是携带了什么疾病，或是拉美裔人口的出生率又在迅速增长之类的。但就像持反工会态度的《洛杉矶时报》的老板、加利福尼亚州大地产商和权力掮客哈里·钱德勒（Harry Chandler）曾说过的那样，国会不必担心墨西哥人，他们"不会像黑鬼那样与白人通婚。他们不混居，只和自己人扎堆。这很**保险**"[3]。

弗朗西斯卡·莱洪死后第七天，她的父亲赫苏斯也死于同样的神秘感染。5 天后，卢恰娜·萨马拉诺也被送进了县[*]总医院，并于 10 月 19 日死于"心肌炎"或某种心脏疾病（卢恰娜怀有六个月的身孕，胎儿也死在腹中）。接下来发病的是卢恰娜的丈夫瓜达卢

---

[*] 洛杉矶县也译作"洛杉矶郡"，在加利福尼亚州的行政区划中，洛杉矶市是隶属于洛杉矶县的一个城市。——译者注

佩（Guadalupe），再之后是参加了卢恰娜守灵会的几位来宾（按照天主教传统，亲属会绕行敞开的棺材，亲吻死者以表哀思）。与弗朗西斯卡·莱洪一样，瓜达卢佩的死因也被归为"双侧肺炎"[4]。而此时，参加卢恰娜守灵会的其他人也出现了类似的症状。但直到10月29日，医院才派遣了总住院医师埃米尔·博根（Emil Bogen）医生调查这一轮可疑的死亡事件。博根的第一个调查地点是卡梅丽塔大街343号，观景花园区的一所房子。博根回忆道："在房间中央，一位年迈的墨西哥妇女躺在一张宽大的双人床上，阵发性的咳嗽不时打断她的哭喊。沿墙摆放着一具长沙发，上面倒着一名大约30岁的墨西哥男子，他没有咳嗽，却辗转难安，发着高烧。"在场的还有其他人，其中一位同意担任博根的翻译。博根得知，倒在沙发上的男子于昨天发病，有脊周疼痛，高烧达40℃。他的胸口还出现了红色斑点。而那名老妇人"已经咳嗽了两天，吐出大量血痰，并伴有响亮且粗糙的干啰音"。[5]

博根将二人转移到救护车上，又随翻译拜访了他们的邻居。邻家的男子和他的妻女都出现了类似症状。该男子的妻子告诉博根自己已有所好转，而他的女儿"坚称没有生病，只是有些疲惫"。然而不到3天，这两名女子就因病情危急被送至县总医院，男子则已死亡。后来才发现，这名男子就是萨马拉诺的兄弟维克托（Victor），他和妻子近期都参加过克拉拉大街742号的那场守灵会。而在那里，博根又发现了4名奄奄一息的男孩，他们的年纪在4岁到12岁之间，正是卢恰娜与瓜达卢佩的遗孤。"当晚，4名男孩被带到医院，次日，他们的邻居中又确诊了6起病例，"博根写道，"入院后不久，患者们就出现了严重的肺炎症状，咳出血痰并有明显紫绀。"[6]

萨马拉诺的房子日后将被称为"死亡之屋"。在参加过卢恰娜的守灵会,与她有过接触,或是居住在克拉拉大街 742 号的人中,有 33 人染病,其中 31 人死亡。这一系列病例在官方报告中以这些人的姓名首字母和他们与"L.S."(卢恰娜·萨马拉诺)或"G.S."(瓜达卢佩·萨马拉诺)的关系列出。[7] 在萨马拉诺一家之后,下一个死者是"J. F.",即杰西·弗洛雷斯(Jessie Flores),卢恰娜的邻居兼好友,曾经照顾过卢恰娜。接着是萨马拉诺夫妇各自在前一段婚姻中的两个儿子,以及萨马拉诺夫妇各自的母亲。染病的甚至还有这家人的牧师梅达多·布鲁瓦利亚(Medardo Brualla)。他曾在 10 月 26 日造访克拉拉大街 742 号,为夫妇二人做临终祈祷。几天后,他也出现咳血痰的症状,并在 11 月 2 日去世。[8]

瓜达卢佩死后,毫无警觉的卫生官员将他的尸体交还亲属以料理后事。他们再一次在克拉拉大街 742 号举办了守灵会。同样的一幕再度上演,出席守灵会的宾客很快被病魔袭击。10 月 30 日,约有 12 人因病危被送往县总医院。其中,卢恰娜·萨马拉诺的一位表(堂)兄弟贺拉斯·古铁雷斯(Horace Gutiérrez)成了关键病例,正是他的病情促使卫生官员们全力寻找病原体,并使洛杉矶商会(Los Angeles Chamber of Commerce)与市议会陷入恐慌。博根在总结中记录到,贺拉斯与萨马拉诺家的 4 个孩子差不多同时入院,很快,他们就出现了同样的肺炎症状、咳血与紫绀。由于紫绀是西班牙流感的标志性症状,医生们对此记忆犹新,因此他们刚开始时怀疑这些人都患了流感。但最终,这些病例都被归为"流行性脑膜炎"。只有医院的病理学家乔治·梅纳(George Maner)医生持不同意见，认为这可能是一场鼠疫。[9]梅纳决定相信自己的直觉，取了古铁雷斯的痰液样本在显微镜下检查。结果令他震惊，镜下样本中充满了微小的杆状细菌，看上去与他在教科书中见过的巴氏鼠疫杆菌（*Pasteurella pestis*）毫无二致。[10]梅纳对这种细菌的形态不大确定，想听听他人的意见，便找到上一任洛杉矶总医院的首席病理学家、苏格兰人罗伊·哈马克（Roy Hammack）。哈马克曾在菲律宾工作，有过诊治鼠疫的经验，曾见过鼠疫杆菌。"棒极了！"据说当在显微镜下看见那熟悉的棒状杆菌时，哈马克大声惊呼，"棒极了，但也糟透了。"[11]

* * *

巴氏鼠疫杆菌的正式名称为耶氏鼠疫杆菌（*Yersinia pestis*），是迄今人类所知最为致命的病原体之一。瑞士细菌学家亚历山大·耶尔森（Alexandre Yersin）在1894年香港暴发的第三次大鼠疫中分离出了这种杆菌，因而这种杆菌以他的名字命名。据保守估计，鼠疫杆菌在历史上共夺走了1亿（甚至可能2亿）人的性命。不过，虽然鼠疫这个词会唤起人们深重的恐惧，但在鼠疫杆菌的生命周期中，感染人是极其偶然的。它的天然宿主是野生啮齿动物，如旱獭、地松鼠和老鼠。当生活在啮齿动物洞穴中的跳蚤被鼠疫杆菌感染，并叮咬了其他动物后，鼠疫杆菌就会在啮齿动物中传播。但在很多时候，这种传播并不会对啮齿动物产生伤害。只有当这些动物免疫力降低并突然死亡，使跳蚤暂时无处寄生时，或者患病的啮齿动物被带到人类的居住地时，才会出现人畜共患的风险，即病原体可能转移到人或其他动物宿主身上。然而从寄生生物的生存策略来看，这并不是一个好的方案，因为这种"偶然"转移通常会导致新宿主死亡，从而阻止杆菌的进一步传播。

人可能染上三种类型的鼠疫：腺鼠疫、败血性鼠疫和肺鼠疫。腺鼠疫通常是这样染上的：老鼠或其他啮齿动物身上携带鼠疫杆菌的跳蚤咬了人，将细菌注入人的皮下（随后，人身上的跳蚤或体虱也会将疾病传染给其他人）。当被咬者搔抓伤口时，鼠疫杆菌正在成倍繁殖并扩散到腹股沟（当咬伤处在腿部）或腋窝（当咬伤处在手臂）的淋巴结。免疫系统努力控制感染，于是淋巴结肿胀发炎，形成了痛感明显的卵形"结节"，腺鼠疫也因此得名。平均算来，鼠疫会有 3~5 天的潜伏期，再过 3~5 天患者会病发死去（未经治疗的情况下，鼠疫的死亡率在 60% 左右）。病程的终末阶段表现为大出血和器官衰竭。腺鼠疫中最为严重的是败血性鼠疫，*患者的皮肤布满深蓝色斑块，四肢皮肤甚至会变为黑色，"黑死病"便是由此得名。在感染的最后阶段，患者常会出现精神失常，对伤处最轻微的触碰也会引发难以忍受的剧痛。唯一称得上安慰的是，这种类型的鼠疫通常杀人利落，并只能通过跳蚤叮咬传播。

相比之下，肺鼠疫则能够直接人际传播，传播途径包括吸入含有耶氏鼠疫杆菌的空气，或接触腺鼠疫患者的血液。患者体内的鼠疫杆菌脱离淋巴系统，转移到肺部，引起肺水肿和继发感染（特

别是当淋巴结肿块出现在颈部时，这种情况很容易发生），这时便表现为典型的肺鼠疫。在此期间，患者不具有传染性，但会出现高热和脉搏加速。1~4 天之内，随着肺水肿的发展，患者病情急剧恶化，引发全肺坏死性肺炎和剧烈咳嗽。在这个阶段，患者通常会咳血或咯血，在床单上留下斑斑血迹。除非在出现发热症状后的 12 个小时内得到治疗，否则肺鼠疫往往都会致命。悬浮在飞沫或痰液中的鼠疫杆菌可以波及方圆 12 英寸*的区域，感染躺在邻近沙发或床位上的人。在寒冷或潮湿环境中，鼠疫杆菌能黏附在水滴上，在空气中悬浮数分钟到数小时。它还能够在硬质表面（如玻璃和钢铁）存活长达 3 天。在土壤和其他有机物质中，它的存活时间更长。[12]

在现代细菌学检验方法出现之前，疾病诊断依赖于对临床症状和体征的解读，因此我们很难确定历史上鼠疫流行期间究竟有多少人死于腺鼠疫，又有多少死于肺鼠疫。第一次鼠疫大流行是在拜占庭帝国的查士丁尼一世时期，据估计，在 541 年至 750 年间，这场鼠疫夺走了地中海沿岸 2 500 万人的生命，大部分人可能都死于腺鼠疫。在鼠疫第二次大流行中，腺鼠疫和肺鼠疫很可能同时存在。这场瘟疫通常被称作"黑死病"，1334 年肇始于中国，在 14 世纪中期的数十年间沿着丝绸之路蔓延至君士坦丁堡、佛罗伦萨和其他欧洲都城。在 1347 年至 1353 年间，黑死病杀死了大约四分之一到二分之一的欧洲人，死亡人数至少有 2 000 万，最多可能有 5 000 万。[13] 以当时的记录来看，结节与肿块——被意大利编年史家称为

---

* 1 英寸 =2.54 厘米。——译者注

"gavocciolo"的病症——非常普遍。而在 1348 年，也就是黑死病降临欧洲的头一年，大部分记载又都是肺鼠疫。一位西西里的编年史家写道："人们聚在一起聊天，疾病通过呼吸在他们中蔓延……似乎受害者在一瞬间就被击倒了，立刻衰弱下去……患者出现咯血，在接下来的 3 天里不停呕吐，无药可医，然后死去。随他们一同死去的，还有所有曾与其交谈过的人，所有拿起过、摸过，甚至只是接触过他们所有物的人。"[14]

在 1924 年的洛杉矶，没有任何人愿意听到一种致命的病原体从中世纪卷土重来，降临天使之城的消息，尤其是那些商会领导。据研究加利福尼亚及美国其他西部地区历史的史学家威廉·德弗雷尔（William Deverell）的记载，在那时，商人们正将洛杉矶标榜为一座清洁卫生的养老之地，"没人想把这座骄傲的明日之城跟鼠疫联系在一起"[15]。在洛杉矶出现鼠疫事件对美国公共卫生局和加利福尼亚州卫生局的名声也是一个重大打击。要知道，就在 10 年前，凭借在 20 世纪初的旧金山腺鼠疫疫情中获得的鼠疫生态学的最新知识，卫生官员们曾信誓旦旦地宣称所有"可发现的"瘟疫都已被从加利福尼亚州清除了。[16]

那次旧金山鼠疫发生在 1900 年左右，最早的病原体携带者很可能是从檀香山（火奴鲁鲁）搭乘汽船来到旧金山的一群黑家鼠（*Rattus rattus*）。疫情最初只出现在唐人街，导致了 113 人死亡。然而在 1906 年，旧金山发生了地震和大火，鼠群四散而逃，流窜到城市各处，引发了 1907—1908 年全城范围的鼠疫暴发。为了应对疫情，美国助理总医官鲁珀特·布卢（Rupert Blue）发动了大范围的灭鼠运动。在 1903 年时，布卢的灭鼠行动还只局限于拆除唐人街的房屋并在鼠洞放置含有砒霜的诱饵，而现在，他命令下属猎杀所有鼠群。最后两个鼠疫病例出现在 1908 年 1 月，此时已有 200 万只老鼠被捕杀，上千只老鼠尸体被送往布卢和他的首席检验师乔治·麦科伊（George McCoy）的实验室进行解剖。布卢从这些标本中获得了对鼠疫传播规律，以及两次流行病暴发之间病原体在啮齿类储存宿主中的存续机制的新见解。他和麦科伊发现，印度和亚洲的鼠疫杆菌的主要携带者通常是黑家鼠，而在旧金山这场鼠疫中，主要携带者是褐家鼠（*Rattus norvegicus*）。褐家鼠繁殖迅速，喜欢居住在下水道和地窖中。它们往往生活在呈 Y 形的地方，在 Y 形的一角贮存食物，在另一角筑巢。用布卢的话说，这是啮齿动物躲避捕猎者的"智慧"。[17] 褐家鼠的生存策略使它们的领地成功地从旧金山东北部海岸延伸到西南部的县总医院。

1908 年，尽管尚无人能证实老鼠身上的跳蚤是鼠疫传播的媒介，但许多人都有此怀疑。布卢经常让他的下属梳理老鼠皮毛，清点其身上的跳蚤。[18] 他发现，在冬季可能要翻找 20 只老鼠才能发现一只跳蚤，但在温暖的时节，跳蚤的数量成倍增加，一只健康老鼠身上可以寄生 25 只跳蚤，而病鼠身上甚至可以多达 85 只。布卢的团队提出假说，认为只要跳蚤好好地寄生在老鼠身上，就很少会对人产生威胁。而当老鼠被逐出巢穴并与人接触时，或当感染鼠疫的跳蚤导致其宿主死亡，跳蚤不得不寻找新的寄居处时，人就会暴露在感染的危险中。不过，鼠疫的生态可不只涉及老鼠和跳蚤。

在中国，一直都有一种猜想，认为旱獭是鼠疫流行期间的储存宿主。[19] 但在加利福尼亚，直到布卢、麦科伊和旧金山卫生局的细菌学家威廉·惠里（William Wherry）开始研究 1908 年旧金山东部几个县零星暴发的鼠疫事件时，人们才开始怀疑加利福尼亚地松鼠和其他北美本地的野生啮齿动物可能也容易被鼠疫杆菌感染，并在流行期间扮演储存宿主的角色。布卢在 5 年前就曾怀疑过这一点。当时，一个来自康特拉科斯塔（Contra Costa）县的铁匠在旧金山一家医院中死于腺鼠疫。在询问了他的朋友和家人之后，布卢发现死者最近一个多月都不曾来过旧金山，只是在发病前的三四天，在家附近的山丘上射杀了一只地松鼠。到了 1908 年 7 月，布卢确定旧金山已经没有被感染的老鼠了。然而就在同月，康特拉科斯塔县康科德（Concord）一家农场主的儿子死于鼠疫，布卢派出了他的头号灭鼠大将威廉·科尔比·拉克（William Colby Rucker）前去调查。在农场，迎面而来的是一派死鼠遍地的典型瘟疫景象。在那个男孩死亡地点附近的农场谷仓中，科尔比还发现了一只死去的地松鼠。布卢立刻下令让科尔比及其下属捕捉该区域其他农场中的地松鼠，结果发现其中有好几只感染了耶氏鼠疫杆菌。[20] 在随后发往华盛顿特区的汇报中，布卢写道，这"可能是史上首次在加利福尼亚地松鼠身上证明了腺鼠疫存在于自然界中"[21]。麦科伊怀疑，可能是从旧金山迁徙到奥克兰的老鼠将鼠疫传给了地松鼠，而后者与伯克利后山的野生啮齿动物混居，在此过程中，跳蚤在它们之中交叉传染。布卢发现加利福尼亚地松鼠身上大量寄生两种跳蚤：松鼠蚤（*Hoplopsyllus anomalus*）和欧洲鼠蚤（*Nosopsyllus fasciatus*），这也支持他的假设。欧洲鼠蚤通常出现在老鼠身上，它与东方的印鼠客蚤（*Xenopsylla cheopis*）一同被认为是 1906 年旧金山鼠疫的主要细菌携带者。[22] 麦科伊发现，地松鼠身上的跳蚤同样会叮咬人。他在一篇记录中写道，有一次，他的"地松鼠饲养间滋生了大量的跳蚤，甫一进入，就会受到众多跳蚤的袭击"。麦科伊还通过实验室研究发现，鼠疫很容易经由松鼠蚤从地松鼠传给实验豚鼠和老鼠，反过来也一样。他由此得出结论："在自然条件下，发生这种情况也不无可能。"[23]

地松鼠可能是鼠疫的储存宿主，且其身上的跳蚤也能够将鼠疫传播给人。布卢对这一发现感到"相当忧惧"。然而，当时人们认为只要能将风险控制在康特拉科斯塔和阿拉梅达（Alameda）等县，就没有什么可担心的。到了1908年8月，麦科伊接到一份死亡报告，死者是一名10岁的男孩，死亡地点在洛杉矶东北部的乐土公园（Elysian Park），位于旧金山南部约400英里。抵达男孩家中后，麦科伊了解到在发病前7天，男孩曾在后院被一只地松鼠咬了手。在随后的检验中，男孩和死去的地松鼠身上都查到了鼠疫杆菌。麦科伊注意到，男孩家距离市议会仅2英里，他家后面就是南太平洋铁路的旧金山—洛杉矶路段。*[24]

这条消息令人惊恐，迫使美国公共卫生局扩大了搜捕范围。在向华盛顿申请了更多枪支弹药之后，布卢派遣狩猎队到附近的林地和山丘捕捉地松鼠，带回麦科伊的实验室。到1910年，麦科伊共检验了来自加利福尼亚州10个县的15万只地松鼠，发现其中402只（0.3%）感染了鼠疫。远至南部圣路易斯奥比斯波（San Luis Obispo）和圣华金（San Joaquin）河河谷一带都发现了患病的地松

---

* 尽管麦科伊说地松鼠咬了男孩的手，但他后来又说也不能确定男孩就是因为这件事而感染上鼠疫的。他怀疑男孩是接触了感染鼠疫的跳蚤，这是最常见的从地松鼠到人类的鼠疫传播途径。——原注

鼠，距离海岸线和原先推测的鼠疫杆菌进入美国的港口处有数英里之遥。为了应对这一事态，布卢把注意力集中在了发现染病的地松鼠的地方，向它们的巢穴投放二硫化碳，并派遣小队到树林中猎杀乱窜的啮齿动物。布卢对抗啮齿动物的战争使他家喻户晓，他在1912 年荣升为总医官。他离任后，其他人继承了他的捕猎事业。在21 个曾出现感染现象的农场中，地松鼠被捕捉一空，它们的巢穴也被充分地投毒。当 1914 年再度调查时，仅发现了一只被感染的地松鼠。于是，科尔比发表声明，称"鼠疫已无扩散危险"。[25] 但是，科尔比和他的同事们都错了。鼠疫的生态学比他们所料想的复杂许多——一位专家在 1949 年写道，防控鼠疫"就像是'跟随'巴赫赋格曲中的不同声部"，但差别在于巴赫赋格曲的结构是已知的，而我们对"鼠疫之曲的基本框架一无所知"。[26] 事实上，鼠疫从未在野生啮齿动物中消失，而是在跳蚤、地松鼠和其他野生哺乳动物，包括花栗鼠、旱獭、草原犬鼠等之间不停地往复传播。* 上述许多啮齿动物具有一些遗传的或后天获得的免疫力，因此对鼠疫有部分抵抗力。但每隔几年，抵抗力就会减弱进而导致宿主大量死亡，寄居在它们身上的跳蚤也就失去了食物来源。在这个时期，跳蚤会寻找新的宿主。此时不论什么动物，只要它恰好游走到已经空荡荡的巢穴，跳蚤都不会放过它。不幸的受害者可能是另一种地松鼠，也可能是野鼠、田鼠，甚至兔子。不管是哪一种，当极度易感的新宿主

---

* 兔子、猪、郊狼、短尾猫、獾、熊、灰狐和臭鼬都可以感染鼠疫，但很少表现出症状。而家猫则比它们更加易感。——原注

首次被感染时，这种宿主的改变基本都会导致一场肆虐的动物鼠疫——一如科尔比在康科德农场所见，老鼠尸横遍野。

不管怎样，在 1924 年时，加利福尼亚的卫生官员们本该保持警醒的，不仅是要戒备腺鼠疫的新一轮暴发，还应该警惕肺鼠疫的来袭。细菌学家们只需要回忆一下 5 年前奥克兰的肺鼠疫，就该明白它的威胁。那场鼠疫暴发于 1919 年 8 月，导致了 13 人死亡。当时，一个名叫迪·博尔托利（Di Bortoli）的意大利人在阿拉梅达县的山麓打猎，将几只地松鼠带回了他在奥克兰的公寓。几天后，博尔托利出现发热，伴有右半身疼痛，他去看了医生。不幸的是，医生认为博尔托利的症状是由流感引起的。尽管后来他的颈部长出了疼痛的结节，医生还是没有联想到鼠疫。很可能就是这个肿大的淋巴结引发了鼠疫杆菌的血源扩散，导致扁桃体感染和继发性肺炎。到了 8 月底，博尔托利病逝，包括他的女房东和护士在内的 5 人被传染。截至 9 月 11 日，共有 13 人感染鼠疫，仅有 1 人幸存。所幸的是，受感染的患者迅速就医并被隔离，疫情没有扩散。但不管怎么说，13 人死亡，以及因为接触地松鼠而导致疫情暴发，还是相当惊悚的事，这也提示人们，加利福尼亚地松鼠与西伯利亚旱獭一样，身上可能寄生着感染了高致病性的、可能引起肺鼠疫的鼠疫杆菌的跳蚤。正如州卫生局传染病部门主管威廉·凯洛格（William Kellogg）所言："在将感染鼠疫的地松鼠从加利福尼亚全部剿灭之前，达摩克利斯之剑时刻高悬于我们的头顶。"[27]

凯洛格的领悟来自苦痛的教训。1900 年鼠疫降临旧金山时，正是他从第一例疑似鼠疫感染患者的尸体上提取了淋巴结样本，并将其带给了天使岛（Angel Island）美国海军医院实验室的约瑟夫·金永（Joseph Kinyoun）进行检验。金永证实样本组织中的确含有鼠疫杆菌，并可以导致实验动物染病死亡。但此时，凯洛格发现自己陷入了窘境：加利福尼亚州州长亨利·盖奇（Henry Gage）和当地利益集团联手对金永发起了恶毒的攻击，凯洛格不得不捍卫金永的发现。盖奇和他的同党们不满于唐人街周围的隔离检疫，因而对金永的实验方法与结果提出质疑，并声称检疫措施是种"恐怖行径"。他们还提议"将散播鼠疫消息的行为定为重罪"。[28] 后来，虽然一个由美国财政部任命，由多名杰出细菌学家组成的委员会对金永的发现表示支持，但像金永一样，凯洛格也遭到了诽谤，其能力也受到了质疑，他不禁感叹道，由于（反对方）"手段前所未有地恶毒、不公和虚伪"，这些攻击的恶劣程度"可能是前无古人，后无来者的"。[29]

值得庆幸的是，1900 年的疫情最终得到了控制，只有 121 例患者和 113 人死亡。当鼠疫在 1907 年重临旧金山时，政治家和卫生官员们不再试图掩耳盗铃，而是迅速发起大规模的灭鼠运动来控制疾病蔓延。同其他经过美国第一次鼠疫"血腥洗礼"的细菌学家和官员一样，凯洛格仍对鼠疫充满热切的求知欲。1910 年冬天，当中国东北暴发肺鼠疫的报告到达加利福尼亚州后，他开始密切地跟进事态的发展。这场瘟疫的源头极可能是西伯利亚旱獭。这种动物主要生活在蒙古和西伯利亚，以毛皮名贵而著称。1910 年 10 月，鼠疫暴发于靠近中国–俄国西伯利亚边界的满洲里，当时尚未通过横贯中国东北的铁路传播到哈尔滨和沿途城镇。引发鼠疫扩散的罪魁祸首是那些没有经验的中国关内猎人，他们被高价的毛皮吸引到中国东北，却不会像当地猎手那样小心处理生病的西伯利亚旱獭。随着东北严冬来临，猎人们开始回到中国关内，与返乡的务农人员和"苦力"们一同挤在铁路车厢和旅馆中。很快，医院就住满了鼠疫病人，到 1911 年 2 月，大约有 5 万人死亡。大多数尸体在瘟疫坑中被火化或炸毁。[30] 曾在剑桥大学留学的中国鼠疫专家伍连德对这次鼠疫流行进行了详细研究，根据他的说法，这次疫情中完全没有收到有关腺鼠疫的报道，肺鼠疫却比比皆是。伍连德与美国医生、热带病学家理查德·斯特朗（Richard Strong）合作，进行了 25 次尸体解剖，并用细菌学技术确定了耶氏鼠疫杆菌的存在。随后，在 1911 年召开于中国奉天（今沈阳）的万国鼠疫研究会上，伍连德展示了自己的研究结果。[31]

在那时，大部分专家尚认为鼠疫只是一种老鼠传播的疾病，最可能的传播媒介是跳蚤，因此他们对鼠疫杆菌通过西伯利亚旱獭和土拨鼠的体液直接传播给人的说法存有异议。但当中日两国政府对老鼠进行了仔细的检查之后（他们共围捕了约 5 万只老鼠），却找不到任何鼠类感染的证据，因而越来越多人转向支持这一新理论。一些专家怀疑出现在中国东北的菌株比以往在印度等地出现的腺鼠疫杆菌毒力更强；另一些人提出西伯利亚旱獭传播的杆菌是肺型的（意指其对肺部具有亲和力）。斯特朗当时是马尼拉生物实验室（隶属于菲律宾科学局）的负责人，同时也是万国鼠疫研究会美国代表团的领队。他的研究给予了第二种理论极大的支持：斯特朗发现，在患者对着培养皿的琼脂平板呼吸后，琼脂平板上可以培养出鼠疫杆菌；他还发现，西伯利亚旱獭也可以通过接触含有杆菌的液滴感染肺鼠疫。

另一种令人信服的理论与天气有关。在中国东北，肺鼠疫流行的 3 个月中平均温度为 −30℃；而在平均温度为 30℃的印度，自 1896 年以来断断续续流行的鼠疫大多是腺鼠疫。菲律宾科学局的两位细菌学家奥斯卡·蒂格（Oscar Teague）和 M. A. 巴伯（M. A. Barber）提出了一种猜想，认为肺鼠疫无法在印度蔓延是因为那里平均气温太高。两人决定用耶氏鼠疫杆菌和其他传染性细菌进行一系列挥发实验。他们发现，含有鼠疫杆菌的飞沫喷雾在低湿度条件下很快就会消失，在高湿度条件下则相反。"在一般情况下，高湿度的空气常见于非常寒冷的温度带，而在温暖的环境中极为罕见，"他们写道，"如果飞沫存在时间较长，鼠疫杆菌在空气中的存活时间也就更长，因此寒冷气候比温暖气候更利于肺鼠疫传播。"[32]

并不是所有人都接受这一理论或认为气候是决定性因素。尽管 1910 年哈尔滨的严寒令人印象深刻，但伍连德不认为它在中国东北鼠疫暴发中起主要作用。他指出，有"充分的证据"表明肺鼠疫也曾在气候炎热的地区暴发，如埃及和西非。不同于气候假说，伍连德认为决定性因素是过度拥挤和与传染病患者的紧密接触，他指出："大多数感染都发生在室内，特别是在夜间劳工们回到温暖但拥挤的住所之时。"他也不赞同另一种认为寒冷天气导致了患者痰液中的冷冻颗粒广泛散播的假说："如果传染过程发生在开放空间，那必然是人际直接感染，而不是通过吸入痰液中的冷冻颗粒引起的。"[33]

在评估了奥克兰疫情的发生环境之后，凯洛格认为卫生部门很幸运，因为疫情暴发在 8 月，温暖的气候和较低的湿度"不利于含细菌的飞沫扩散"。这导致"飞沫很快就干了，杆菌随后也迅速死亡，因此普通的预防措施……就足以阻止感染扩散"。他认为，如果当时的天气更冷或者大气饱和水汽亏缺*更低，情形可能就会完全不同。所幸那样的气候没有出现，当然，在加利福尼亚州，那样的气候也不太可能出现。凯洛格得出结论，认为旧金山和洛杉矶需要警惕流窜的地松鼠引发腺鼠疫，而东部城市则需要当心肺鼠疫。根据他的观察，只要有人被地松鼠传染且处于潜伏期内，并"在冬季前往东部地区，就能引起一场肺鼠疫暴发，一如博尔托利的情况"。他最后总结道，由于作为鼠疫储存宿主的加利福尼亚地松鼠一直存在，腺鼠疫的风险永远不会消失，"但由于气候原因，肺鼠疫可能不会对太平洋沿岸造成太大威胁"。[34]

* * *

在贺拉斯·古铁雷斯的痰液中检验出耶氏鼠疫杆菌，以及他伴有咯血和紫绀的重度肺炎症状本应该是一种警示：不可能发生的情况发生了，肺鼠疫已经在墨西哥人聚居区扩散，甚至洛杉矶晚秋热浪的炙烤也未能阻止它。但官员们却没有正视此事。相反，由于害怕影响当地的政治和经济，更担心如果官方承认黑死病降临在明日之城将会带来巨大恐慌，卫生官员们选择了掩盖真相。面对检出杆状细菌的载玻片，市卫生专员卢瑟·鲍尔斯（Luther Powers）医生矢口否认眼前的证据，反而告诉梅纳载玻片处理欠妥，需要进行

---

* 大气饱和水汽亏缺是大气饱和水汽压与实际水汽压的差值，直接反映了大气水分状况。大气饱和水汽亏缺较低意味着空气较为湿润。——译者注

重复实验。但不管怎么说，鲍尔斯还是采取了些预防措施，将隔离检疫人员派往梅西区，告诉他们某种严重的"［西班牙］流感再次袭击"了墨西哥人聚居区。在那时，瓜达卢佩 80 岁的祖母玛丽亚·萨马拉诺——博根在卡梅丽塔大街检查过的那位女士——已住进县总医院，并在 11 月 1 日去世，成为此次疫情的第四名受害者。即便如此，仍然没人敢在公开场合说出"鼠"开头的那个词*。但就在前一天晚上，医院院长已向州和联邦的官员发送了电报，询问在哪里能获得鼠疫血清和疫苗。其中一封电报落到了美国公共卫生局驻洛杉矶的高级医官本杰明·布朗（Benjamin Brown）手中。由于不敢确信电报内容，布朗打电话向医院询问病房里是否有鼠疫患者。随后他致电总医官休·S. 卡明（Hugh S. Cumming），警示他事态的严重性。为了安全起见，布朗加密了电报，口述道："18 例 ekkil［肺鼠疫］。3 例疑似。10 例 begos［死亡］。Ethos［情况不好］。建议联邦支援。"作为回应，卡明命令驻旧金山的高级医官詹姆斯·佩里（James Perry）前往洛杉矶详查。而在那时，隔离检疫人员已经开始封锁克拉拉大街死亡之屋周围的 8 个街区，新闻记者们也已在打探消息。[35]

长期以来，传染病都是流言和恐慌的源泉。当病原体未知或不确定，疫情的信息又被封锁时，流言蜚语——以及相伴出现的恐惧——就会迅速失控。首先刊登疫情消息的是《洛杉矶时报》，在 11 月 1 日，该报报道了有 9 名出席克拉拉大街 742 号守灵会的哀

悼者死于一种类似肺炎的"怪病"。报道列出了每个受害者的姓名，或许，这样就能让读者相信目前这是拉美裔人群的问题，盎格鲁-撒克逊裔不必担忧。《洛杉矶时报》又报道说，此外另有 8 人被限制在医院的隔离病房，其中几个"濒临死亡"。报道还透露，卫生当局"分离出了一种细菌"，不过像《洛杉矶先驱观察家报》和其他洛杉矶报纸一样，《洛杉矶时报》也避免提及可怕的"鼠疫"一词。相反，该报指出，在细菌学研究得到结果之前不会有官方声明，且患者目前的诊断结果为"西班牙流感"。[36] 意料之外的是，大概正是这篇报道——或是加利福尼亚州另一份内容相似的加密报告——警醒了凯洛格的同事、州卫生局秘书威廉·迪基（William Dickie）医生，使他察觉到墨西哥人聚居区出了什么问题。迪基立刻给洛杉矶执行卫生官埃尔默·帕斯科（Elmer Pascoe）医生发了一封电报，要求他"立即电告卢恰娜·萨马拉诺的死因"。当时，该市的最高卫生官员刚刚突发心脏病去世，继任的帕斯科简洁明了地回复道："L.S. 死于鼠疫杆菌。"[37]

此时，隔离范围已经扩大到了观景花园区，有大约 4 000 名居民被控制在疫区内。警局和消防部门下达了严格的指令，禁止任何人出入这片隔离区。此外，在鼠疫感染者所在或曾经待过的房屋前后都安排了守卫。公共集会也被禁止。政府要求父母们让孩子远离学校和电影院。就连途经梅西大街的太平洋无轨电车也禁止乘客在隔离区附近的车站上下车。

此时的洛杉矶正如当年面对鲨险的新泽西海滩。负责在墨西哥人聚居区戒严的武装警卫，就像是提醒人们入水危险的海滩告示。但另一方面，在当地报纸编辑的暗中支持下，城市与卫生当局没有承认真相，反而试图维持一种假象。比如《洛杉矶时报》宣称，当下暴发的不过是一种"恶性肺炎"。[38] 这激怒了西班牙语报纸《墨西哥先驱报》(El Heraldo de Mexico)，该报愤而抨击"政府当局讳莫如深"。[39] 然而，《墨西哥先驱报》只是个孤独的发声者，除它之外，洛杉矶没有任何报纸胆敢提及鼠疫。而在洛杉矶之外，却是另一番景象。美联社于 11 月 1 日宣称："加利福尼亚州惊现 21 名'黑死病'受害者。"11 月 2 日，《华盛顿邮报》声称："洛杉矶 13 人死于肺鼠疫，恐慌四布。"11 月 3 日，《纽约时报》报道："新增 7 名肺鼠疫受害者。"

美国大都市的日报之所以对疫情反应不同，可能不在于洛杉矶卫生官员的能力问题，而是更多地反映了东西海岸商业精英之间的竞争，以及对瘟疫是否会造成经济影响的商业考量。在 20 世纪的洛杉矶出现了来自黑暗中世纪的瘟疫，这无疑是公关人员的梦魇，也难怪城市的市政领导及其新闻界盟友的第一反应便是要糊弄公众。如《洛杉矶先驱观察家报》的执行编辑乔治·杨（George Young）对洛杉矶商会董事会所说，赫斯特*的报纸"绝不会刊登我们认为有损城市利益的内容"。[40] 利害攸关的不只是洛杉矶的旅游业和未来的房地产销售，更关系到让处于圣佩德罗（San Pedro）的洛杉矶港成为美国最大商业港口的宏伟蓝图。要是华盛顿的联邦卫生官员怀疑港口附近出现了鼠疫，那么总医官将别无选择，只能封锁

---

* 赫斯特集团（Hearst Corporation）是一家美国出版界巨头和多元化传媒集团，由曾经担任过美国众议员的出版商乔治·赫斯特（1820—1891）创立，19 世纪 80 年代开始经营报业生意。《洛杉矶先驱观察家报》是其出版的报纸之一。——译者注

港口并实施严格的海港隔离检疫。检疫至少会持续 10 天，并且只有在当局确定该城市没有鼠疫，且没有老鼠和其他啮齿动物将疾病重新带入码头区域的风险后才能解禁。等到那时，洛杉矶早已经声名扫地了。

相反，对于纽约的报纸来说，没什么比鼠疫更能增加其销量了，更何况疫情暴发于往西 3 000 英里的地方，纽约还很安全。洛杉矶多年以来一直在鼓吹其优越的气候条件和生活质量，用明信片轰炸式地宣传阳光沐浴下的橘子林和宛若身处天堂的幸福爱侣。对纽约人来说，就算是报道真相引发了恐慌也无所谓，只要能戳破鼓吹者的狂妄，扫除加利福尼亚人脸颊上阳光灿烂的笑容，一切都值得了。

* * *

在 1924 年，肺鼠疫尚没有治疗方法，更无法治愈。医生们所能提供的最好治疗就是咖啡因和洋地黄等兴奋剂，或吗啡之类的抑制剂。从理论上讲，含有灭活细菌的疫苗，或含有抗体的康复期患者的血清能够起到作用。但只有及时发现对疾病具有免疫力的康复期患者，并且足够早地给患者注射血清，才能改变疾病进程。在这些举措实现之前，90% 的感染都是致命的。

对于那些出席了卢恰娜·萨马拉诺守灵会的人、那些曾住在她的公寓里的人，或那些帮忙照顾过她某个生病或垂死的亲戚的人，这些举措恐怕是来不及了。但对于那些不曾接触萨马拉诺亲属的传染性痰液或血液的人来说，有一种措施确定可以阻断感染链：检疫并快速隔离患者。正是这些措施最终阻止了 1911 年的哈尔滨鼠疫流行和 1919 年的奥克兰疫情。尽管官方没有确报鼠疫的存在，县总医院的医生们对感染及危险的紫绀症状却十分警觉，他们将病人安置在隔离病房，接近病床时会戴上口罩和橡胶手套。不过，对梅西大街和观景花园区进行隔离检疫的决定与控制感染没有太大关系，而是出于种族主义与偏见。

由于洛杉矶的报纸和市长乔治·克赖尔（George Cryer）给出的消息缺乏透明度，相关记录也不够完整，我们很难重现事件发生的精确顺序。不过可以肯定的是，只有州卫生局秘书沃尔特·迪基有对墨西哥人聚居区进行隔离检疫的法定权力，而他直到 11 月 1 日才知晓瘟疫的暴发。在那个时候，该地区已经被绳索封锁了。隔离的决定似乎是由县卫生局局长 J. L. 波默罗伊（J. L. Pomeroy）私自做出的。虽然波默罗伊是名合格的医生，但他的决定可能不是出自对鼠疫的认识，而是源于他先前的隔离检疫经验以及对墨西哥人的歧视。在 20 世纪 20 年代，出于对跨境移民会带来天花和斑疹伤寒的恐惧，种族隔离已成为洛杉矶及其他加州南部城镇的常规举措。按照波默罗伊的说法，特派的警卫是"隔离墨西哥人的唯一有效途径"，他还命令下属暗中进行隔离，以免引发过多关注。为此，波默罗伊召集了 75 名警察，谨慎地将他们安置在梅西大街和观景花园区的卡梅丽塔大街边界。为了避免"通常会出现的人员逃窜"，他指示警卫们等到午夜，确定所有居民都已回家之后再行动。到了那时，警卫们才用绳索围住该区域，并确保"绝对隔离"。隔离措施持续了两周，最终扩大到已知的有拉美裔聚居的五个城区。然而在这些城区中，只有梅西大街和观景花园区两处有确证的鼠疫病例。如德弗雷尔所指出的："其他地区确证的只有种族而非病例。换句话说，墨西哥人在那里居住。"[41]

虽然以当今的标准来看，波默罗伊的做法是种族歧视，但在当时，这些做法似乎极其有效。除了一名运送鼠疫病人到医院的救护车司机之外，所有患者都来自隔离区，而且都可以追溯到萨马拉诺家族或曾出席某次守灵会的哀悼者。事实上，波默罗伊调查了与瓜达卢佩年迈的母亲玛丽亚·萨马拉诺在卡梅丽塔大街343号的房子里合住的房客们，这似乎是他决定实施隔离的一部分原因。那里是博根两天前访问过的地方，在那里，博根发现了奄奄一息的玛丽亚和瓜达卢佩的兄弟维克托。当波默罗伊到达卡梅丽塔大街时，维克托已死于疑似"脑膜炎"。在询问其他房客时，波默罗伊得知维克托最近参加了他父亲的葬礼，波默罗伊立刻在房子前后布置了持枪警卫。随后，他发现卢恰娜·萨马拉诺的一个表（堂）兄弟已在观景花园区的另一所房子中死去，而这个人的妻子也可能感染了同一种疾病。这应当就是令波默罗伊下定决心的关键。他要在梅西区周围扩大隔离范围，并把观景花园区也纳入进去，尽管隔离区已经部分跨越洛杉矶县的边界，有点超出他的管辖范围了。

对于墨西哥居民及其他被隔离在警戒线之内的人来说，第二天早上醒来后的经历一定相当可怕——一觉醒来，发现自己就地成了囚犯，或者用卫生当局所使用的官方术语，成了"被收容者"。隔离工作一开始，当局就着手挨家挨户地检查。生病的人，或被怀疑与患者有过接触的人都被送往县总医院的隔离病房，而留下的人被告知去准备好热水、盐和酸橙汁的混合液，每天用它多次漱口。商会拒绝为疫区被隔离居民的饮食开支提供额外资金，向受灾家庭提供食物和牛奶的任务都落在了当地慈善组织的肩上。

隔离区的居民被困家中，等着看谁会成为"黑色死神"（Muerto Negro，西班牙语中鼠疫的叫法）的下一个目标。我们很难想象，他们的脑海中当时闪过了怎样的画面，又是靠什么念头聊以慰藉。正如加缪提醒我们的那样，在那种情况下"我们只能告诉自己瘟疫不过是想象中的妖怪，是一场醒来就会消逝的噩梦"。[42] 但瘟疫并不是妖怪，它真实存在，可能会在任何时刻不加预警地突然来袭。对隔离区的居民来说，上天的唯一慈悲是，最严重的病例都在县总医院的隔离病房内，远离隔离区。在那里，医生们绞尽脑汁尝试阻断疾病的进程，他们给患者静脉滴注红汞溶液*——一种用于治疗轻微割伤和瘀伤的、以汞为基础的抗菌剂，但几乎可以肯定它对鼠疫毫无作用。第一个接受这种治疗的是 10 岁的罗伯托·萨马拉诺（Roberto Samarano），瓜达卢佩三个儿子中最年长的那个。10 月 28 日，他连续接受了 3 次红汞静脉输注，两天之后就去世了，"鼠疫感染几乎遍布"他的全身。紧随他离世的是他弟弟希尔韦托（Gilberto），以及卢恰娜·萨马拉诺从上一段婚姻带来的儿子阿尔弗雷多·伯内特（Alfredo Burnett，阿尔弗雷多在与疾病进行了 13 天的英勇搏斗之后，于 11 月 11 日不治身亡。疾病导致他断续地出现"不安的谵妄症状"）。[43] 此时，克拉大街 742 号的两名房客也已死亡。唯一在死亡之屋中奇迹般幸存下来的萨马拉诺家族成员是

---

* 红汞或红药水是 2,7-二溴-4-羟汞基荧光红双钠盐的商品名，有时也被称作汞溴红。由于担心存在潜在的汞中毒风险，美国食品药品监督管理局（FDA）于 1998 年叫停了对其的使用。——原注

萨马拉诺的第二个儿子劳尔（Raul）。8 岁的他与兄弟们同时被带离克拉拉大街。但与其他兄弟不同，他接受了鼠疫血清注射并幸存下来。他长大后加入了美国海军，成了洛杉矶陆军工程兵团的一员。另一位著名的幸存者是玛丽·科斯特洛（Mary Costello），一位曾在克拉拉大街照料过瓜达卢佩·萨马拉诺的护士。科斯特洛于 10 月 29 日住进了县总医院，到万圣节时，她的双肺都出现了实变，并开始"咯血"，但在接受红汞治疗后，她的病情略有好转。[44] 几天后，她也注射了鼠疫血清，正是这救了她的命。

天使之城其他地区的居民们几乎完全忽视了鼠疫暴发一事，也完全没有意识到隔离的重大意义，这在今天看来似乎难以置信。一位男士回忆道，鼠疫就像是"一场大噤声"。他的父亲就住在离梅西大街不太远的地方，还是《洛杉矶时报》的忠实读者，却坦陈自己对鼠疫一事几乎一无所知。[45] 不过，会有这种情况也不足为奇，想想看，在 11 月 6 日之前，《洛杉矶时报》和其他当地报纸都不曾真正提及鼠疫二字，而那时疫情基本都要结束了。即便到了那时，它们仍宣称肺鼠疫就是恶性肺炎的某种"专业术语"，试图为自己的逃避行径寻找理由。对此，迪基一语道出了实情（尽管他的话不够诚实坦白），鼠疫"又不是第一次出现在加利福尼亚"，"既然这里一直都有鼠疫暴发的潜在威胁……还是别让公众陷入恐慌了吧"。[46]

然而，在洛杉矶以外的地方情况就完全不同了，各家报纸竞相报道，让读者跟进事件的进展。对鼠疫血清的迫切需求及其戏剧性的运输旅程尤其受到关注，特别是血清制造商——费城的马尔福德实验室（Mulford Laboratories）——利用洛杉矶的疫情作为营销机会，定期发布新闻，实时跟进血清从东海岸到西海岸的运输过程。11 月 3 日，马尔福德实验室收到帕斯科求购血清的信，遂发车向长岛的米尼奥拉（Mineola）机场运送了数瓶血清。次日，血清被移上一架邮政飞机，飞行 3 000 英里经由旧金山抵达洛杉矶。11 月 5 日，血清终于送达该市卫生局。当天，纽约《世界新闻晚报》（*Evening World News*）报道，"运载抗疫血清的飞机火速飞往洛杉矶"；几天后，费城《公众纪录报》（*Public Ledger*）又补充道，另有"5 000 剂血清被送往西部"。[47]马尔福德实验室极力渲染"扣人心弦的"疫苗运送旅程，描述道，仅在收到请求后的 36 小时内，"血清便已抵达抗击鼠疫的前线"。当这些珍贵的药瓶被送往米尼奥拉时，人们将限速法规抛在了脑后。虽然邮政飞机因盐湖城的暴风雨而短暂延误，但没过多久，"救赎的使者就重获航路先行权"。对于鼓吹洛杉矶安全、无疫的人来说，阅读马尔福德实验室那耸人听闻、为己谋利的文章一定是段不愉快的经历。"这病正是肺鼠疫或黑死病——14 世纪的那场天灾，"马尔福德实验室的杂志宣称，"它恐怖异常，杀人上百万。"[48]但是，洛杉矶的商界领袖在应付负面报道方面极为老道，他们很快开始对这一事件进行己方陈述，安抚东部人民，例如，洛杉矶商会主席威廉·莱西（William Lacy）在《洛杉矶房产经纪》（*Los Angeles Realtor*）上发表文章称，该城只是有"轻微的肺鼠疫流行"，任何人都没必要因此取消他们的度假计划。[49]

疫情不仅破坏了洛杉矶精心营造的田园诗般的度假胜地形象，对州卫生局和美国公共卫生局来说，它同样令人头痛。在华盛顿，耸人听闻的报道引起的恐慌愈演愈烈，民众要求国会保证联邦卫生官员正在尽最大努力确保瘟疫不会蔓延到其他港口城市。问题是，从技术上讲，墨西哥区的疫情归洛杉矶市卫生局和州卫生局负责。除非疫情蔓延到洛杉矶港，否则美国公共卫生局无权干涉，只能提供建议。理论上讲，开展合作符合地方、州和联邦各级官僚的利益，但鉴于城市卫生专员属于政治任命，专员得直接向市长乔治·克赖尔汇报，后者又对商会董事会负责。克赖尔对任何影响城市形象和商业前景的声明都非常敏感，这就把卫生专员帕斯科推到了一个进退维谷的境地。当帕斯科越权向东部报纸证实疫情是肺鼠疫后，[50] 克赖尔没有提拔他，转而任命了一位更顺从的官员来领导市卫生局。不过，迪基珍视帕斯科的专业知识，在 11 月 3 日克赖尔办公室的一次会议上，迪基被任命为瘟疫清除行动的负责人，他坚持让帕斯科加入他的团队。克赖尔别无选择，只能同意这一要求。此外，美国公共卫生局的医官詹姆斯·佩里已经被从旧金山委派到洛杉矶监督局势。尽管董事会深恐鼠疫可能正向圣佩德罗的港口周边地区蔓延的消息会通过佩里传到华盛顿，克赖尔仍无法阻止迪基将佩里吸纳进控疫的咨询委员会。佩里发现，他和华盛顿的上级们处于同样尴尬的境地：他必须权衡各方的力量，一方面采取干预措施，安抚总医官对地方卫生官员无法胜任工作的担忧；另一方面还要避免干涉州政府的管辖权，或触犯迪基的权威。佩里似乎太过顾及地方官员了。11 月 7 日，华盛顿方面指责他未能及时上报信息，他解释道，迪基"热切渴望"完全掌权，而且还有不少人仍在怀疑此次疫情是否真是肺鼠疫。有趣的是，佩里的异议似乎也是包括凯洛格在内的其他专家的意见。凯洛格和佩里一起来到了洛杉矶，坚持要求在接受梅纳的诊断结论之前重新制作细菌学切片并亲自检验。然而，当确定了疫情是鼠疫并需要采取相应措施时，佩里发现自己与迪基的分歧越来越大。他们分歧的核心在于引发墨西哥区疫情的究竟是松鼠还是老鼠，或两者兼有，以及疫情可能对包括港口在内的城市其他地区产生怎样的影响。迪基和县卫生局的同事们认为，疫情最终可以追溯到受感染的松鼠身上，就像奥克兰的疫情一样。这意味着，当最后一名染病患者被隔离到医院后，疫情就会结束。在旧金山胡珀医学研究基金会（Hooper Foundation for Medical Research）主管、细菌学家卡尔·弗里德里希·迈耶*（他曾经访问过麦科伊的鼠疫实验室，精通相关技术）的建议下，他们在墨西哥区的鼠类中仔细搜寻跳蚤，发现了相当多的松鼠蚤和山穿手蚤（*Diamanus montanus*），后者常见于地松鼠身上。迈耶回忆起1908 年乐土公园那个男孩与一只松鼠接触后死于鼠疫的案例，他表示，前述发现意味着疫情可能起源于"内陆"，而不是港口。[51] 佩里则不这么认为。华盛顿方面的电报措辞日益严苛，佩里在回复中坚称疫情是由老鼠引起的，并称，只有拿出充足的资金，针对墨西哥区和港口开展一场捕杀啮齿动物的运动，才能确保洛杉矶摆脱瘟疫。很明显，商会不会希望听到这样的意见。但在 11 月中旬，商会还是划批了 25 万美元用于资助灭杀啮齿动物，并承诺如有需要将提供更多资金。这一关键决定是在 11 月 13 日商会和市议会的一次会议上做出的。当时，迪基站在一张大洛杉矶地区的地图前，地图上插着代表肺鼠疫病例的黑色大头针，他警示与会人员："我意

---

* 卡尔·弗里德里希·迈耶（Karl Friedrich Meyer, 1884—1974），美国微生物学家，在病原体生态学、流行病学和公共卫生领域有重要贡献，被誉为"20 世纪的巴斯德"。——译者注

识到，洛杉矶的梦想、洛杉矶官员和商会的梦想都寄托在港口上。洛杉矶的鼠疫一日不除，对港口的质疑一日不散，各位的梦想就永远不会实现。"迪基断言，如果圣佩德罗无法获得一份无瘟疫的证明，"港口将很快失去一半的贸易额"，他总结道，"就造成的贸易损失来说，任何已知疾病都无法与鼠疫相提并论"。[52]

洛杉矶的商界领袖们一定是希望通过为抗疫措施提供大量资金，使华盛顿的官员相信他们在认真对待鼠患问题，从而避免圣佩德罗被隔离检疫。如果真是如此，那么他们的希望破灭了。隔离检疫与否，与迪基和市卫生局消灭啮齿动物的热情没多大关系，而是与美国公共卫生局对自身声誉的考量以及它对加州政客和当地商界领袖的怀疑有关。在旧金山的灭鼠运动中，联邦卫生官员眼睁睁地看着当地报纸在盖奇的影响下，对金永的科学能力提出质疑。最后，直到 1907 年旧金山鼠疫再次暴发，才迫使盖奇服从联邦鼠疫委员会并与美国公共卫生局合作。这一经历使布卢和下一任总医官、金永的门生休·S. 卡明无法信任市属卫生部门和州政府任命的卫生官员。为了促进州和联邦官员之间的密切合作，并改善与华盛顿方面的信息通达，1923 年，卡明将全国划分为 7 个公共卫生区，为每个区任命了有经验的医官。其中一个重要的哨点位于天使岛检疫站，那里的负责人是卡明的密友、助理总医官理查德·H. 克里尔（Richard H. Creel）。克里尔在旧金山办公，*指挥检疫站对包括洛杉矶在内的美国西海岸所有港口隔离检疫，此外，他还负责密切关注

---

* 天使岛一部分归旧金山管辖。——译者注

迪基抗疫活动的进展，将相关信息反馈给华盛顿的卡明。[53]

为了表明州卫生局能胜任这项任务，迪基搬进了威尔希尔大道（Wilshire Boulevard）附近新建的太平洋金融大厦（Pacific Financial Building），将自己塑造为一个"总司令"。他的办公室墙上挂着彩色地图，上面用大头钉标记着被捕啮齿动物的位置（老鼠是红色，松鼠是黄色）。迪基主管着127名啮齿动物捕杀员，在他的指挥下，这场运动搞得像军事演习。[54]一队捕鼠人被派往港口，奉命专门检查每一艘到港船只，抓住港口附近的所有啮齿动物。这些动物会被带到位于第八街的城市实验室接受检测。与此同时，其他小分队也在墨西哥区展开了"清除瘟疫"行动。这场运动效仿1900年旧金山唐人街的那次，拆除了克拉拉大街和周围建筑的房屋墙板，并将房屋抬高了18英寸，以使狗猫可以自由进入建筑，将患病的啮齿动物从它们的巢穴中驱赶出去。同时，屋内的家具、衣服和床上用品被不留情面地清出，房客的私人物品也难逃一劫。捕鼠队使用石油、硫黄或氰化物气体熏蒸房屋，确保任何返回房间的愚蠢生物都难逃一死，此举把这种坚壁清野的战术推向了高潮。同时，一场同样激烈的捕杀啮齿动物的运动也在展开。隔离检疫区内外的可疑街区散放着混有磷、砷毒饵的面包块。市卫生部门还提供了赏金，每送一只死老鼠或松鼠到第八街的实验室进行计数和检测均可获得1美元。当靠这项举措无法抓到足够的啮齿动物时，卫生部门又给捕鼠队的男性开出了每天130美元的固定工资。对第一次世界大战的退伍军人来说，这远远超出了他们对非军事工作的预期薪酬。很快，捕鼠队中便满是渴望展示精准射击技术的退伍步兵了。没过多久，梅西区响起了此起彼伏的枪声，当市内的啮齿动物被屠杀殆尽后，他们又分散到观景花园区和县里的其他地区。迪基提醒说："我们可能要走出洛杉矶 100 英里甚至更远，才能找到有问题的啮齿动物。"[55]

讽刺的是，在这场运动中，墨西哥区发现的老鼠比预期少得多，在港口区更是几无所获。截至 11 月 22 日，港口捕捉的 1 000 只老鼠中没有一只鼠疫检测呈阳性。[56] 相比之下，令商会尴尬的是，在矗立着全市最重要的酒店和百货公司的市中心街区里倒是轻而易举地抓到了许多老鼠。迈耶陪同卫生官员进行了数次检查，他回忆说，在市中心由一位日本绅士经营的年糕工厂中，只需把一小块面包扔到地板上，就能"看到老鼠冲出来叼走它"。对迈耶来说，这一幕就像是出自"桑给巴尔"，整洁的门面后掩藏着一座"丛林"。*他观察到，确保这类场所不受老鼠侵袭的唯一方法是在土地上铺混凝土，但这耗资巨大[57]（而且有时候还没有效果）。

到 1924 年年底，迪基可以骄傲地宣称他的手下们已经捕获了 2.5 万多只老鼠和 768 只松鼠。此外，克拉拉大街、梅西大街及其周围无数建筑的地板、墙板已被拆除，1 000 处房舍被投放毒饵。但是，纵然实施了所有这些严厉的防疫措施，佩里仍对迪基的努力不满意，他告诉卡明，州卫生局的运动"搞得随随便便，三天打鱼两天晒网"，其实验室的工作也不可信。"很明显，迪基医生既没有意识到形势的严重性，也没有意识到扩大行动范围或提高行动效

---

* 桑给巴尔位于非洲的坦桑尼亚，迈耶的意思是市中心的这些地区虽然看起来很发达整洁，但实际上却像非洲的原始地区，其中生活着很多老鼠。——译者注

率的重要性，"12 月中旬，佩里知会卡明，"他不接受美国公共卫生局的实际援助就是明证。"佩里敦促卡明将美国公共卫生局与州政府的计划分开，并警告说，除非美国公共卫生局负责领导这场抗疫运动，否则鼠疫极可能传播到其他国家。[58] 而让鼠疫传播到其他国家是卡明绝对不能接受的，因为根据 1922 年《国际卫生公约》（International Sanitary Convention）的规定，美国有义务采取"充分措施"，防止鼠疫蔓延到他国辖区，否则可能招致外国政府对美国的航运实行隔离检疫。更加让卡明担心的是，新奥尔良和奥克兰都发现了疫鼠。在新奥尔良，人们怀疑罪魁祸首是"亚特兰蒂斯号"，一艘从奥兰（Oran）起航，10 月底抵达新月城（新奥尔良）的烧煤蒸汽船。奥兰是阿尔及利亚臭名昭著的鼠疫港口，日后将因加缪 1947 年的小说而在历史上留名。在这艘船上，一个偷渡客的腹股沟长了肿块。他被送进医院，整艘船经历了熏蒸灭鼠。但不久，当局就在海滨发现了 8 只疫鼠，为此，路易斯安那州卫生局请求美国公共卫生局开展啮齿动物筛查。而在奥克兰，一直没有境外输入鼠疫的证据，直到 12 月 13 日，人们在靠近海滨的垃圾场发现了一只疫鼠，才惊觉鼠疫来临。

相比之下，洛杉矶港口附近没有发现疫鼠。但是到 12 月底，距离港口 1 英里以内的牧场已发现 35 只疫鼠，圣佩德罗周围 40 英里范围内的其他地区又找到了将近 70 只疫鼠。此外，捕鼠队已确认洛杉矶地区 64% 的老鼠身上寄生了松鼠身上的蚤类。尽管在洛杉矶市及周围地区没有发现任何被感染的松鼠，但在圣路易斯奥比斯波一座曾作为动物流行病监测点的农场抓到的 8 只松鼠身上，鼠疫检测也呈阳性。同时，农场主们还报告，前一年夏天在圣贝尼托

(San Benito) 县和蒙特雷（Monterey）县观察到了松鼠鼠疫疫情，这表明，正如迈耶所说，1924 年"确是加州森林型鼠疫暴发的一年"。[59] 然而，最终影响卡明看法的是有关欧洲鼠疫疫情的报道。当时数个地中海港口暴发了鼠疫，卡明意识到美国公共卫生局正面临着全世界范围内的鼠疫再次暴发，他最终在圣佩德罗和其他"被鼠疫感染"的美国港口启动了隔离检疫。[60]

卡明的决定使医学话语发生了微妙但重大的变化。令人担忧的不再只是国内的、由松鼠传播的肺鼠疫，还有国外来的"腺鼠疫"。[61] 这种令人歇斯底里的组合足以让国会恐慌，他们投票通过了 27.5 万美元的紧急拨款，以支持美国公共卫生局重新发起运动，对抗鼠疫这个宿敌。起初，洛杉矶商会抗议这一决定，指责卡明有"歧视"行为，因为圣佩德罗没有发现鼠疫。商会抗辩道，虽然海港是联邦领地，但港口属于州政府和市卫生局的管辖范围。[62] 克赖尔一度试图帮他新任命的城市卫生官员乔治·帕里什（George Parrish）说话。然而，当市议会满足克赖尔的愿望，授权帕里什接管迪基的抗疫运动时，也同时削减了他的预算。克赖尔不得不忍气吞声，毕恭毕敬地恳求总统卡尔文·柯立芝让美国公共卫生局负责清除鼠疫的工作。在卡明看来，只有一个人能胜任这份工作，这个人就是他的前任鲁珀特·布卢。很快，布卢就重回美国公共卫生局任职，并被派往洛杉矶。对他来说，这是一个新的机会，让他可以完成自己在1908 年就开始的工作。1925 年 7 月，布卢又回到了自己的岗位上，监测洛杉矶市中心的鼠穴，监督地下室的混凝土浇筑，并采取其他抗疫措施。早在 6 月 26 日，他曾发电报给卡明："自 6 月 13 日以来，发现了 9 只可疑的老鼠和 5 只地松鼠，发现的地点彼此相距颇远，零星散布在好莱坞北部到华盛顿西街南部之间。如果它们呈鼠疫阳性，我们可能随时会面临数起人感染的病例。季节性条件非常有利于疫情复燃。"[63]

很难说布卢和迪基到底谁才是最终消灭洛杉矶瘟疫的最大功臣。最后报道的一例肺鼠疫病例出现于 1925 年 1 月 12 日。尽管布卢在 6 月发出了上面那封不祥的电报，最后一只疫鼠却是于 5 月 21 日在洛杉矶东部被发现的，换句话说，时间比布卢接管工作的时间早了两个月。虽然迪基可能曾经串通媒体掩盖事实，但他从未忽视疫情的严重性。此外，他还迅速采取行动隔离了梅西区并指挥抗疫卫生工作。无论这些措施看起来对该区的墨西哥居民有多么严厉和不公平，它们都确保了肺鼠疫不会蔓延到城市其他地区。事实上，如果市卫生部门更早地向迪基发出疫情警报，而不是等待他从报纸上了解到疫情，州卫生局的应对可能会更有效。正如迪基在他的官方疫情报告中所说，县总医院的医生和细菌学家也应受到谴责，因为他们没有识别出赫苏斯·莱洪的鼠疫症状。*[64] 最后，共计出现了 41 起肺鼠疫病例，其中 37 人死亡，但官方数字可能没有充分反映疫情的严重程度。此外，还出现了 7 例腺鼠疫病例，其中 5 例死亡，以及 1 例败血性鼠疫死亡病例。不过最重要的是，这是北美地区最后一次有记录的肺鼠疫暴发。

---

* 几乎可以肯定，赫苏斯腹股沟的肿物是个腹股沟淋巴结，他们任由它流脓流了 3 周才想到检查鼠疫杆菌。细菌培养提示有"两端浓染的菌体"，实验动物在接种了培养物后 12 小时内就死了。——原注

* * *

　　洛杉矶鼠疫的暴发使凯洛格和其他鼠疫专家的假设受到了质疑，挑战了加州全年温和的地中海气候是种保护机制的观点。相反，这表明低湿度和温暖的天气条件对肺鼠疫传播几乎没什么影响。在南加州，鼠疫病原体可能像既往一样具有致命性。[65] 实际上，致病的关键因素不是天气，而是病人与健康人的密切接触。在墨西哥区人满为患的情况下，鼠疫杆菌找到了通过飞沫传播的理想条件。丧葬仪式——特别是举行露天守灵的天主教习俗——进一步放大了鼠疫的暴发潜力，这种仪式使哀悼者与具有传染性的尸体以及可疑带病者密切接触。洛杉矶鼠疫还留下了另一个教训，它打破了这样一种理念：鼠疫主要是城市地区的鼠源性疾病，根除鼠疫只需清理老鼠的繁殖地。虽然从未能证明松鼠是 1924 年鼠疫暴发的源头，但在大洛杉矶地区捕捉到的老鼠身上发现了寄生于松鼠身上的跳蚤，再加上在港口和墨西哥区之间没有发现疫鼠，这表明迈耶也许是对的，这种疾病很可能是从内陆传到墨西哥区的。回溯过去，1908 年便有如此的迹象。在离港口 30 英里的乐土公园，一个男孩在后院接触了一只受感染的松鼠后死于鼠疫。差不多就在这个时期，圣路易斯奥比斯波出现了松鼠死亡的报道。1924 年这一现象重现，在加利福尼亚南部和北部的几个县观察到了类似的动物流行病。也许松鼠最初是从在奥克兰乱翻垃圾场的老鼠身上染上带病跳蚤的，或者是从沿南太平洋铁路搭便车南下的老鼠身上染上的。又或者，地松鼠和其他野生啮齿动物已经携带了几十年的鼠疫杆菌，却没人注意到。不管是哪种情况，洛杉矶鼠疫暴发促使迈耶和其他人更仔细地研究了松鼠在两次鼠疫暴发之间作为储存宿主的作用，[66] 以及其携带的寄生蚤将疾病传播给老鼠和其他野生啮齿动物的方式。在迪基的帮助下，迈耶检查了以前的疫情记录，试图确定在松鼠中观察到的疾病流行与人类疫情之间是否存在联系。1927 年，州政府重新负责鼠疫管控工作，迈耶和迪基联手调查了疑似存在受感染松鼠的牧场和林地。到 20 世纪 30 年代中期，州调查人员已经捕获了数万只松鼠，梳理它们的皮毛寻找跳蚤，并将这些啮齿动物及其体表寄生虫送回胡珀医学研究基金会迈耶的实验室。虽然许多松鼠看起来非常健康，但迈耶发现，其中有些存在隐性感染：将它们的器官碾碎，使用碾碎物就能感染实验豚鼠。还有许多松鼠身上寄生着感染了鼠疫的跳蚤。此外，工作人员在已知 20 年前居有受感染松鼠，但现在被其他啮齿动物占据的洞穴中，发现了致病跳蚤，这表明在该州的某些地区，地松鼠成了隐藏的疾病"储存宿主"。这是一种新的生态学研究方法的开始，到 20 世纪 30 年代中期，迈耶选用了"森林鼠疫"（sylvatic plague）一词来描述居住在森林中的啮齿动物对该疾病的储存。

到 1935 年，美国公共卫生局加入了调查工作，他们发现森林鼠疫在 11 个太平洋海岸和落基山区的州中皆有流行，其储存宿主包括 18 种地松鼠，以及花栗鼠、草原犬鼠、旱獭、野生鼠、白足鼠、更格卢鼠和棉尾兔。[67] 到 1938 年，美国公共卫生局已捕获 10 万多只松鼠并将其运往胡珀医学研究基金会检查。然而，当迈耶对啮齿动物进行尸检时，他发现只有一小部分感染了鼠疫杆菌。他还观察到，松鼠刚被消灭，田鼠就住进了空鼠洞里，它们可能很快就在那儿染上了同样的鼠疫跳蚤，然后又"传播"给其他啮齿动物。

他总结道，这种鼠疫注定无法被根除，因为森林鼠疫"并不遵循通常的传播路径"。[68] 我们能做的是通过定期捕杀携带鼠疫杆菌的松鼠，将森林鼠疫控制在较低的水平。当然，时不时会有人被松鼠身上的跳蚤叮咬而感染疾病，但这种事比较少见，而且只要松鼠不传染城市的老鼠种群，森林鼠疫对居住在主城区的人们就几乎不构成威胁。

这就是美国疾病控制和预防中心如今的基本策略。他们在科罗拉多州柯林斯堡（Fort Collins）的野生动物站监测草原犬鼠的鼠疫发病率。草原犬鼠被认为是美国西部鼠疫的一个重要储存宿主，会把鼠疫散播给松鼠和其他野生啮齿动物。[69] 在太平洋沿岸和落基山脉各州，鼠疫的主要宿主是蒙大拿山蚤（*Oropsylla montana*）。与老鼠身上的印鼠客蚤不同，蒙大拿山蚤在吸血时很少发生中肠阻塞，但却易于通过"早期"传播系统在加州地松鼠和岩松鼠中引发快速传播的动物传染病。* [70] 当鼠疫流行达到高危级别时，会有警告张贴在国家公园和露营地。在这些警告张贴画上，一只松鼠被圈在一个红色的圆圈里，上面画有一个红色的叉。每当此时，当局便会警告徒步旅行者不要喂食松鼠，建议宠物主人注意猫和其他家养动物，以免它们与松鼠相遇而意外感染了带病的跳蚤。尽管已采取了这些预防措施，美国每年仍有约 3 人感染鼠疫。在某些年份，如 2006 年，感染人数高达 17 人。[71] 及时应用强力抗生素，如环丙沙星或多

---

* 鼠疫杆菌在印鼠客蚤体内迅速繁殖，有时会造成阻塞，阻止被吸食的血液到达蚤的中肠。阻塞促使跳蚤更贪婪地吸食，从而增加了它重新传播感染的机会。——原注

西环素，通常足以清除系统中的鼠疫杆菌。*但报纸还是会继续刊登这类耸人听闻的头条新闻，就像 2015 年犹他州一名老人死于鼠疫时，报纸上就出现了诸如美国人死于"黑死病"，松鼠和其他野生啮齿动物对人造成生命威胁等消息。[72]

没人能确定是什么导致了鼠疫的周期性暴发，但气候和地貌可能是重要因素。鼠疫在相对较小的地理区域内持续存在，如新墨西哥州、犹他州和科罗拉多州的高原和草原，以及加利福尼亚州北部的沿海雾带，那里的天气几乎全年凉爽潮湿。在加州完全免受森林鼠疫侵袭的只有干旱的中部沙漠地区。相比之下，在约塞米蒂国家公园（Yosemite National Park）以及其他荒野和沿海地区，鼠疫几乎从未离开。在这些地方，气候、跳蚤宿主和啮齿动物宿主之间达到了理想的生态平衡。只有当异常降雨促进植物生长，或当其他因素导致啮齿动物和跳蚤的数量增加时，寄生生物和宿主之间的平衡才会被打破，继而出现鼠疫被传播给其他动物的可能性。[73]

确实，随着人类生活领域的扩张，这些野生栖息地不断受到侵蚀。如今最有可能破坏这种平衡的动物就是人。因此在未来，我们估计会遭遇更多的小规模鼠疫，或者说至少会遭遇更多小规模的腺淋巴鼠疫。但是，洛杉矶或任何其他美国城市都不太可能再暴发肺鼠疫，更不可能遭遇黑死病这样大规模的鼠疫流行了。

---

* 在接受抗生素治疗的患者中，平均死亡率为 16%。未经治疗的情况下，这一比例从 66% 到 93% 不等。——原注

THE GREAT PARROT FEVER PANDEMIC

第三章

鹦鹉热大流行

"所有这些逝去的人啊。"

——保罗·德克吕夫

　　1930 年 1 月 6 日，威利斯·P. 马丁（Willis P. Martin）医生到马
里兰州安纳波利斯的一个家庭紧急出诊。莉莲（Lillian）、她的女儿
伊迪丝（Edith）和女婿李·卡尔梅（Lee Kalmey，当地一家汽修店
的老板）在圣诞节后不久开始发热，三人现在都生命垂危。起初，
他们将自己的症状归咎于流感和最近股市崩盘的致郁影响（后者对
卡尔梅的生意业务打击极大），但在新年第一周，他们的病情急转
直下。除了寒战和全身疼痛这些典型流感症状外，又出现了刺激性
干咳，还有交替的便秘、疲惫、头痛与失眠。莉莲、伊迪丝和李一
天中的大部分时间都浑浑噩噩地倒在床上，只有偶尔的咕哝声打破
沉默。而当他们醒着的时候，就会坐立不安，亢奋难平。不过，最
令人担忧的症状是他们肺部嘎嘎作响的啰音。

　　马丁医生怀疑他们患了肺炎，可能还伴有伤寒。但莉莲的丈夫
和家里其他成员进食了同样的食物，却安然无恙，这提示可以排除

食源性疾病。唯一生病的其他家庭成员是一只鹦鹉，莉莲的丈夫从巴尔的摩一家宠物店买下了它，并在圣诞节前把它寄养在女儿女婿家中，打算当作圣诞礼物送给莉莲，给她一个惊喜。不幸的是，到平安夜，鹦鹉羽毛已变得又脏又乱，一副无精打采的样子。圣诞节那天，这只鹦鹉死了。[1]

马丁医生对这家人的症状深感困惑，便跟妻子分享了自己的苦恼。起初，马丁夫人也同样一头雾水。紧接着，医生提到了那只死鹦鹉。马丁夫人说她上周日正好在报上读到，布宜诺斯艾利斯一家剧团暴发了一场"鹦鹉热"，当然这也可能只是个巧合。据报上说，这种疾病是造成该剧团两名成员死亡的罪魁祸首，这二人和其他演员都要在舞台上与一只鹦鹉互动。这只鸟现在已经死了，阿根廷各地的宠物主人都收到警告，要将患病的鹦鹉上报当局。[2]

这听起来不太可能，甚至还有点荒谬。但马丁是那种谨小慎微的人，他给华盛顿特区的美国公共卫生局发了一封电报：

> 请求告知有关鹦鹉热诊断的信息……关于预防鹦鹉热的资料有哪些？贵局可否立刻提供所需的鹦鹉血清？请电复。[3]

那年冬天，美国许多医生都对突然出现的伴伤寒样症状的神秘肺炎感到困惑。迄至彼时，美国公共卫生局已收到从巴尔的摩和纽约发来的类似电报，俄亥俄州和加利福尼亚州的卫生官员也收到了询问鹦鹉热相关信息的相似请求。马丁的电报和这些信件最终都被送至总医官休·S.卡明的办公桌上，卡明委托他的下属、美国公共卫生局卫生实验室主管乔治·麦科伊博士负责此事。麦科伊曾参与旧金山的腺淋巴鼠疫调查，经验丰富，是当时美国最著名的细菌学家，因发现兔热病而闻名于世。由于兔热病的致病菌最初是在麦科伊位于加州的实验室鉴明的，因此又被称为"第一种美国式疾病"*。卡明认为，麦科伊是处理这次疫情的不二人选。但当麦科伊读到马丁的电报时，他忍不住笑了。**鹦鹉热？** 这像是那种你在制造噱头的三流小报的医学专栏里看到的诊断，或者是在搞笑页面看到的笑话。麦科伊当然从未听过鹦鹉热。但这也情有可原，那时他实在太忙了——美国正面临着一场流感疫情，人们担心是西班牙大流感卷土重来。此外，麦科伊和他的副手查利·阿姆斯特朗（Charlie Armstrong）还在夜以继日地研究一种抵抗"昏睡病"（一种继发于疫苗接种之后的脑炎）的血清，以期治疗接种天花疫苗后发病的患者。尽管如此，麦科伊认为最好还是跟副手确认一下。

"阿姆斯特朗，你对鹦鹉热了解多少？"麦科伊问道。"我对它了解多少？我对它**一无所知**。"阿姆斯特朗回答。[4]

然而，几天后麦科伊和阿姆斯特朗就会为自己的无知懊悔，因为实验室负责调查安纳波利斯和其他地方的疫情是否与鹦鹉有关的工作人员一个接一个病倒了。到了 1930 年 2 月，阿姆斯特朗和"卫生大楼"（也就是俯瞰波托马克河的那座摇摇欲坠的红砖实验室）的其他几名工作人员都住进了附近的美国海军医院。到 3 月份疫情结束时，阿姆斯特朗长期以来的助手"矮个子"亨利·安德森

---

* 1911 年，在加州图莱里（Tulare）县对松鼠进行鼠疫检测时，麦科伊首次分离出了兔热病的致病菌。这种病可由蜱虫、螨虫和虱传播，在美国各州均有流行，主要宿主是野兔和鹿。在人身上，蜱虫或鹿蝇的叮咬可导致淋巴结肿胀、溃疡，因此该病容易与鼠疫混淆。——原注

（Henry "Shorty" Anderson，之所以得到这样的绰号，是因为他只有 5 英尺 6 英寸高）已经殉职。最后，在公共卫生局地下室对鹦鹉进行关键的传代实验，以尝试分离鹦鹉热"病毒"并研制出血清的重任落到了麦科伊的肩上。但检测未能得出确定的结果，麦科伊不得不用氯仿处死这些鸟，并彻底毒熏卫生大楼以防止可能的病毒外溢。科学作家保罗·德克吕夫（Paul De Kruif）在他的《人类对抗死亡》（*Men Against Death*）一书中写道，麦科伊在执行这项严峻任务时，"从未微笑，甚至从未言语"，"只是杀了一只又一只实验动物，最后用甲氧甲酚冲洗了所有笼子，并在实验室焚化炉中'体面'而彻底地焚烧了那些五颜六色的、不幸的实验动物的尸体"。[5]

* * *

今天，几乎没人记得 1929 年至 1930 年鹦鹉热大流行引发的过度恐慌，但在那个鹦鹉正当风靡，流动小贩挨家挨户向寡妇和无聊主妇们推销"爱情鸟"*的时代，自家的宠物鹦鹉或长尾鹦鹉可能携带来自亚马孙的致命病原体的想法，是家居生活的噩梦，也是报纸编辑无法抗拒的奇闻。事实上，如果不是那些爱搞噱头的报纸，特别是赫斯特集团的报纸，鹦鹉和鹦鹉热之间的联系可能不会这么快曝光，美国公共卫生局也不会这么快做出反应。阿根廷剧团的故事以"宠物鹦鹉杀人"为题刊登在 1930 年 1 月 5 日的《美国人周

---

* "爱情鸟"指牡丹鹦鹉属的鹦鹉。——译者注

刊》（*American Weekly*）上，这是一份发行量很大的副刊，与《纽约美国人报》（*The New York American*）的周日版及赫斯特集团的其他报纸一起发行。马丁夫人很可能是在《巴尔的摩美国人报》（*Baltimore American*）上读到了这个故事，那故事夹在一对离婚两次的上流夫妇的八卦和一位奴隶贩子"令人震惊的供词"之间。《美国人周刊》的编辑莫里尔·戈达德（Morrill Goddard）于 1929 年 11 月在阿根廷一家不知名的科学杂志上发现了那个剧团的故事，并给该报驻布宜诺斯艾利斯的通讯员发电报，希望了解更多细节。[6] 通讯员发现该剧团既往演出的剧院已关门，但他设法找到了幸存的演员。最著名的受害者是卡门·马斯（Carmen Mas），她是该剧团的明星，也是阿根廷广为人知的喜剧演员。与她对戏的男主角弗洛伦西亚·帕拉维奇尼（Florencia Paravincini）也被同一种疾病击倒，但据赫斯特报社的记者说，他在"历经 17 天的痛苦"之后得以康复。尽管如此，"从鹦鹉身上传来的细菌"还是造成了巨大伤害。在染病前，帕拉维奇尼是个"身材高大魁梧，头发乌黑油亮"的壮汉，现在他的体重不到 100 磅*，头发"苍白如雪"。医院一位医生推断出了鹦鹉和病症的关系。他与该剧团道具人员交谈后，了解到演员们要在舞台上抚摸一只鹦鹉，而那只鸟已经死了。阿根廷国家卫生局（Asistencia Publica）因此发布了预警，类似的疫情报告很快浮出水面，它们都与患病的鹦鹉有关，却被误诊为伤寒或流感。在科尔多瓦（Cordoba），有 50 个病例都追溯到了一名鹦鹉商人，他在

---

* 1 磅 ≈0.45 千克。——译者注

当地一家寄宿公寓开店。虽然那家店里的鸟随即被立刻扑杀，但为时已晚，其他疑似染病的鹦鹉已经售出。据通讯员说，阿根廷的疫情本来是完全可以避免的，因为长期与自然栖息地的野生鸟类共同生活的森林原住民们熟知如何防范传染病，如果鹦鹉经销商能跟他们学点简单的预防措施，疫情就不会发生。

> 这批鹦鹉捕捉自阿根廷的亚热带地区，当地人熟知鹦鹉病，从不把鹦鹉当宠物。除非从事捕捉并贩运鹦鹉到城市的生意，否则不会有人靠近它们。职业的鹦鹉捕手会很小心，注意不抓生病的鸟。如果他不小心抓住了一只"安静的鹦鹉"，便知道它是致命的，会将它和它接触过的所有健康的被捕鸟儿全都放走。[7]

科尔多瓦的疫情后来追溯到一批从巴西进口的鹦鹉身上，这5 000只鹦鹉被关在拥挤不堪的箱子里，卫生条件极差。当戈达德得知疫情暴发时，鹦鹉热与巴西鹦鹉之间的联系在阿根廷已广为人知，当局也早就禁止鹦鹉交易了。然而，在布宜诺斯艾利斯停靠的游轮上的乘客却对禁令一无所知，不择手段的奸商们便借机向毫无戒心的游客出售病鸟。极有可能正是这种行为使鹦鹉热传入了美国。

正如本章标题中的"大流行"一词所暗示的，美国并非唯一受到影响的国家。1929年夏天，英格兰伯明翰报告了4例疑似鹦鹉热，次年3月，英格兰和威尔士境内又出现了100例病例。一位值得关注的早期患者是一名随船木匠，他在布宜诺斯艾利斯购买了两只鹦鹉，但它们在前往伦敦的途中就死了（1929 年 12 月，这位木匠入住伦敦医院，与安纳波利斯的卡尔梅夫妇一样，他的症状被误诊为伤寒）。虽然大多数病例似乎与持续接触活鸟有关，但英国研究人员观察到，情况并非都是如此。譬如有一名男子在某家曾有患病鹦鹉在场的酒吧停留，喝了点啤酒，然后就染病了。到 1930 年 1 月，德国、意大利、瑞士、法国、丹麦、阿尔及利亚、荷兰和埃及也出现了类似疫情，甚至连火奴鲁鲁也未能幸免。[8]

在疾病发病后的第一周，尽管会有高热，但大多数患者看起来还算好。五六天后，就会出现头痛、失眠和刺激性咳嗽，还会感觉筋疲力尽。患者的症状往往伴随着肺实变。不久，许多病人就会出现谵妄，继而陷入半昏迷状态。这是疾病的关键期，死亡往往紧随其后。但在某些病例中，就在疾病似乎要转向致命时，病人的体温开始下降，病情突然好转。完全康复可能还需要一到两个星期，有时甚至长达 8 个星期。在这漫长的恢复期里，医生必须持续监测患者的体温，因为病情时常会出现反复。

当然，直到很久以后，医生们才开始熟悉鹦鹉热的典型病程和诊断。而另一边，似乎是《美国人周刊》和马丁医生的电报点醒了卡明，使他注意到疫情暴发，并指派麦科伊和阿姆斯特朗负责跟进。那时，鹦鹉热已在美国东海岸的城市传播开来，并在经销商那里传染了其他受美国消费者欢迎的笼养鸟类，如虎皮鹦鹉（一种澳大利亚长尾小鹦鹉）。结果，鹦鹉热从安纳波利斯蔓延到了巴尔的摩、纽约和洛杉矶，成为报纸头条作者的美梦。1930 年 1 月 8 日，《华盛顿邮报》头版刊出："安纳波利斯 3 人患上鹦鹉热。"3 天后《洛杉矶时报》报道称："鹦鹉病致 7 人身亡。"1 月 16 日，《巴尔的摩太阳报》宣称："新增女性患者，鹦鹉热受害者达 19 人。"

对于寡妇和无聊的家庭主妇们来说，笼中鸟儿宛如日常的调频收音机。金丝雀的鸣叫提供了一种舒缓的背景音乐，间断点缀了单调的家常细务，而长尾鹦鹉则能模仿人对话，叫出单词和滑稽的短语。据《国家地理杂志》估计，仅纽约市就有大约 3 万只鹦鹉。亚马孙鹦鹉和非洲灰鹦鹉被《国家地理杂志》戏称为"鸟中的高声揽客手、喧闹的小机灵、热带森林的余兴表演家"。[9]比它们体型小些的"爱情鸟"以类似的滑稽行为而闻名，它们会表演倒挂，或在主人肩膀上跳舞，这为孩子们带来了无尽的乐趣，也能逗来访客一笑。无怪乎到了 1929 年，有近 5 万只鹦鹉（包括长尾鹦鹉和其他种类的鹦鹉）、"爱情鸟"和大约 50 万只金丝雀被进口到美国。[10]它们不仅来自巴西和阿根廷，还来自哥伦比亚、古巴、特立尼达、萨尔瓦多、墨西哥和日本。大多数鸟儿通过纽约进入美国，那里是东海岸鸟类贸易的中心。但澳大利亚虎皮鹦鹉的主要入境口岸是旧金山和洛杉矶。在 1929 年华尔街股市大崩盘之后，南加州兴起了庞大的鸟类养殖业，数以百计的自由饲鸟人在自家后院饲养"爱情鸟"，以贴补收入。肉眼看来，这些鸟非常健康。但当它们被塞进拥挤的鸟舍或集装箱中，由船只运过州界后，许多鸟儿开始排出病毒，传播感染。后来证明，这种混合极易在不知不觉中点燃瘟疫的火花。

* * *

能被鹦鹉热感染的鸟类并不局限于鹦鹉，金丝雀、燕雀、家鸽、野鸽和红隼等约 450 种鸟类身上均可检出该病。*此外，尽管人通常是通过接触长尾鹦鹉而感染的，家禽和自由放养的鸟类也能把这种病传染给人。罪魁祸首是一种微小的细胞内病原体——鹦鹉热衣原体（*Chlamydophila Psittaci*）†，它和常见的导致眼部和生殖道感染的衣原体同属一族。在野外，鹦鹉热衣原体与宿主和平共生。通常雏鸟尚在鸟巢中时，便已通过接触肠道寄生有衣原体的成鸟而感染。在自然条件下，这种接触会导致轻微感染，继而获得终身免疫。然而，当鸟儿处于应激状态‡时，譬如食物短缺、被装进狭小的箱子，或长时间被关在笼子里，它们的免疫力可能减弱，导致感染重发。典型表现是，鸟的羽毛变得粗糙、肮脏，不再在笼子的栅栏上鸣叫或抓挠，而是变得无精打采、毫无生气。有时，鸟的口鼻会流出血性液体，但最常见的症状是腹泻。鸟类粪便是对人类的主要威胁，特别是在凉爽天气，当粪便干燥并化为粉末时尤为危险。此时只要鸟儿拍打翅膀，或者从窗外吹来一阵微风，这些粒子就会混入空气。一旦有人进入这个空间，吸入雾化颗粒，鹦鹉热的病原体就会进入呼吸道，轻易地侵袭至肺部。受染者通常在 6 天到 10 天后发病，首先出现发热，伴有头痛、刺激性干咳，有时还伴有血性鼻涕。

阿瓦族和其他一些巴西部落居民喜欢佩戴装点着金刚鹦鹉、鹦

---

* 在非鹦鹉类鸟中，该感染被称为"鸟疫"。——原注
† 后文中多次出现"鹦鹉热病毒"的说法，全因考虑时代背景，按照原文翻译。实际上，衣原体和病毒是完全不同的病原体类别。——译者注
‡ 机体在各种内外环境因素刺激下出现的不良刺激反应的总和。——译者注

鹳和犀鸟鲜艳羽毛的头饰，这一点尤其可能导致南美洲的原住民不时染上鹦鹉热。不过，他们可能不太会注意到动物流行病导致的鸟类突然死亡。因为在丛林中，从树上掉落的鸟类尸体会被林地上的碎叶掩埋，或被昆虫和其他食腐动物迅速吃掉。相比之下，圈养的鸟儿突然死亡则非常引人注目。

毫无疑问，早在 18 世纪，掀起从非洲等地进口珍奇鸟类风潮的欧洲贵族们就注意到了这类事件。但直到 1872 年，居住在苏黎世附近阿尔斯特（Ulster）的瑞士医生雅各布·里特尔（Jakob Ritter）才首次详细描述了这种疾病。当时他兄弟家中暴发了疫情，导致 7 人感染，3 人死亡。里特尔将该病命名为"肺斑疹伤寒"，将其归因于最近从汉堡进口，关在他哥哥书房中的一批鹦鹉和雀鸟。在之后的 1882 年，瑞士暴发了第二次疫情。这次是在伯尔尼，有 2 人死亡。可疑病源是一群从伦敦进口的患病鹦鹉。不过，引发最广泛关注的疫情发生在 1892 年的巴黎，疫情源于两位鸟类爱好者的家，这两个人新近从布宜诺斯艾利斯海运了大约 500 只鹦鹉到巴黎。300 只鸟死在航程中，与幸存鸟儿接触过的人也迅速出现了流感症状。这次疫情的死亡率高达 33%，引起了巴斯德的年轻助手爱德蒙·诺卡尔（Edmond Nocard）的注意。诺卡尔无法找到任何与疫情有关的活鸟。于是，他检查了一包航行中死亡的鹦鹉的风干翅膀，从其骨髓中培养出了一种小的革兰氏阴性细菌。然后，他将这种细菌注射入各种实验动物（鹦鹉、鸽子、小鼠、兔子和豚鼠）体内，或者将它加入实验动物的食物中。实验证明，这种细菌能在所有受试体身上引起与人类相似的致命疾病。诺卡尔将该微生物命名为鹦鹉热杆菌（*Bacillus psittacosis*，psittacosis 是鹦鹉的希腊语）。然而，其他研究人员发现很难从疑似患者的血液、肺组织、尿液或粪便中培养出诺卡尔的杆菌，随着凝集试验*得出阴性或不一致的结果，越来越多人开始质疑这种杆菌，认为它不是鹦鹉热的病原体。[11]

科学家们确实应该对诺卡尔提出质疑：他分离出的微生物是一种沙门氏菌，与鹦鹉热无关。不幸的是，这一点要到 1929 年至 1930 年的鹦鹉热暴发后才会为人所知。与此同时，就像普法伊费尔关于流感的细菌致病学说一样，诺卡尔的错误散播了认知混乱，使医务人员和公共卫生官员不愿接受鹦鹉与病人表现出的伤寒样病症有任何关系。[†]这更加剧了对疾病根源的不确定性和恐惧。

科学家并不是唯一让公众失望的人群。保罗·德克吕夫在他的畅销书《人类对抗死亡》中回顾了 1933 年的鹦鹉热大流行，将该次疫情及伴随其出现的恐慌描述为"一种我们美国式的歇斯底里"[12]。如果真是如此，那他和其他记者也参与促成了这场歇斯底里。很遗憾，德克吕夫本该清楚这一点的。在转向科学写作之前，他曾是密歇根大学的细菌学家，第一次世界大战期间在美国卫生队担任上尉，参与研究出了一种治疗气性坏疽的抗毒素。战争结束后，他加入了洛克菲勒医学研究所。但就在德克吕夫似乎要成为一

---

* 免疫凝集试验，是指细菌、螺旋体和红细胞等颗粒性抗原或表面包被可溶性抗原（或抗体）的颗粒性载体，与相应抗体（或抗原）发生特异性反应，在适当电解质存在下，出现肉眼可见的凝集块。该实验是临床检验和细菌学鉴定的重要手段之一。——译者注，参考：李金明、刘辉主编，《临床免疫学检验技术》，北京：人民卫生出版社，2015 年，第 55 页。

† 人们在鹦鹉近旁容易感染鹦鹉热，这被视为致病病原体必定是肠道寄生菌的进一步证据，尽管在许多情况下，病人从未接触过病禽，也没有处理过它们的粪便，只是和它们出现在同一个房间里。——原注

名杰出的医学研究者时，他写了一本不明智的书《我们的医学人士》（*Our Medicine Men*，1922 年出版），不加修饰地描绘了他在洛克菲勒的同事们。这本书使他失去了洛克菲勒医学研究所的职位，却为他开启了科学记者的职业生涯。1925 年，他与辛克莱·刘易斯合写了一本超级畅销书《阿罗史密斯》（*Arrowsmith*），该书讲述一位乡村医生转变为科学家的故事，激励了一代美国医学研究人员。紧随其后出版的是 1926 年的《微生物猎手》（*Microbe Hunters*），这本非虚构作品描述了多位微生物学先驱，如科赫、巴斯德和获得了诺贝尔生理学或医学奖的保罗·埃尔利希*，他们将实验室技术应用于传染病研究，扭转了几个世纪以来的医学迷信。[13] 尽管这些书很成功，德克吕夫的一大谋生之道却是讲述那些潜伏在身边，对美国家庭主妇构成假想威胁的微生物的"恐怖"故事。1929 年，他告诉《妇女家庭杂志》（*Ladies Home Journal*）的读者："如今，美国牛奶中潜藏着一种可怕的消耗性热病，它可能会让你病倒在床上几个星期无法起身，可能会缠着你一年、两年，甚至七年，最终还可能会杀死你。"[14] 德克吕夫说的是波状热（undulant fever），即布鲁氏菌病（brucellosis）。这是一种牛类疾病，虽然它可能导致牛流产，但对人类却几乎不构成实际威胁。不过，在巴氏消毒法问世之前，许多家庭主妇仍然喝着从当地牛奶厂奶牛身上挤出的"鲜"牛奶，因而波状热是引发细菌恐慌的完美选择，非常符合医学史学家南

---

* 保罗·埃尔利希（Paul Ehrlich，1854—1915），德国细菌学家、免疫学家，因其在免疫学领域的贡献于 1908 年获诺贝尔生理学或医学奖。——译者注

希·托姆斯（Nancy Tomes）所说的"杀人细菌新闻流派"[15]的要求。这一流派依托于最新的微生物学发现和进步时代对环境卫生、个人卫生的重视，利用隐藏在日常物品，如硬币、图书馆书籍或饮水杯中的危险来造势。灰尘和昆虫也被用作制造这类耸人听闻说法的工具，如此，广告即可敦促家庭主妇们定期用消毒剂清洁，并在家里喷洒杀虫剂。及至20世纪20年代，随着美国人逐渐接纳需要警惕细菌的新意识，握手和亲吻婴儿甚至都不流行了。

恐惧不仅被用来售卖漂白剂、洗涤剂和驱虫剂，也成了促销报纸的方式，因此，戈达德决定大肆宣扬阿根廷剧团的故事。在一个憎恶细菌的时代，即使是通常头脑冷静的《纽约时报》也不能免于鹦鹉恐慌。该报的一位专栏作家在恐慌最严重时评论道："很多人早就觉得鹦鹉之类的鸟儿有点邪乎。主人觉得它像小猫那样温柔可亲，远不只是一只家养宠物；访客们却因之恐惧难安、不寒而栗。在更多了解这种疾病的性质之前，最安全的做法似乎是别养进口的鹦鹉类宠物。"[16]

但在那篇社论发表几天后，《纽约时报》又引用了一位维也纳专家的意见。这位专家认为这场恐慌"毫无根据"，美国人不过是"集体暗示"[17]的受害者。两天后，鹦鹉热，或者至少说鹦鹉，又成了逸闻趣事的主角。《纽约时报》以美国国务卿亨利·史汀生的宠物鹦鹉"老酒鬼"的故事取悦读者。这只鹦鹉趁主人在海外时言语不端，冲着进入泛美大厦的游客和导游口吐污言秽语。这鸟儿显然是个"语言学家"，据说它是"在菲律宾期间"学会这些脏话的。"老酒鬼"被关在泛美大厦的地下室里以示惩戒，它可以在那里随便骂人而不会冒犯到谁。[18]然而话说回来，任何玩笑都不能隐藏一个事实：从 1929 年秋天起，疫情可能就在美国的微生物猎手们的眼皮底下酝酿，但他们却没有及时发现，而阿根廷的医学界同仁们早在 1929 年夏天就认识到了疫病的存在。可是，这怎么可能呢？谁才能恢复美国公共卫生局的声誉呢？

* * *

　　查利·阿姆斯特朗是今天美国医学界几乎已经绝迹的一类人。作为一名科学家，他既擅长实验室研究，也担负得起田野工作，他将严肃的医学研究与致力抗击传染病、改善公共卫生的事业一并扛起来。阿姆斯特朗毕业于约翰·霍普金斯大学医学院，1916 年在埃利斯岛（Ellis Island）担任美国海军陆战队医院（Marine Hospital Service）的医务官，负责对可疑的携带沙眼和斑疹伤寒等疾病入美的移民进行检疫，这段早期的工作经历激发了他对公共卫生的兴趣。两年后，他在大西洋执行护航任务的美国海岸警卫队帆船"塞涅卡号"上担任助理军医官。行至直布罗陀海岸附近时，第一轮西班牙流感袭击了"塞涅卡号"，他不得不升起黄旗，宣布船只进入隔离检疫状态。后来，在波士顿附近的前河造船厂（Fore River Shipyard）服役期间，阿姆斯特朗又治疗了被致命的第二轮西班牙流感感染的水手。那是他永生难忘的经历。多年后，当被问起西班牙流感是什么样子时，他告诉一名记者："患了流感，你会认为自己必死无疑，病痛却使你生不如死。"[19] 战后，阿姆斯特朗被派往俄亥俄州卫生局，在那里继续研究流感，并磨砺了自己的流行病学技能。1921 年，他被派往卫生大楼，在那里一直工作到 1950 年退休，其间还接触了疟疾、登革热、脑炎、Q 热*和兔热病。虽然实验室工作给他带来了一定感染风险，但阿姆斯特朗一直不知疲倦地从事着研究。他对科学最显著的贡献是在 1934 年分离出了一种新的嗜神经病毒（即对神经组织有易嗜性的病毒），并将其命名为淋巴细胞性脉络丛脑膜炎（lymphocytic choriomeningitis）病毒。在用 1933 年圣路易斯脑炎的病原体人工传染了实验猴子之后，阿姆斯特朗从猴子的脑脊液中分离出了该病毒。1940 年，阿姆斯特朗首次将脊髓灰质炎病毒从猴子传给小鼠和大鼠，这项实验创新为后继的脊髓灰质炎免疫学研究和人类脊髓灰质炎疫苗的研制奠定了基础。次年，阿姆斯特朗被授予美国公共卫生协会（American Public Health Association）塞奇威克纪念奖章（Sedgwick Memorial Medal），以表彰他"对研究过的每一种疾病都做出了卓越的知识贡献"。[20] 简言之，阿姆斯特朗是具有男子气概的微生物猎手们的缩影。如德克吕夫所说，他"身材强壮，红发，宽眼距，一双圆圆的瓷蓝色眼睛镶在总是带着笑意的脸上"，是那种绝不会"养鹦鹉，更不会亲吻鹦鹉"的人。[21] 尽管阿姆斯特朗对鹦鹉热持怀疑态度，但当麦科伊把他叫到办公室时，他立即同意暂停手头的疫苗实验，前往安纳波利斯调查传言是否属实。

据德克吕夫所载，到那时为止，询问这种神秘新疾病信息的信件已大量涌向华盛顿，卡明的办公桌上堆满了"一叠又一叠黄色和

---

* Q 热也称寇热，是由伯纳特立克次氏体引起的急性自然疫源性传染病。这种疾病最先发现于澳大利亚的昆士兰，由于当时病因不明，因此被称为 Q 热。——译者注

蓝色便条"[22]。这一次德克吕夫真的没有夸大其词。在贝丝·弗曼[*]有关美国公共卫生局历史的著作中，弗曼提到，截至 1930 年 1 月初，已有 36 例疑似鹦鹉热上报，总医官的办公桌被紧急电报"淹没"了。[23] 像所有优秀的疾病侦探一样，阿姆斯特朗直奔犯罪现场——莉莲的床边。她的宠物鹦鹉入土已久，但她仍留着笼子。更神奇的是，笼子里还有些鸟类粪便。按照惯例，阿姆斯特朗把清扫笼子得来的东西分享给巴尔的摩卫生局的细菌学主管威廉·罗亚尔·斯托克斯（William Royal Stokes），以便他开展独立检测。在返回华盛顿前，阿姆斯特朗告诫斯托克斯，许多人都怀疑鹦鹉热的病原体"可能是一种病毒"，而非细菌，使用这些材料进行生物培养时要务必小心。[24] 斯托克斯答应听从阿姆斯特朗的警告，但几个星期后斯托克斯就病逝了。

到 1930 年 1 月 8 日，莉莲和她的女儿、女婿不再是仅有的鹦鹉热患者了。位于北尤托街（North Eutaw Street）的一家宠物店有 4 名员工病倒，在巴尔的摩东南部一家商店买过鹦鹉的一位女士也病了。紧接着，1 月 10 日发生了死亡事件。第一名死者是巴尔的摩的路易丝·谢弗（Louise Schaeffer）夫人，她的死最初被归因于肺炎，直到卫生官员询问她家人时，才发现几天前她曾与一只鹦鹉有过接触。不过，真正警醒卫生官员的是第二例死亡病例，死亡发生在距巴尔的摩西北近 500 英里的俄亥俄州托莱多。死者是珀西·Q.

---

[*] 贝丝·弗曼（Bess Furman, 1894—1969），美国记者，曾长期担任美联社、《纽约时报》等著名媒体的记者。——译者注

威廉姆斯（Percy Q. Williams）夫人，她丈夫从古巴带回了 3 只鹦鹉（其中一只在他回来后不久就死了），3 周后她病逝于托莱多慈悲医院。这是疾病流行严重程度的第一个明显迹象，也揭示了州及联邦卫生官员所面临的严峻挑战。卡明此前一直回避发表公开声明。现在他别无选择。他说，自己"并不畏惧流行病的到来"，因为众所周知鹦鹉热"只会从鸟传染给人，而不会人传人"。尽管如此，他还是建议美国人在阿姆斯特朗完成调查之前不要接触新近进口的鹦鹉。"目前没有迹象表明疾病已广泛流行，但我敦促人们避免与可疑的传染源（鸟类）接触。"[25]

对于报纸爆料来说，有卡明的声明就足够了。连《纽约时报》都把相关报道放在了显眼位置。1 月 11 日，该报在第三页最顶端刊载了这个故事："鹦鹉热已导致国内两人死亡。"副标题继续写道："巴尔的摩和托莱多的 2 名妇女是这种罕见病的受害者，此外还有 11 人患病。"次日，俄亥俄州出现了更多疑似病例，涉及托莱多某商店家禽部门的几名店员。《纽约时报》将相关报道提上头版。标题为"寻找'鹦鹉热'源头"，正文报道了巴尔的摩的州卫生官员、动物产业处和生物调查局为确认巴尔的摩宠物店所售鹦鹉的来源所做的努力。为了安抚日益紧张的公众，卡明在一场活动中表示："我们认为，在确定患病鹦鹉来自哪里之前，禁运进口货物是不切实际的。"[26]

到 1 月中旬，巴尔的摩的官员与州卫生局的同行一起走访了该市 7 家宠物商店，并对 38 个最近购买鹦鹉的人进行了家访。其中，有 36 人出现了与卡尔梅夫妇相同的症状。这让传染病处处长丹尼尔·S. 哈特菲尔德（Daniel S. Hatfield）非常震惊，他下令立即暂停出售鹦鹉，并隔离巴尔的摩宠物店的所有鸟类。然而，哈特菲尔德在保护自己健康时却不够谨慎，1月19日，在协助斯托克斯时，他感染了鹦鹉热，被送往巴尔的摩慈悲医院。哈特菲尔德很幸运，他病情较轻，活了下来。而斯托克斯每天都在对鹦鹉进行尸检，大概是接触了大量病毒，幸运之神没有眷顾他。

对于传染这种疾病的是进口的鸟类这一点，如果说先前人们还不确定，那么巴尔的摩开展的调查彻底打消了这种怀疑：在被调查的7家宠物店中，有4家都出售过患病鹦鹉。几乎所有鸟类都是通过纽约经销商从中美洲或南美洲运来的。若情况果真如此，那很可能也是这些经销商把病鸟卖给了其他城市的宠物商店。阿姆斯特朗给全国各地的公共卫生官员发了电报，果不其然，他收到来自巴尔的摩、缅因州、芝加哥、纽黑文和洛杉矶的大量回信，以及或死或活的鸟。随着越来越多的病例曝光，死亡人数也逐渐攀升。大多数受害者是女性（其中许多是寡妇），很可能是因为她们是"爱情鸟"的主要客户群。小贩通常将鸟儿单只出售，以促使它们与主人产生感情。女性也最有可能会亲热地吻这些鸟儿，或在它们生病时给予照顾。到1月的最后一周，全国范围内已有50多起病例报告，仅纽约就有14起。在纽约市卫生专员的施压下，那里的禽鸟经销商被迫接受了"自愿"禁运。很快，无人照看的幼鸟开始出现在整个城市。一只雏鸟被遗弃在了皇后区东埃尔姆赫斯特（East Elmhurst）一家人的门厅，这只鸟喙部受损，主人可怜它，因此把它交给了防止虐待动物协会。《纽约时报》评论道："幼鸟遭弃恐是源自对鹦鹉热的恐惧。"[27]

到这时，愿意收集鹦鹉的人只剩下阿姆斯特朗和他的助手"矮个子"安德森了。到了1月16日，阿姆斯特朗和安德森已经拥有了开展细菌学测试所需的一切标本：活鹦鹉、死鹦鹉、莉莲鸟笼里的刮取物，以及人类患者的血液。阿姆斯特朗确知这些鸟具有高度传染性，而且他们很可能是在处理一种"滤过性"病毒，所以决定在卫生大楼地下室的两个黑暗小间里开展实验。根据德克吕夫的记载，这些房间"不仅闷，而且潮湿，几乎不比煤仓大，不配给任何一个自尊且体面的微生物猎手使用"。更糟糕的是，健康的鸟简直是"有爪子的绿色魔鬼"，它们不停地乱抓，试图逃离笼子，或者把食物和粪便撒落一地。[28] 为了控制它们，阿姆斯特朗和安德森把最凶的鸟放在他们用金属垃圾桶配着铁丝网制成的笼子里。此外，他们还将这些鸟放在浸泡过消毒剂的潮湿窗帘后面，在门口放上盛有甲氧甲酚的水槽。两人还定期用消毒剂擦洗墙壁，在从笼子里取出鸟类时，他们穿戴着厚重的橡胶手套和围裙。尽管如此，德克吕夫依然认为卫生大楼是他去过的最"臭气熏天、杂乱无章"的建筑之一。[29] 洛克菲勒医学研究所的病毒学家、研究滤过性病毒的权威托马斯·里弗斯对此表示赞同，并评论说，这座建筑唯一卫生的地方就是它的名字。[30]

尽管工作环境恶劣，几天内，阿姆斯特朗还是利用受感染鸟类的粪便或死鹦鹉碾碎的组织（根据德克吕夫的说法，这只死鸟来自巴尔的摩的斯托克斯那里）成功地将疾病从患病鸟类传染到了健康鸟类。阿姆斯特朗还观察到，一些病鸟死了，但另一些在注射了感染物质后获得免疫，活了下来，成了无症状的携带者。[*] 德克吕夫

---

[*] 这是了解疾病自然病程的一个重要线索，有助于解释为什么野生鸟类不会持续地死于鹦鹉热，以及为何动物流行病很少发生。然而，直到 20 世纪 30 年代中期，研究人员才会明白这一发现的重要性。见下文讨论。——原注

说，安德森特别擅长捉鹦鹉，还不会被它们"抓到"。仅仅在几天前，阿姆斯特朗和安德森还都认为自己是"鹦鹉门外汉"。而现在，"用小针刺一下"，鸟儿们就俯首弓身窝在笼子里，"头朝前弯着"，两人感觉他们正在"逐渐控制这种奇怪的疾病"。[31] 但不管怎样努力尝试，他们还是无法分离出诺卡尔描述的杆菌，也不能从碾碎的组织中培养出任何其他微生物。他们越来越觉得鹦鹉热的病原体可能是一种滤过性病毒，只有通过密切接触才能从鸟传给鸟或从鸟传给人。不过，至于这种病毒具体是如何从鹦鹉身上向外传播，以及是否存在人际传播，就无人知晓了。或许在病人咳嗽时传染性物质会通过呼吸道传播？如果是这样，它就可能会像流感一样传染。显然，必须在那种可怕情况发生之前，在鹦鹉热成为真正的流行病之前制造出抗病毒血清。

阿姆斯特朗需要血清的时间比他预期的更早。基于他初步的调查结果，赫伯特·胡佛总统于 1 月 24 日发布了一项行政命令，即刻禁止"从任何外国港口进口鹦鹉，美国、美国属地和附属国均需执行此禁令"，直至确定病原体及其传播途径为止。[32] 不幸的是，次日早上，当阿姆斯特朗大步走进"山上的红砖旧楼"（卫生大楼）继续研究时，他发现"矮个子"趴在桌子上，发着高热，"头痛得厉害"。通常当工作进展顺利时，"矮个子"总是"满脸笑容，插科打诨"。德克吕夫说，"矮个子"是个天生的"实验室毒舌评论家"，在捕猎微生物时总是乐在其中。"但现在他看起来糟透了。"病因不言而喻，阿姆斯特朗安排"矮个子"住进了美国海军医院，X 光片显示他左肺底有片不祥的阴影。此时，麦科伊填补了缺口，他不顾雇员和家人反对，加入了阿姆斯特朗的地下室团队。麦科伊探索学习"矮个子"的抓鸟技能，阿姆斯特朗则在实验室和医院之间来回奔波，跟进"矮个子"的病情。"矮个子"几乎没有好转的迹象，绝望中，阿姆斯特朗从"矮个子"的静脉抽取血液，从他的床单上收集呕吐物，来给鹦鹉和其他实验动物注射以求制备抗体。与此同时，他和麦科伊还把部分死鹦鹉和健康的鸟类一起放在笼子里，以了解鹦鹉是如何被感染的。或许，阿姆斯特朗认为通过用"矮个子"的血进行实验，可以为他争取更多生存时间。但是，这位科学家能够证实鹦鹉热是种滤过性病毒，却不能预先阻止不可避免之事。2月8日，"矮个子"死了。他恪守欠债还钱的原则，留下临终遗愿，委托阿姆斯特朗替他结清未偿还的债务。

不幸的是，阿姆斯特朗无法履行这个请求，就在那天，他也被送进了医院。当"矮个子"被安葬在阿灵顿国家公墓（他是一名前海军士兵）时，阿姆斯特朗的体温从 38.9℃上升到了 40℃。次日，X 光显示他的左肺有片白色阴影，证实他也患上了肺炎，而且几乎可以肯定是感染了相同病原体。麦科伊看了 X 光片，决定采取一种效果未知的方法赌一把：给阿姆斯特朗注射康复期患者的血清。自19 世纪 90 年代以来，人们就知道白喉和其他细菌性疾病的幸存者对再感染有免疫力，而且他们的免疫力与血液中的抗体有关。此外，如果将他们的血液纯化，把抗体和红细胞分离开，制备的血清也可以保护没有免疫的人，使他们避免染上同一疾病。到 20 世纪20 年代，这一原则被应用于病毒性疾病，如流感和脊髓灰质炎，虽然输注流感和脊髓灰质炎幸存者身上的血清有时似乎能起到被动免疫作用，但却不清楚这是由于血清还是其他因素造成的。此外，由于在 20 世纪 20 年代还无法筛查血液污染，医生没法知道血清中是否含有活性病毒物质或其他未发现的病毒，如肝炎病毒。具有讽刺意味的是，最著名的血清怀疑论者之一就是麦科伊。几乎每个月都有不可靠的制药公司声称已研制出用于肺炎或脑膜炎的血清。作为卫生实验室负责人，麦科伊的工作就是审查这些申请，对他认为有问题的公司拒发许可证。现在，他不顾一切，指示落基山实验室的罗斯科·斯潘塞（Roscoe Spencer）领队寻找潜在的血清捐献者。斯潘塞刚刚开发了一种预防斑疹热的疫苗。该病经蜱虫传播，在蒙大拿州和一些中西部的州流行。斯潘塞后来因这项研究获得了美国医学会（American Medical Association）的金质奖章。听说是为一位因公患病的微生物学家同伴提供帮助，斯潘塞非常乐意听候差遣。据德克吕夫说，血清来自马里兰州一位年长的女士，她慷慨地拒绝了报酬。也有人说，斯潘塞是从巴尔的摩约翰·霍普金斯医院的一位医生那里获得了宝贵的血清。但无可争议的是，在血清进入阿姆斯特朗静脉后的几个小时内，他的病情就改善了。

在接下来的两周里，阿姆斯特朗日渐康复，麦科伊继续他的调查。他将死去的长尾鹦鹉的肝脏和脾脏捣碎后用过滤器过滤，再将滤液注射到健康鸟的体内。由于担心感染扩散，麦科伊禁止工作人员进入卫生实验室北楼地下室的临时实验间，从 2 月 7 日开始，他坚持独自一人对鹦鹉尸体进行尸检与处理。在那时，人们尚不知晓鹦鹉热是否会在人际传播，也不知道它是否会以气溶胶的形式混在尘埃中扩散。为将意外感染的风险降到最低，麦科伊只允许一个人接近地下实验间，这个人就是给他送三明治并给鸟类喂食的总工长。总工长通常在门口把东西递给麦科伊，不进入房间。为减少病鸟意外传染健康鹦鹉的机会，麦科伊还在不同实验室之间的门上挂了棉布门帘，并每日清晨用甲氧甲酚拖洗地板。但偶尔还是会有患病的鹦鹉逃出笼子，跑到健康鸟类的房间游荡。

尽管采取了各种预防措施，在阿姆斯特朗患病的 8 天内，卫生实验室还是出现了几名新的感染者。第一名受害者是北楼的守夜人罗伯特·拉纳姆（Robert Lanham），他的执勤时间是从午夜到早上 8 点。这段时间实验室暂停工作，也没有人对鹦鹉进行尸检。拉纳姆唯一接触到病原体的机会可能是在 1 月 27 日，那天他曾短暂地与安德森共处一室，而那正是"矮个子"病倒的日子。然而，拉纳姆 18 天后才病倒，这远远超出了推算的潜伏期。

下一名感染鹦鹉热的是一位实验室助理，她在 2 月 28 日表现出了明显的症状。与拉纳姆不同，她从未与患者共处一室。不过，她的办公室就在地下实验室麦科伊安置健康鸟类的房间隔壁，而且她也参与了培养病原体的工作。可她的主要工作是寻找沙门氏菌和链球菌，因此麦科伊认为，她并非在培养病原体时感染了鹦鹉热。但是，下一组受害者的出现宣告了麦科伊预防措施的失败和北楼的彻底污染。第一个生病的是一位公共卫生局的医官，他的办公室位于尸检室对面的走廊上。第二天，即 3 月 11 日，总工长也病倒了，紧接着是两名清洁工和两名研究其他疾病的细菌学家。除了麦科伊，没有人逃过疾病的魔爪。甚至连路德维希·赫克通（Ludvig Hektoen）——杰出的病理学家和国家研究委员会（National Research Council）主席——也被送进了医院，当时他正在卫生实验室进行自己的研究，仅在其中的某个房间待了一下午。

总之，从 1 月 25 日到 3 月 15 日，卫生实验室共有 11 人因鹦鹉热住进医院。麦科伊绘制了感染者所在方位的平面图，却无法在这些病例中看到任何固定模式，于是他便怀疑是小鼠或蟑螂把鹦鹉热传播到了上面的楼层。[33] 当然，另一种可能是病原体已经以飞沫状态充满了整栋建筑物。无论是哪种情况，麦科伊都必须当机立断，采取措施。他于 3 月 15 日命令所有人撤离大楼，关闭实验室。未涉及鹦鹉热研究的实验动物被转移到他处临时饲养。随后，麦科伊最后一次进入地下室，杀灭了所有余下的实验动物——鹦鹉、豚鼠、小鼠、大鼠、鸽子和猴子。接着，他将动物尸体焚烧火化，用甲氧甲酚擦洗笼子，彻查整栋建筑物，逐个密封每层楼的窗户。最后，当他确定卫生实验室内没有任何生物时，命令小队用氰化物熏蒸整座建筑。据传闻说，在那次行动中使用了大量的毒气，连在楼顶 50 英尺高空中飞行经过的麻雀都中毒坠地。第二天，《华盛顿邮报》周日版的头条便是"鹦鹉热恐慌席卷实验室"。[34]

麦科伊并不是唯一一个恐慌的人。那时，罗斯科·斯潘塞也正在东部四处搜寻血清。他带回华盛顿的血清被用来救治卫生实验室的人员。到了 4 月，包括阿姆斯特朗在内的所有实验室工作人员都康复了。然而其他人则没有那么幸运。斯托克斯注射了两次罗斯科带来的血清，但还是在 2 月 9 日离世（安德森死在前一天）。[35] 鹦鹉热的高致死率足以使任何患病的人恐慌：1929 年 11 月至 1930 年 5 月，美国有 33 人死于鹦鹉热。在 167 份性别已知的病例中，有 105 人——或者说约三分之二——是女性。[36] 另一个受害严重的国家是德国，共出现了 215 例患病，其中 45 人死亡。柏林动物园一度被迫关门闭户，以拒绝那些无路可走的鹦鹉饲主来为宠物寻求临时避难所。这场瘟疫总共波及约 15 个国家。到 1930 年 5 月疫情结束时，全世界共记载 800 例病例，平均死亡率达 15%。[37]

除阿姆斯特朗和麦科伊的团队之外，还有很多研究者也对鹦鹉热的突然出现感到迷惑不解，且未能找到诺卡尔所说的杆菌。很快，其他国家的研究人员也推定病原体必定是一种滤过性病毒，而诺卡尔应该是将其与导致伤寒的沙门氏菌弄混了。第一个成功证明这一点的是伦敦医院高级研究员塞缪尔·贝德森（Samuel Bedson）领导的团队。[38] 贝德森和同事捉取了导致人类患病的鹦鹉，将其肝脏和脾脏制成乳状悬液后用尚贝兰过滤器过滤，再将滤液注射到虎皮鹦鹉体内。结果，虎皮鹦鹉在 5 天内死亡。随后，贝德森的团队证实，每隔几天用同样的方法进行传代，病毒毒力会逐渐减弱。他的结论非常明确："导致鹦鹉发病的病原体是种病毒，无法在普通的细菌培养基上培养，而且它可以通过一些多孔的过滤器。"[39]

不久之后，纽约卫生局的研究员查尔斯·克鲁姆维德（Charles Krumwiede）证明，这种病毒很容易从长尾鹦鹉传染到小白鼠身上。由于患病小白鼠对人的传染性远低于鸟类，这一发现极大地促进了鹦鹉热的实验室研究。但克鲁姆维德还是感染上了疾病，被迫暂停研究，研究工作由托马斯·里弗斯接管。由于意识到鹦鹉热具有高度的传染性，里弗斯决定不给病毒任何可乘之机，要求团队全员穿着连体服，该装备连接有带玻璃护目镜的头盔和连袖的橡胶手套——这开启了实验防护的先河，逐渐演变为 60 年后生物安全四级实验室里研究埃博拉病毒和其他危险病原体的标准防护措施。里弗斯还证明了鹦鹉热可以传染给兔子、豚鼠和猴子。但在猴子身上，如果通过气管感染，仅会导致典型的肺炎。里弗斯认为这表明人类的主要感染途径是通过呼吸道，而非被鹦鹉抓伤或啄伤——这一观点很快被其他研究人员接纳。[40]

尽管鹦鹉热病毒超出了当时光学显微镜的可视范围，但卫生实验室的拉尔夫·利利（Ralph Lillie）、伦敦李斯特研究所的 A.C. 科尔斯（A. C. Coles）和位于德国达勒姆的罗伯特·科赫研究所的沃尔特·利文索尔（Walter Levinthal）都在死于鹦鹉热的患者的细胞质中发现了特殊的包涵体团簇。这些团簇被称为"利文索尔-科尔斯-利利小体"或"LCL 小体"，普通光学显微镜下即可见。这些小体会在细胞表面呈微集落出现，极大方便了鹦鹉热的诊断，也促进了凝集试验这一检验方法的产生。[41] 目前唯一还不确定的便是鹦鹉热的确切传播方式。处理生病或死去的鸟类当然是染病风险之一，但还有许多人仅仅是与生病的鹦鹉待在同一个房间或同一座房子就被传染了。甚至有些驻足宠物店的顾客、与病鸟同处一节火车车厢的行李搬运员也感染了疾病。这可不是宠物店店主或鸟类饲主希望听到的消息。许多人不肯相信鹦鹉或长尾鹦鹉会传染肺炎和类似伤寒的疾病，更拒绝接受鹦鹉热可通过空气从鸟传染给人。他们声称，如果真的如此，鹦鹉饲养员和宠物店的员工应该总在生病才对，但据鹦鹉经销商的情报来看，事实恰恰相反。在流行高峰期，新成立的美国鸟类经销商协会于纽约康莫多酒店举行的会议上宣称："若是鹦鹉热真能从鸟传染给人，时刻接触鸟类宠物的经销商们绝对会难逃一劫，但据我们目前所知，这种病例却是闻所未闻。"他们也不相信宠物主直接从进口鸟类身上染上鹦鹉热的报道，因为"那些把脸贴近新进口鸟儿的人，一定是被未经训练的鸟儿啄伤才染病的"。简而言之，鹦鹉热"恐慌"被归结为"巴尔的摩某个新闻人的过度想象"。[42]

鸟类经销商想要反击的行为是可以理解的。美国 6 家主要宠物经销商的总部都设在费城或纽约，他们每年会因胡佛的进口禁令损失 500 万美元。而且，从一些方面来看，他们也确实没错。在禁运令平息了进口鹦鹉导致的恐慌之后，外国鸟类不再是主要威胁。相反，那些家养的鸟类——后院鸟舍中饲养的鹦鹉和长尾鹦鹉——才是首要威胁，特别是在一年四季都适宜鸟类户外繁殖的南加利福尼亚。不过，这次发现危险的不是新闻人，而是一位曾在瑞士受过训练的动物病理学家。他的实验室就坐落在天气凉爽，雾气缭绕，可以俯瞰金门大桥的山顶附近。

* * *

1930 年夏天，当东海岸的科研人员专注于开发观察鹦鹉热病毒的工具和改良凝集试验时，卡尔·弗里德里希·迈耶正全心全意地研究着另一种疾病：马脑炎，这是一种感染南加州和其他西部州马类的神秘"昏睡病"。迈耶曾在巴塞尔和苏黎世读书，1909 年于南非考察时，他接触到多种以昆虫和节肢动物为媒介的动物疾病，从而对动物疾病产生了兴趣。那时他在阿诺德·泰累尔（Arnold Theiler，诺贝尔奖获得者马克斯·泰累尔*的父亲）领导的比勒陀利亚兽医细菌研究所担任研究助理。在那里，他首次阐明了导致东海岸热（East Coast Fever，一种蜱媒牛类疾病）的原虫的生活史。

---

* 马克斯·泰累尔（Max Theiler, 1899—1972），南非微生物学家，因研发出黄热病疫苗于 1951 年获诺贝尔生理学或医学奖。——译者注

不久之后，迈耶因感染疟疾而被迫返回欧洲，但他没有停留太久。1911 年，他获得了宾夕法尼亚大学兽医学院的教职。在那里，迈耶逐渐熟识了美国病理学和细菌学领域的领军人物，例如西奥博尔德·史密斯（Theobald Smith），他对得克萨斯牛热病的开创性研究引发了科学界对细菌理论和寄生虫感染作用的广泛反思；还有弗雷德里克·诺维（Frederick Novy），密歇根大学卫生实验室的主管，曾领导针对 1901 年旧金山腺鼠疫的官方调查。通过史密斯的引荐，迈耶还认识了洛克菲勒医学研究所所长西蒙·弗莱克斯纳。但迈耶并未打算在纽约工作，而是决定继续西进。加州大学伯克利分校提供的助理教授职位引起了他的兴趣，在那里他还有望进入旧金山新成立的胡珀医学研究基金会担任研究员。[43]

胡珀医学研究基金会设立在一所兽医学校旧址的三层砖楼中，坐落于帕纳塞斯高地（Parnassus Heights）的苏特罗山（Mount Sutro）上。1913 年，胡珀的遗孀用他 100 万美元的慷慨遗赠创建了该基金会，这是第一所附属于大学的私立医学研究机构。虽然弗莱克斯纳曾提醒迈耶，加入胡珀医学研究基金会就意味着"声名渐溺于太平洋中，因为美国的知识分子都扎堆在纽约方圆 100 英里之内"。然而，胡珀医学研究基金会为迈耶提供了在东部无法获得的学术自由。[44] 此外，如迈耶所说，他是个"典型的巴塞尔方脑袋"，固执得像头牛。*在与同事和其他科学家的交往中，这份顽固可能会

---

* "巴塞尔方脑袋"是当地俗语，形容人顽固，原文后半句字面意思为"顽固得有如莱茵河一样宽"，此处为意译处理。——译者注

给人留下傲慢的印象——而这样的印象因迈耶的一些特质而加深，如他的日耳曼血统、浓重的德国口音，以及对错误的毫不容忍——特别是当错误发生在他的实验室时。但在追踪和鉴明新的疾病病因这一点上，迈耶显然是致病微生物最不屈不挠的对手。在 1950 年《读者文摘》所刊登的特别致敬文章中，德克吕夫称赞当时已经 60 多岁的迈耶是"巴斯德以来最全能的微生物猎手"。在迈耶长达 30 年的职业生涯中，他协助消灭了在加利福尼亚奶牛群中传播的布鲁氏菌病，并证明肉毒杆菌——一种致命的食源性致病菌——是生命力极强的芽孢菌，广泛存在于美国各地的土壤中；他还阐释了美国西部的森林鼠疫是如何传播给地松鼠和其他野生啮齿动物的。简言之，德克吕夫称赞迈耶是一位"户外科学家，驻扎于常有户外突发事件的州……是世界微生物学界的大师"。[45]

历史没有记载迈耶对于德克吕夫对自己的热情称赞是感到高兴还是尴尬——20 世纪 60 年代，迈耶在接受采访时讲到，他的前妻怀疑德克吕夫是在"贬低"和"污蔑"他。[46] 不过，虽然德克吕夫生性嗜酒且反复无常，但他与迈耶的友谊保持了 30 多年。德克吕夫每年两次前往旧金山拜访迈耶，二人会一同前往塔玛佩斯山（Mount Tamalpais）徒步，安享独处时光，探讨最新的医学突破，议论细菌学同行们的八卦。[47]

作为塞拉俱乐部*的一员，迈耶对传染病研究的迷恋可以追溯

---

* 塞拉俱乐部（Sierra Club），又译为山岳协会、山脉社等，是美国一个著名的环境保护组织。——译者注

到他少年时代在瑞士阿尔卑斯山上的远足，在那里，他遇到了一些刚从印度瘟疫区返回的英国登山者，并与他们交谈。所以说，德克吕夫将他捕捉微生物的激情与他对探险和户外生活的热爱联系在一起是不无道理的。而当圣华金河河谷出现大范围马类传染病的消息传到胡珀医学研究基金会时，迈耶从实验室飞奔到现场进行调查的举动也就不足为奇了。[48] 在那里，他看到马群漫无目的地转着圈，或者东倒西歪。迈耶的兽医同事们认为马群的怪病是由肉毒杆菌导致的"草料中毒"。然而这场马瘟暴发在 6 月，并不是肉毒杆菌会作乱的时间。而且，实地探访过受害农场的兽医们发现，大部分患了这种时称"摇摆症"的马都是放养的，而非用青贮饲料或干草喂养。迈耶还在尸检中观察到，病马大脑中有炎症和多处微量出血导致的瘢痕，因此他怀疑神经损伤是由某种病毒引起的。可惜很不走运，在他给马匹做尸检的时候，病毒已经消失了。迈耶急需找到新近受感染的马，对其脑部进行检查。机会降临在那年夏天的晚些时候，当时，他的一位同事在默塞德（Merced）某处农场中找到了一匹病马。农场主不想与迈耶的实验扯上关系，因此迈耶用 20 美元贿赂了他妻子。当她发出信号暗示丈夫已经睡着时，迈耶便偷偷摸摸地溜进马厩，趁着夜色掩映挥刀砍下马头，火速塞进汽车后备厢，连夜疾驰赶回旧金山。一路上，马头还有一截露在外面。当日清晨，迈耶取出马的大脑，将其捣碎，并把所得物质注射到几只实验豚鼠体内。没过多久，豚鼠就开始出现身体震颤，随后缩成一团，或像猫一样弓着身子。4 天到 6 天后，这些豚鼠就死了。在兔子、猴子和马身上重复实验得到了相同的结果，之后，迈耶和同事们宣布他们分离出了一种新的滤过性病毒。几年之后，科研人员证实了迈耶的猜测，并弄清了病原体的虫媒生活史，病原体是一种病毒，可以引起马脑炎，由滋生于马厩附近水渠中的蚊子传播。[49]

　　尽管迈耶将大部分精力投入到了马脑炎的研究中，他仍然跟进着东部鹦鹉热的疫情，关注着阿姆斯特朗和麦科伊进行病毒传代实验的种种努力。但直到次年，他才有充分的机缘加入鹦鹉热研究，并开始关注受波及的饲鸟人。契机出现在 1931 年，三位年长的女士病故，她们都曾在临近感恩节时参加了位于内华达山脉草谷 (Grass Valley) 的咖啡俱乐部聚会。当地的医生们对她们的死因十分困惑，将其归因于伤寒、痢疾和"中毒性肺炎"等。然而，在翻看过医疗记录并得知聚会召集者的丈夫也在生病住院时，迈耶意识到病例的共同点在于聚会房间。他提示当地的卫生官员去检查那里是否有生病或死去的鹦鹉。这个直觉部分正确。虽然聚会地点没有鹦鹉，但在召集聚会的女士位于草谷的家中，这名卫生官员发现了一只鸟笼，笼中的一只虎皮鹦鹉尚且健康，但另有一只刚刚死去。迈耶随即让他将鸟尸取出，并和那只存活的同伴一起送到胡珀医学研究基金会的实验室。当晚 10 点左右，迈耶的同事们惊讶地看到，一名戴着面罩的司机将车停在他的实验室外。来者正是那名卫生官员，幸存的虎皮鹦鹉在他后座的笼子里叽叽喳喳地叫。"他惊魂甫定，生怕自己会被传染，"迈耶回忆道，"因为大家基本都知道了鹦鹉热会通过空气传播，极易传染。"[50]

　　迈耶认为这只鸟已经被感染了，为了验证自己的直觉，他进行了一项简单的暴露试验。他曾读到日本禾雀极易感染鹦鹉热，因此选取了一只健康禾雀作为研究对象，将其与幸存的虎皮鹦鹉放在同一个钟形罩内。两周到三周之内，这只禾雀就死了，而虎皮鹦鹉仍看上去"非常正常",并在继续散播大量病毒。当它被转移到干净的钟形罩,与另一只禾雀放在一起后,那只禾雀又病死了。[51] 迈耶最终于 1932 年 1 月 16 日处死了这只虎皮鹦鹉,将它的脾脏捣碎,注入实验小鼠身上,小鼠在 3 天到 4 天内也死了,这表明"病原体极其致命"。[52] 为了确定这一点,迈耶重复实验,每当禾雀死亡时就将虎皮鹦鹉取出,放入装有另一只禾雀的新钟形罩。如此进行了 6 个月之后,迈耶得到证据:是虎皮鹦鹉的干燥粪便传播了疾病。

同时,那位召集聚会的女士的丈夫也在 1931 年 1 月病故了。迈耶担心这次感染可能波及全州,便力促卫生部门发布新闻,公告此事。而公开宣传又引来了对相关可疑死亡事件的更多报告,包括远至南部特哈查比(Tehachapi)的长尾鹦鹉死亡事件。迈耶和助手伯尼斯·埃迪(Bernice Eddie)询问了挨家挨户兜售长尾鹦鹉的流动商贩,发现大多数鸟类都来自洛杉矶一带的后舍鸟棚。这些鸟场的主人大多是退伍军人,资金来自他们在大萧条期间的救济金。鸟类繁殖速度极快,这使饲鸟业成为一项低技术投入和高利润回报的行业。对于业余饲鸟人来说,只需准备木材、铁丝网和繁育箱即可。几周内,围栏中就会遍布雏鸟,或称"学步小鸟"。雏鸟非常受宠物主人欢迎,训练后的鸟儿会站在饲主的手指上拣食种子。因此,比起将它们养大,业余饲鸟人更乐意将它们快速出手。而事实也是如此,迈耶发现,在感恩节期间和圣诞节前期,鸟贩们走街串巷,将"爱情鸟"作为礼物推销给家庭主妇和寡妇。

迈耶号召全加州的宠物店将明显患病,或是最近因鹦鹉热住院的房主所接触过的鸟寄给他。没过多久,胡珀医学研究基金会就收到了来自北起圣罗莎(Santa Rosa),南至圣路易斯奥比斯波的各地的鸟儿。被送来的长尾鹦鹉乍看十分健康，但在检查它们的脾脏时，迈耶发现这些鸟的器官出现了肿胀，并有典型的鹦鹉热损伤痕迹。将捣碎的脾脏注入小鼠体内会导致小鼠患病，这使迈耶的想法得到了最终确证。而询问越多的鸟贩和宠物店主，迈耶和埃迪就越担心全加州的鸟类可能都是无症状的病毒携带者。在他们从帕萨迪纳获取到的 22 只鸟中，只有 9 只有肝脾肿大。而在一些饲养棚中，迈耶发现鸟儿明显处于生病状态，"非常虚弱，只能在地板上爬行"。[53]

迈耶担心后院鸟舍和专业饲养棚中的鸟类鹦鹉热携带率可能高达 40%，他警示道，加利福尼亚可能是一座巨大的病毒储存库。他力促卫生官员们采取行动。他尤其担心当加州长尾鹦鹉挤在集装箱中经航运跨越州界时，应激压力会导致它们排出病毒，再度引发瘟疫。换句话说，最需担心的不再是阿根廷鹦鹉了，加利福尼亚的鸟类才是现在的主要威胁。

在此之前，加州公共卫生局对鸟类养殖业的规模很不挂心，也从未意识到其对公众健康的影响。现在它忽然下令要对鹦鹉进行检疫，并实行跨州禁运。这在加州饲鸟人中引起了轩然大波。特别是前一年胡佛对进口鹦鹉的禁令强行压制了长尾鹦鹉的市场需求，东部的宠物店正越发地指望加利福尼亚能够填补市场空缺呢。饲鸟人和迈耶对市场的估值有一定分歧：前者认为会有 500 万美元；而后者认为只有 50 万美元。但毫无疑问，南加利福尼亚全年温和的地中海气候为鸟类繁育提供了理想条件，因而有超过 3 000 人以此谋生。建立对饲养棚和鸟类状况的监测体系十分必要，但这却是一个完全不受监管的行业，没人愿意承担责任。迈耶嗅到了其中的商机。20 世纪 20 年代，对肉毒杆菌的恐慌导致加州的沙丁鱼等罐头食品销量下滑，罐头厂商聘请迈耶来为加热消毒的方法出谋划策，并由此建立了一套安全程序，这套程序很快成了美国的业内标准。而此时，迈耶也为加州的饲鸟人们提供了一套类似的技术解决方案。

迈耶于 1932 年 3 月召开了发布会，将 125 名大户饲鸟人召集到洛杉矶的联合不动产大厦（Associated Realty Building）。会议开始时，先前与迈耶在洛杉矶肺鼠疫事件中合作过的州公共卫生局主任贾尔斯·波特医生向大家介绍了迈耶，称其为鹦鹉热研究的世界权威，还称其能够"证明鹦鹉热并不是一场小小的'惊吓'，而是……相当严重的问题"。迈耶以回顾 1930 年前对鹦鹉热的医学研究作为开场，随后展示了在此次疾病流行期间获得的证据，说明鹦鹉热病原体是一种滤过性病毒。他告诉饲鸟人，"关于鹦鹉热，目前可能流传着很多错误的'奇谈怪论'"，但有一项毋庸置疑，那就是鹦鹉热是一种"高传染性疾病"，能够以鸟类的粪便或黏液排出物为媒介，通过空气传染给人。卫生实验室的"悲惨经历"证明了这一点，仅仅是穿过附近有干燥排泄物的笼子的走廊，就有 9 人感染上了鹦鹉热。迈耶说："可能是风将笼子里的尘埃吹过了门下的缝隙，从而造成了人与病原体的接触。"随后，他简要介绍了自己在旧金山的调查结果。然后指着一张图表，直截了当地阐述了鸟类饲养场所存在的感染问题。

为避免争议，我们可以这样设想一下。目前我们拥有 100 只鸟，其中暴发了鹦鹉热。假定有 10 只鸟会死去，那么按理说找出这 10 只鸟就可以了。但不幸的是，问题通常没有这么简单，假定目前我们检查了这些鸟，发现 10 只患有鹦鹉热，还剩下 90 只没有症状。你可能会认为这 90 只鸟没有发病……它们是安全的。而我的回答是：错！大错特错！

困难就在这里。每个鸟棚都有一定比例的"携带者"，即那些脾脏有被感染的迹象但尚未发病或没有出现明显症状的鸟。这些看上去健康的鸟可能已经携带病毒 6 个月或更长时间，但并没有感染同一鸟棚中的其他鸟。然而，如果这些鸟暴露于寒冷的空气，或经历气候突变，那么它们就会"排出病毒"，感染同笼的鸟类。迈耶推测，雏鸟尤其容易受到传染。但危机还不止于此，"康复鸟"，即从感染中恢复的鸟，仍可能在 4 周到 6 周内继续排出病毒。可能只有以下的鸟类是安全的：具有遗传免疫力的鸟类、在先前流行期受过感染或曾在巢中暴露于病毒而获得免疫力的老鸟。

确定鸟群是否被感染的唯一方法是饲鸟人将其中的 10% 到 20% 提供给迈耶，让他检查是否存在潜在感染。通过这种方式，迈耶可以为那些没有疾病的鸟棚提供健康证明，使它们免于进一步的禁运或隔离。不过，迈耶预先警告说，对鸟类进行尸检是危险且昂贵的工作，因此他会向饲鸟人收取服务费，总共差不多要 1 万美元。

这种疾病在每个研究它的实验室都引发了鹦鹉热感染，可以说，为了解决问题，我们几乎是一只脚踩在坟墓里。我勇于承担责任，与你们合作。因此，我期望你们全心全意地配合；或者，我也可以放弃，反正冒死于鹦鹉热的风险并非我的职责所在。[54]

毫无意外，饲鸟人们对迈耶的提议犹豫不决，觉得他的要价过于高昂。他们试图说服卫生官员这些检测是不必要的，一旦鸟长到4个月大，就不再有患病风险。随后他们提议引入官方许可证制度。波特一开始拒绝让步，但饲鸟人们游说了州长，州长妥协并解除了禁运令。贸易在 1931 年夏天重启，长尾鹦鹉被从加利福尼亚运送至东部市场。迈耶担心鹦鹉热会卷土重来，一旦长尾鹦鹉到达纽约经销商的手中，就没人能预料会有多少鸟群被感染，或下一个鹦鹉热病毒携带者将会出现在哪个州或哪个国家。到 1931 年年底，加州的"爱情鸟"已被运送到美国的每一个州。它们在威斯康星和明尼苏达的乡村集市作为抽奖奖品，大受欢迎。紧接着，1932 年 9 月 22 日，一位来自爱达荷州的参议员的妻子威廉·E. 博拉（William E. Borah）夫人在位于州府博伊西的家中罹患重病。她的医生调查发现，她是一位长尾鹦鹉收藏爱好者，最近刚从加利福尼亚收购了一群"爱情鸟"。由于怀疑她患上了鹦鹉热，她的丈夫立即发电报给华盛顿特区请求抗体血清。而正是这一事件，开启了卫生史上又一篇非凡的华章。

* * *

在麦科伊熏蒸卫生实验室北楼两个月后，国会通过了一项法案，将卫生实验室更名为美国国立卫生研究院（National Institute of Health，简称 NIH），并为生物和医学问题的基础研究提供经费。该法案被称为"兰德塞尔法案"(Randsell Act),以来自路易斯安那州的民主党参议员 E. 兰德塞尔(E. Randsell)的名字命名。这可以看作对公共卫生局调查鹦鹉热的行动及其研究团队表现出的英雄主义的奖励,也标志着美国对国家资助医学研究的态度发生了颠覆性的转变。*不幸的是,当参议员博拉的请求到达麦科伊的办公桌上时,美国国立卫生研究院的血清已经耗尽。当此关头,阿姆斯特朗主动请缨,表示自愿提供血清。他已经完全康复了,血液中可能仍有抗体,为什么不好好利用呢?阿姆斯特朗的私人医生为他抽血,连夜分离出血清。由于患者的情况迫在眉睫,没有时间检查血清是否无菌,就直接将它送上了候命的飞机。救命航班的消息引起了媒体轰动:在接下来的每一个小时,美联社以及各种全国性和地方性的报纸都在跟踪报道,追踪血清从华盛顿特区到爱达荷州博伊西的行程。博拉夫人当时已奄奄一息,医生们怀疑使用血清可能也无济于事,但毕竟值得一试。医生一次性将所有 12 盎司†的血清输入她体内。5 天后,博拉夫人开始出现好转迹象。1933 年 2 月,她已经大为康复,能够亲自前往华盛顿。国立卫生研究院是她的第一站。"我专程来感谢您的救命之恩,"她对阿姆斯特朗说,"我的血管中还流淌着您的血液呢。"[55]

博拉夫人的康复对国立卫生研究院来说是好消息,但对于加利

---

* 促成此事的还有 1928—1929 年的大流感(1918 年大流感之后最严重的一次流感暴发),以及期望用专业知识来解决医学难题的化学家们。1948 年,研究所的名称更改为了复数形式(National Institutes of Health)。——原注

† 1 盎司 ≈28.3 克。——译者注

福尼亚州的鸟类饲养者来说却如天降噩耗。妻子甫一康复，参议员博拉便力劝胡佛总统恢复禁运——但这次的对象不再是阿根廷的鸟类，而是加利福尼亚的。胡佛将这个请求转批公共卫生局，敦促卡明发布禁令，阻止跨州贩运来自加利福尼亚州的长尾鹦鹉。不过卡明表示，如果加州能找到方法证明来自该州的鸟类没有患鹦鹉热，他也可以网开一面。前一年的 3 月，饲鸟人们还在尽其所能地避免鸟类检疫，但现在，随着禁运令的出现，他们被挡在了利润丰厚的东部市场之外，只好转而接受迈耶的提议。

到 1933 年，迈耶和埃迪共检查了 66 个鸟舍和其中近 2 000 只"爱情鸟"。他们发现，在饲主认为是健康的鸟中，有 10% 到 90% 可能是鹦鹉热病毒的潜在携带者。不过他们也观察到，虽然许多鸟儿有"明显的慢性持续感染"，但它们没有传染相邻围栏中的长尾鹦鹉。饲鸟人宣称鸟儿们从未患病，事实却恰恰相反。迈耶和埃迪发现许多鸟体内都存在鹦鹉热抗体，这表明它们之前曾暴露于病毒，罹患轻度感染，只是被误判为健康。人的感染风险主要来自处理死禽或直接接触病鸟的鼻涕与排泄物，再或被咬伤。但偶尔，仅吸入干燥的粪便粉末就会造成传染。迈耶发现干燥的粪便粉末是高致病性的气溶胶，当鸟类焦躁不安，扇动翅膀时，就会把粪便粉末吹散到一大片区域。此时，周围空气中就会"充满了病毒，威胁着任何吸入它的人"。[56] 因此，迈耶和埃迪警告说，鸟类饲养员、宠物商店店主，以及与"爱情鸟"有密切接触的人，会是感染鹦鹉热的高危人群。

迈耶和埃迪还发现，只需在病禽的脾脏涂片上加入适当的染色剂，就能轻易地在显微镜载玻片上观察到鹦鹉热的"LCL 小体"。

除此之外，鸟类样本的脾脏大小是粗略估算鸟棚中潜在感染规模的简易指标。这一点在小鼠注射实验中尤为明显：相较于 7~10 毫米的脾脏，3~5 毫米的中等大小的脾脏更可能引起"典型的、急性致命的或者潜伏的"疾病。迈耶和埃迪还发现，与已长出冠羽的成年鸟相比，雏鸟的脾脏比例更大（6 毫米或更大）。这表明长尾鹦鹉通常在发育早期感染鹦鹉热，而在那些长出冠羽的成年鸟体内，增大但未感染的脾脏是幼年时曾感染过鹦鹉热的证据。由此他们得出明确结论："一般来说，较于'长出冠羽'的成年鸟，'未长出冠羽的'雏鸟是更常见的病毒携带者。"[57] 因而可以清楚地推知：需要观察鸟类成长到至少 4 个月大，才能确定它们是否已经脱离感染状态，不再具有传播病原体的风险。

到 1934 年，迈耶和埃迪已经检测了近 3 万只长尾鹦鹉，并确认了 185 家加利福尼亚州的鸟舍里没有鹦鹉热。这个项目为胡珀医学研究基金会带来了可观的收入，迈耶很快就将这笔资金用于对其他科学问题的研究。他不仅是一位细菌学家和兽医病理学家，还自认是一位生物学家和初出茅庐的生态学家。虽然他的科学训练承袭自德国学术传统，但到了 20 世纪 30 年代，他已经对细菌学只关注微生物的狭隘视角越发不满。在思考潜伏感染的现象时，他逐渐被"宿主"和"寄生生物"间的相互作用，以及更为宏观的病原体毒力和疾病免疫力之间关系的演进所吸引。迈耶尤其想探究野生长尾鹦鹉是否像圈养鸟类一样对鹦鹉热易感。为了追寻答案，他雇用了一名太平洋航线邮轮上的理发师，让他带回了 200 只生活在澳大利亚丛林中的野生长尾鹦鹉。由于之前从未有澳大利亚长尾鹦鹉感染鹦鹉热的报道，迈耶猜想这些鸟对鹦鹉热病毒具有高度易感性，很适合进行暴露与免疫的比较试验。但令他震惊的是，在隔离澳大利亚长尾鹦鹉的 4 周内，仅有一只死掉了。经检查，这只鸟的脾脏呈现出与加州鸟类相同的病变。然而，当迈耶让澳大利亚长尾鹦鹉与加州的长尾鹦鹉（其中半数有潜伏感染）自由交配时，他有了更为重要的发现：没有一只澳大利亚长尾鹦鹉死于鹦鹉热，进行尸检时也没有从它们的脾脏中检测到病毒。

接下来的事件可以看作迈耶动用国际科学网络的一个例子。在发现上述异常情况后，迈耶立即与澳大利亚病毒研究员弗兰克·麦克法兰·伯内特分享了结果，提议伯内特着手进行一项相应研究。在研究中，伯内特发现鹦鹉热是澳大利亚野生长尾鹦鹉的地方性疾病，可能"几个世纪以来一直都在澳大利亚鹦鹉中流行"。[58] 伯内特推测，引起 1931 年加州鹦鹉热的很可能不是阿根廷鹦鹉，而是日本商人带去的澳大利亚鹦鹉和澳大利亚长尾鹦鹉。在给迈耶的信中，伯内特解释道，在野外，幼鸟通常会在巢中感染病毒，而局限的封闭空间所导致的应激压力可能会使这种自然的、轻微的感染暴发，导致鸟类丧失获得性免疫力并排出病毒。通过询问进口鸟商，迈耶还发现，在航运中，野生放养的鸟类与未染病的鸟类常常被混放在一起，从而极大地促进了病毒的传播。他由此得出结论：虽然在野外条件下，这些病毒与禽类宿主已经彼此高度适应，但船运和加州鸟舍的封闭空间却极大地增加了鹦鹉热病毒的毒力，"打破了病毒与宿主之间的平衡，从而促进了病毒的传播"——正因为如此，原本是地方性动物病的鹦鹉热，在 20 世纪 30 年代早期的加利福尼亚州演变为鸟类和人类共患的瘟疫。[59]

* * *

如今，鹦鹉热不再是一种紧迫的健康威胁，而且已经淡出了公众视野。这在很大程度上要归功于迈耶。在 1948 年金霉素问世之后，迈耶与当时美国最大的生产鸟食碾磨种子的哈茨山分销公司（Hartz Mountain Distribution Company）接洽，开发出了一系列药用小米。到 20 世纪 50 年代中期，另一种使用起来很方便的抗生素——口服四环素——也上市了，同时，使用金霉素浸渍种子已经成为饲鸟业的标准行业操作。诚然，鹦鹉热仍然偶有发生，但往往是在火鸡饲养农场或禽肉加工厂。在这些地方，被鹦鹉热感染一直是一种职业风险。不过在大多数情况下，只需要一个标准疗程的四环素治疗，就可以使患病员工恢复健康并消除鸟群感染。[60]

遗憾的是，直到今天，还有一些饲鸟人像 20 世纪 30 年代那样，拒绝相信他们的鸟群存在潜伏的鹦鹉热感染。他们稀释浸渍鸟食种子的抗生素溶液的浓度，或私自缩减抗生素溶液浸渍的时间，导致国内鸟群中的鹦鹉热亚临床感染持续存在。若将这些鸟运至宠物商店，并与经过检疫的进口鸟类混养，就有可能造成鹦鹉热病原体传播并引发新一轮的疫情暴发。1930 年的大流行带给我们最重要的教训就是：进口鸟类只是替罪羊，罪魁祸首仍是加州鸟舍中饲养的本土雏鸟。一旦明白了这一点，鹦鹉和长尾鹦鹉就不再是恐惧和歇斯底里的来源，控制鹦鹉热也在很大程度上成为一个兽医学问题。但话说回来，如果不是阿根廷的鹦鹉引发了全球同步的瘟疫及相伴的新闻报道，也许没人会注意到特殊的肺炎死亡病例，诺卡尔的错误观点——鹦鹉热是某种沙门氏菌所致——也会需要更长时间才能被纠正。

在 20 世纪下半叶，由于一些鲜为人知或曾被忽视的病原体又开始引发新的瘟疫恐慌，此次事件的另一个教训变得越发珍贵。在自然状态下，鹦鹉和长尾鹦鹉对人类的威胁不大。诚然，在亚马孙雨林或澳大利亚丛林深处，可能偶有大范围的鸟类死亡，但用伯内特的话来说，鹦鹉热"本质上并不是一种传染性很强的疾病"。相反，他认为鹦鹉热病毒的主要功能，是将对于其所占据的生态位 * 来说过量或过密的野生鸟类种群调整到平衡状态。当长尾鹦鹉被关在过度拥挤的板条箱中时，物种与生态的秩序就被破坏了，这为病毒的繁殖以及向人类传播创造了理想条件。伯内特根据其对 1935 年墨尔本鹦鹉热暴发的观察，这样讲道："几乎可以确定，在野外自然环境中的凤头鹦鹉永远不会出现感染症状，而在封闭、拥挤、肮脏且缺乏运动和日照的人工环境中，所有潜伏感染被激活都只是时间问题。"[61]

到了 20 世纪 40 年代，伯内特担心这种病毒激活事件会越来越普遍。人口过剩，再加上国际商贸和飞机出行的发展，都以不可预测的新方式干扰着自然生态，导致黄热病等动物媒介传染病的剧烈暴发。在一个万事万物在生物学意义上都紧密联系的世界，人类与寄生微生物之间理论上应当形成一种"实际平衡"，但伯内特警示道："人类……生活在一个不断被自己的行为所改变的环境中，几

---

* 生态位，指特定生态系统中一个种群生存所需的生境最小阈值，包括其在时间、空间上占据的位置，以及与环境资源、竞争者之间的互动关系。——译者注

乎鲜有哪种人类疾病达到了这样的平衡。"

迈耶也担心快速发展的经济和工业变革正在破坏人与微生物之间的平衡。不过对于鹦鹉热事件，他径直将责任归咎于鸟类饲养者。即便这种疾病已经夺去了巴尔的摩和华盛顿多名宠物主与医学研究人员的生命，这些饲养者仍然顽固地坚称鹦鹉不存在威胁。但也许，最重要的因素还是美国消费者群体对"爱情鸟"的广泛喜爱。州际贸易丰厚的利润促使流动商贩挨家挨户地向寡妇和家庭主妇们兜售长尾鹦鹉。在 1930 年，要想使人相信这些乖巧的美国鸟儿就像特洛伊木马，这简直匪夷所思。人们更愿意将罪过推给那些长着绿色羽毛的南半球来客。

THE "PHILLY KILLER"

第四章

"费城杀手"

"这次暴发……呈现出诸多不常见且复杂的特点……
我们曾期待当代科学战无不胜，可以使所有困难迎刃而解，
然而现实却与理想背道而驰。"

——大卫·J.森瑟尔
美国疾病控制和预防中心主任
1976年11月24日于亚特兰大

在核桃大街（Walnut Street）和宽街南段（South Broad Street，现在被费城人称作"艺术大道"）的交叉口，坐落着凯悦（Hyatt）大酒店——一座设施齐全的现代化商业酒店。它宽敞的客房摆着作为招牌的"双垫层"床垫*，俯瞰中心城区的餐厅位于 19 层，铺设着木地板，堪称现代奢华与古典魅力的结晶。从宽街踏入酒店大堂，踱步走过锃亮的地板来到前台，抬头看看那光彩夺目的大吊灯，或是在旋转楼梯上，触摸那用大理石与铁纯手工打造的、品味高雅的扶手，你就会被这里随处散发的魅力所吸引。如果你不在意装潢，而是要为重要事务寻找洽谈场地，酒店会为你提供最先进的会议

---

* "双垫层"床垫（"pillow top" mattresses），又译作"枕头床垫"，是在床垫的最上面又缝制了一层软垫层，可增加舒适度。由于软垫层又高又厚，与床垫分离，看上去像是枕头，故称枕头床垫。——译者注

室，此外还有一条室内慢跑步道、一个标准长度的游泳池，以及一个占地9.3万平方英尺的运动俱乐部。过敏体质和有洁癖的宾客还可以选择一尘不染的"低敏"客房，房间内置了高科技的空气净化系统，能够过滤空气中的过敏原和刺激物。一如酒店在广告中所标榜的："凯悦**纯净**客房，尽享舒适睡眠。"[1]

不过，酒店的网站上没有提及这栋建筑最为著名的往事——至少在费城婴儿潮一代人的心中，那段记忆难以磨灭。1976年，在当时名为"贝尔维尤-斯特拉福德"（Bellevue-Stratford）的这家酒店里，暴发了历史上最为棘手的传染病之一。而暴发的源头就藏在它的空调与冷却水系统之中。

"军团病"事件开端于当年7月21日，星期三。那时，2 300名美国退伍军人协会（American Legion，又译为"美国军团"）宾夕法尼亚州分部的代表携家属（共计4 500人左右）来到贝尔维尤-斯特拉福德大酒店，举行为期4天的年会。是夏，正值美国独立两百周年纪念，老兵们——许多是二战和朝鲜战争的退伍军人——正准备来一场时兴的派对。负责年会主持与招待的是美国退伍军人协会在该州的助理爱德华·霍克（Edward Hoak），经过他的讨价还价，老兵们拿到了500美元的折扣房价，能负担的成员随即入住于此。

贝尔维尤-斯特拉福德大酒店的前身是位于斯特拉福德大街与宽街交叉口西南角的斯特拉福德酒店和西北角的贝尔维尤酒店。历经了耗时两年、斥资800万美元（约值今天的2 000万美元）的改建之后，贝尔维尤-斯特拉福德大酒店于1904年开业迎宾。它号称全国最奢华的酒店，采用法国文艺复兴风格设计，拥有当时全美最奢华的宴会厅，以及 4 个餐厅和 1 000 间客房，其照明设施出自托马斯·爱迪生之手。20 世纪 20 年代，这座被称为"宽街老贵妇"的酒店成了费城社交界的宝地，不论是社会名流、皇室成员，还是州府领导，都偏爱光顾此地。这里接待过的名人包括马克·吐温、鲁德亚德·吉卜林、罗马尼亚的玛丽王后，以及约翰·J.潘兴上将等。西奥多·罗斯福及之后的历届美国总统也爱来此小住。1963 年 10 月，约翰·肯尼迪遇刺前的一个月亦曾流连于此。然而到了 20 世纪 70 年代，贝尔维尤-斯特拉福德大酒店已开始没落，不得不与其他新兴的连锁奢侈酒店展开竞争。就拿退伍军人协会聚会一事来说，虽然经霍克协商拿到了折扣价，但许多代表仍认为这里的饮食定价偏高。他们还抱怨酒店活动室的空调系统不合格，以及服务人员"态度傲慢"。[2]

那些住不起贝尔维尤-斯特拉福德大酒店的人选择了附近的本·富兰克林酒店和商业区其他较便宜的旅馆。不过，几乎所有人都造访了贝尔维尤-斯特拉福德大酒店的大堂，以登记信息并参加大会的主要活动。从第一天在精英实业家俱乐部（Keystone Go-Getter Club）的早餐，到最后一晚的指挥官独立两百周年纪念舞会（Commander's Bicentennial Ball），所有活动都在贝尔维尤-斯特拉福德大酒店举行。与会者及家属很快就熟悉了酒店的酒吧与活动室。老兵们喜欢在兴头上喝上一杯，特别是那个星期费城气温高达 32.2℃，酒店活动室很快就挤满了来解渴和消暑的与会代表们。为节省花销，霍克让代表们自带酒水小吃，但对于不堪重负的空调系统和短缺的冰块库存，他也无能为力。

一周之后，霍克前往宾夕法尼亚州的马纳镇（Manor）。这个小镇距离宾州州府哈里斯堡 200 英里，霍克去那里的 472 号退伍军人协会站*，参加新军官的入职宣誓仪式。在那里，他收到消息称，老兵们聚会后出现了比宿醉严重得多的问题：与会者中已有 6 人病倒，其中 1 人死亡。当霍克回到位于哈里斯堡附近的家中时，更坏的消息在信箱中等待他。写信者是他一位亲密同事的妻子，她在信中说，她的丈夫得了肺炎，且救治措施未见成效。几小时之后，霍克的秘书将他这位同事的死讯告诉了他。随后，霍克致电他在钱伯斯堡（Chambersburg）的助理副官，想派他去处理一件事，却得知这位助理副官正在宾州中南部圣托马斯镇参加 612 号退伍军人协会站当选指挥官查尔斯·张伯伦（Charles Chamberlain）的葬礼，后者在聚会后不久突然离世。霍克又打电话给在威廉斯波特（Williamsport）的前任州退伍军人协会指挥官，汇报这两起死亡事件，却得知那里还有 6 名其他与会成员因重病住进了当地医院。理论上来说，这也不算太过不可思议。毕竟退伍军人协会的老兵都上了年纪，许多都是有潜在健康问题的烟枪酒鬼。但是短短一周之内就有 2 人死亡，6 人住院，霍克还是觉得不太对劲。他进一步致电调查，发现全州各处的与会代表皆有染病，心中不禁警铃大作。[3]

在那个周末，并不只有霍克一人关注此事。7 月 31 日的那个周六，费城急性传染病防治中心主任罗伯特·萨拉尔（Robert Sharrar）接到了卡莱尔（Carlisle）镇一名内科医生的电话。这名医生报告说他接治了一名刚参加过退伍军人协会聚会的患者，这个人

---

* 美国退伍军人协会站（Post）是该协会的最基层组织。——译者注

高热不退，并伴有频繁干咳；胸片显示其右下肺叶出现了支气管肺炎。萨拉尔回复说可能是支原体肺炎，建议给病人抽血，等周一州实验室上班后送去化验。与此同时，他还建议给患者用快速起效的抗生素。当萨拉尔打算结束对话时，医生又追问他是否知道过去几天费城出现的其他肺炎病例，萨拉尔对此并不知情。于是医生继续说，他听闻宾州西北的刘易斯堡（Lewisburg）已有一名患者死于肺炎。萨拉尔立刻致电刘易斯堡医院，要求转接住院病理医师，后者告知他死者是名退伍老兵，死亡原因是"急性病毒性……出血性肺炎"。[4]

在费城这种规模的城市，出现两起肺炎病例不足为奇——夏天里，平均每周都有 20~30 名患者死于肺炎。不过，这两起病例还是引起了萨拉尔的深思。当年 2 月，位于费城东北 35 英里处的新泽西迪克斯堡（Fort Dix）美军基地分离出了一种新型猪流感病毒株。流感夺走了一名年轻二等兵的性命，并造成多名士兵染病。实验显示该病毒株与导致了致命的西班牙流感的 HINI 病毒具有密切亲缘关系。位于亚特兰大的疾病控制和预防中心的主任大卫·J. 森瑟尔（David J. Sencer）担心迪克斯堡的疫情可能预示着一轮新的疾病流行，因此敦促执政的福特政府为全体美国人制备疫苗。作为一名在疾病控制和预防中心受过训练的流行病学家，萨拉尔完全支持森瑟尔的提议，他下决心要保证费城人能第一批接种上疫苗。可是，森瑟尔需要等待国会通过给行政部门的 1 亿 3 400 万美元的财政预算，还得静待华盛顿的政客们同意给疫苗制造商提供保险（用于负担疫苗不良反应的可能风险）。

＊ ＊ ＊

在维多利亚时代晚期及爱德华时代，肺炎可谓是除结核病以外最可怕的疾病，常常会夺去患者的性命，对于老年人和免疫力较弱的人群来说尤其危险。在抗生素出现之前，大叶性肺炎造成的死亡人数约占美国全部死亡人数的四分之一。

1927年，纽约洛克菲勒医学研究所埃弗里实验室的迪博＊发现了一种能够分解肺炎球菌多糖荚膜的酶，在这种酶的帮助下，免疫系统的吞噬作用可消灭肺炎球菌。20世纪30年代，科学家又成功分离出了第一种磺胺类药物。有了这两项进展，肺炎的治疗效果和生存率逐渐提升。之后，伴随着40年代晚期青霉素的广泛应用，50年代诸如红霉素、多西环素等新型抗生素的发现，再加上医院呼吸科的技术进步，肺炎的治疗与康复措施都有了长足发展。到了70年代早期，医院的肺炎死亡率已降至5%左右，与我们当下相同。[5]于是，年轻的医学科学家们不再热衷于关注肺炎。研究者们相信"征服传染病"的时代即将来临，便将精力转移到了与遗传条件和现代生活方式相关的癌症和慢性病上。[6]

但费城的肺炎暴发揭示了这一信念的谬误。虽然大部分细菌性肺炎是肺炎球菌作祟，但其他一些常见病原体也可能导致肺炎症状，如耶氏鼠疫杆菌、鹦鹉热衣原体等。另一些导致非典型肺炎的常见病原体包括流感嗜血杆菌（普法伊费尔认为它是俄罗斯流感和

＊　迪博即前文中提到的勒内·迪博。——译者注

西班牙流感的罪魁祸首）和肺炎支原体（一种大小介于细菌和病毒之间的微生物）。此外，还有几次肺炎暴发未能确定病原体，包括1965 年华盛顿特区圣伊丽莎白精神病院 14 人死于肺炎的事件，以及密歇根州庞蒂亚克市（Pontiac）某座卫生部门大楼的突发传染病事件等。后者被称为"庞蒂亚克热"，引发了有流感样症状的疾病，击倒了大楼中 144 名员工及到访者，其中甚至包括一支疾病控制和预防中心的调查小队。尽管这次事件中没有出现人员死亡，也没有关于肺炎病例的记录，但研究发现，当把取自大楼空调冷凝系统中未经过滤的水制成气溶胶，并将实验豚鼠暴露于其中后，豚鼠出现了结节性肺炎，这说明水中存在细菌大小的传染性病原体。不幸的是，从水中和从豚鼠肺部组织中培养病原体的努力均告失败，这令疾病控制和预防中心的人员深感挫败。故而，流行病学家们虽然知悉庞蒂亚克市和圣伊丽莎白医院的事件，却没有做书面记录；[7] 相反，迪克斯堡的猪流感事件则人尽皆知——事件在当时引发了大恐慌，报纸上满是关于政府疫苗计划的新闻。也许正是出于这个原因，8 月 2 日，费城退伍军人管理处诊所的一名内科医生致电疾病控制和预防中心总部，请求联络国家流感防疫项目组的人。请求被转接给了流行病情报服务处（Epidemic Intelligence Service，简称 EIS）年轻的调查员罗伯特·克雷文（Robert Craven）及其同事菲尔·格雷提斯（Phil Graitcer）。当时，为应对可能出现的全国范围的猪流感，疾病控制和预防中心在 A 号礼堂设立了"作战指挥室"，而这两个人就在指挥室工作。这位内科医生为他们带来了残酷的消息：周末，4 名在他诊所就医的老兵死于肺炎，他们都曾参加过费城的那次集会。此外，还有大约 26 名与会者表现出"发热性呼吸道疾病"[8] 的征象。

一开始，克雷文和格雷提斯对这份报告不屑一顾。这样一大群老年人集会，有 4 个人死于肺炎并不奇怪。然而在一个小时之内，疾病控制和预防中心又接到了更多来自宾州医生和卫生官员的电话，报告相似的情况。上午刚刚过去一半，肺炎死亡病例已达 11 例。这就有些不正常了。他们的另一位同事，流行病情报服务处年轻的调查员吉姆·比彻姆（Jim Beecham）最近刚被派任到哈里斯堡的宾州卫生部总部。在和比彻姆通电话时，克雷文得知上午早些时候，霍克发布了一项声明，说他的部下至少有 8 人死亡，另有 30 名曾参加聚会的老兵出现了"神秘的病症"。记者们怀疑这与猪流感有关。

流感通常有 1~4 天的潜伏期，即使是最健康的成年人，在患病后 5~7 天也会具有传染性。如果老兵们是在费城集会期间感染了猪流感，那么第一起病例应当在 7 月 28 日左右出现，同时意味着卫生官员们会在 8 月第一周面临第二轮疫情。但事实真的如此吗？这就是人们一直在担忧的猪流感暴发吗？没有人能确定。流言蜚语不断散播，而制药公司仍需数月才能生产出足够多的疫苗，疾病控制和预防中心必须迅速应对。不说别的，大卫·J. 森瑟尔的声望可是牵系于此。

调查疫情的任务落在大卫·弗雷泽（David Fraser）身上。他当时 32 岁，毕业于哈佛大学医学院，长得特别像鲍比·肯尼迪*。弗雷

---

* 鲍比·肯尼迪，即罗伯特·弗朗西斯·肯尼迪（Robert Francis Kennedy, 1925—1968），第 35 任美国总统约翰·肯尼迪的弟弟，曾任美国总检察长，于 1968 年 6 月 5 日遇刺身亡。——译者注

泽近期刚被任命为疾病控制和预防中心特殊病原体分部的负责人，并且被认为日后有望成为中心的主任。从猪流感作战指挥室向上爬 5 楼，就能到达弗雷泽的小型无窗办公室。他拥有一支训练有素的流行病学家小队，成员中有一批刚从流行病情报服务处出师的研究人员。流行病情报服务处成立于 1951 年，旨在预警防范生物战争，是疾病控制和预防中心建立的疾病侦测精英团队。服务处有能力调查世界各个角落的疫情并以此为荣，因此其标志是一只踏在地球上的穿破的鞋底。每年都有 250~300 人申请流行病情报服务处为期两年的集训，最终只有 75 人能通过选拔。申请人来自医学的各个领域，包括临床医生、兽医、病原学家、护士、牙医等。培训重点包括应用流行病学、生物统计学，以及疫情调查管理，尤其注重研究既往病例和绘制"行列表"，以显示病例的细节及传染病的时空分布。此外，受训者还将学习如何收集病理与血清样本。

追随建立者亚历山大·D. 兰米尔（Alexander D. Langmuir）的愿景，流行病情报服务处强调在工作中学习。如同兰米尔回答采访时所说，他最喜欢将申请者"丢下水"，检验他们是否会游泳；如果不会，他很乐意"扔给他们救生圈，拉他们上岸，然后再将他们丢下去"。[9] 简言之，从流行病情报服务处出师的人面对疫情时将会一往无前，直到真相水落石出。例如，在几年前，弗雷泽协助解决了塞拉利昂一次拉沙热*暴发之谜。他们走村串户，捕捉啮齿动物，

---

* 拉沙热由拉沙病毒引起，主要经啮齿动物传播的一种急性传染病，主要流行于尼日利亚、利比亚、塞拉利昂、几内亚等西非国家。——译者注

找寻推定的病毒储存宿主，最终锁定了当地的一种褐家鼠。其间，弗雷泽的一位同事差点殉职。森瑟尔选择弗雷泽的另一个原因是看上了他卓越的交际能力。森瑟尔知道，当弗雷泽抵达宾州州府哈里斯堡，而当地卫生官员得知疾病控制和预防中心要插手此事时，弗雷泽的这项特长能派上用场。

面对暴发的疫情，流行病学家要做的第一件事便是拟定一份行之有效的病例定义，以明确诊断。其次是对比患病人群与相应的未患病人群（又叫作"对照组"）的暴露频率。之后才能判断患病病例是否构成了流行病。弗雷泽在 8 月 3 日动身前往哈里斯堡，他知悉已有 100 起疑似病例，其中有 19 人死亡，且所有病例都与参加费城集会的老兵有关。然而，这种相关性也可能只是一种巧合：美国退伍军人协会是个成员联系紧密的组织，有着高效的通信网络，因此协会中发生的事件自然会在第一时间引起关注。更何况，媒体已经对这次暴发给予了高度关注，这可能会进一步影响报告的准确性。为确定宾州是否真的发生了疫病流行，弗雷泽需要知道在这段时间里是否还有其他群体或个人得了肺炎，以及这些人是否去过费城或其他什么地方。他还需要统计共有多少老兵及家属出席了聚会，以明确总体人数从而来计算发病率。理想状况下，他还需要获取所有患者的姓名、年龄和住址，如果患者是退伍军人协会的人，那么还需要知道他们参加聚会的日期和所住酒店。这份情报表还要包括主要的医疗与病理信息，如患者的发病日期、死者的死亡原因等。这显然是个大工程，为此，30 名流行病情报服务处的成员分赴宾州各地，询问患者家属，或前往住院患者的治疗机构进行调查。疾病控制和预防中心对调查成果满怀期待，于 8 月 2 日将克雷

文、格雷提斯和一位刚出师的流行病情报服务处调查员西奥多·蔡
（Theodore Tsai）分别派往匹兹堡、费城和哈里斯堡。此外，还有
两位新的调查员前来加入弗雷泽在哈里斯堡的调查团队，他们是大
卫·海曼（David Heymann）——未来的世界卫生组织分管新型传
染病的主管，以及斯蒂芬·撒克（Stephen Thacker）——日后将成
为美国公共卫生局的助理总医官。

　　另一个高优先级的任务是确定这场暴发是否为猪流感。这主要
由格雷提斯负责，他需要与州实验室保持联络，将患者的咽漱液和
血清送往位于亚特兰大的疾病控制和预防中心的实验室。在那里，
专家团队将测试血清是否与 2 月在迪克斯堡分离出的 H1N1 型猪流
感病毒（代号"A/ 新泽西 /76"）出现交叉反应。同时，疾病控制
和预防中心的技术员们着手进行抗原实验，以测试病原体是否为当
时在北半球流行最广的流感病毒株——代号为"A/ 维多利亚 /75"
的 H3N2 型病毒，或是其他与肺炎相关的常见病原体。

　　在抵达哈里斯堡的 48 小时内，弗雷泽就回答了第一个问题：
这次疫情不是猪流感。在 72 小时内，技术人员又排除了"A/ 新泽
西 /76"和"A/ 维多利亚 /75"两型病毒的可能性。现在还剩下其
他几个可疑对象。首先就是鹦鹉热衣原体，或者是引起 Q 热的伯
纳特立克次氏体，后者可引起牛、绵羊、山羊发病，也会导致人患
肺炎。一个较小的可能是组织胞浆菌（*Histoplasma*）——一种可通
过鸟类和蝙蝠传染的真菌。弗雷泽明白，若要将这些可能的病原体
都检验一遍，需要花费数周甚至几个月的时间，其间还要冷静细心
地收集包括贝尔维尤酒店的灰尘与水源在内的其他证据，检验病故
老兵的病理样本等。然而当他造访宾州卫生局局长伦纳德·巴克曼

（Leonard Bachmann）及其首席流行病学专家威廉·帕金（William Parkin）的办公室时，弗雷泽发现这里的气氛很难让人冷静。办公室里电话响个不停，致电者都无比恐慌。同时，隔壁新闻发布厅的记者们追问着这场疫情暴发背后是否存在更凶险的阴谋，譬如某群激进派反战分子针对美国独立二百周年纪念日的蓄意投毒；或是给杰拉尔德·福特总统的警告，谴责他两年前赦免了理查德·尼克松在水门事件中所涉的罪行。记者们的联想情有可原。费城市长弗兰克·里佐（Frank Rizzo）曾是一名态度强硬的警察，也是尼克松的密友，在召开纪念日聚会之前，他通过在商业区安插便衣警察，刻意激起民众对恐怖袭击的畏惧情绪。而在疫情暴发之后，里佐的官方发言人艾伯特·高迪奥西（Albert Gaudiosi）提出了更多奇诡的阴谋论，包括中央情报局使用生化武器的秘密行动等。在众人看来，高迪奥西的声明不过是为了转移民众的注意力，以掩饰市长未能解决旷日持久的垃圾处理争端——关于垃圾回收的争论已持续 3 周，满街都是大堆的废弃物。[10] 这些垃圾堆引来了老鼠与害虫。记者们不免要问，这些老鼠身上是否有感染鼠疫的跳蚤？老兵们奇特的肺炎症状是不是与鼠疫有关？

疾病控制和预防中心的科学家们对痰液、肺组织和其他病理样本进行了检测。同时，流行病情报服务处的人员将搜查范围扩展到了整个宾州——每人平均开车行驶了 450 英里，访问了超过 6 家医院的 10 位患者。至此，疾病的临床图景已清晰浮现。军团病的典型表现是病初感到心悸、肌肉酸痛，伴随轻微头痛；接下来的 24 小时内，患者出现急剧攀升的高热、寒战、干咳，有时还伴有腹痛与胃肠道症状。2~3 天后，患者高热达 38.9~40℃，胸片可见散在的肺部炎症。因此，如果一位患者咳嗽且高热达到 38.9℃ 及以上，或发热且胸片可见肺炎，就可做出临床诊断。此外，研究人员们还纳入了流行病学标准，即患者须参加了那次美国退伍军人协会的聚会，或在 7 月 1 日到 8 月 18 日间曾入住贝尔维尤-斯特拉福德大酒店。而此时，州卫生局名单上的病例都参加过聚会或是贝尔维尤-斯特拉福德大酒店的房客，这证明这个临床-流行病学诊断标准很有意义。但另一方面，也有可能是受围绕此次暴发的舆论影响，人们没想到要上报其他符合条件的病例。为避免偏倚，州卫生局设立了一条热线，希望公众报告可疑病例，而不论患者是否与聚会或贝尔维尤-斯特拉福德大酒店有关。

至 8 月的第一周，很明显，本次疫病流行的高峰已经过去。而且由于没有继发病例，可知疾病不具接触传染性。回顾疾病流行曲线，很明显 7 月 22—25 日有大量的病例出现，病例数在 7 月 28 日达到峰值，并在 8 月 3 日之后缓慢减少。此外，聚会之前并没有病例出现，这表明不论病原体是什么，其潜伏期在 2~10 天左右。总体算来，截至 8 月 10 日的 4 周时间内，共出现了 182 个病例，其中 29 人死亡，死亡率为 16%。病例中吸烟者和老年人的死亡率更高。60 岁及以上人群的死亡率是其他组的两倍。几乎所有患者都是老兵，他们要么住在贝尔维尤-斯特拉福德大酒店，要么是出席了酒店大堂和酒店活动室的活动。但也有一些符合临床标准的患者并非退伍军人协会成员，包括一名酒店的空调维修工、一名公交车司机，还有几位宽街上的路人，他们只是经过了酒店那气派的临街门面而已。这些宽街的肺炎患者也是这场疫情的患者吗？为什么除了那名空调修理工外，酒店没有其他员工患病？

人们期望流行病学能成为一门精确科学，但其研究有很大一部分仍要依靠归纳法。约翰·霍普金斯大学医学院前任流行病学教授、流行病学先驱韦德·汉普顿·弗罗斯特（Wade Hampton Frost）曾说："在任何时候，流行病学要做的都不只是总结已有事实，而是要将事件按照逻辑链条排列，这比直接的观察要复杂得多。"[1]换句话说，原始数据能告知我们的信息是有限的。弗雷泽意识到，要想进一步了解军团病，他需要深入此次暴发的中心。到贝尔维尤-斯特拉福德大酒店订个房间并非难事，出于对感染疾病的恐惧，大部分顾客都取消了预订。8月10日，弗雷泽与10名下属搬进了酒店，开始对酒店大堂和活动室展开调查。他想，通过调查那些老兵使用酒店设施的方式，也许能够发现什么线索。

宾州美国退伍军人协会有1万名注册会员，为了确认其中有多少人参加了聚会，以及重建参会者的行动轨迹，弗雷泽向全州的老兵们发放了调查问卷。除了确认他们是否出席了费城聚会外，问卷还询问了参加者当时所住的具体旅店，以及他们在酒店内部及临街步道所待的时间。这份两页长的问卷中还有一个勾选列表，调查他们是否参与了主要的聚会活动和宴会，例如，在7月23日，有没有去酒店18层的玫瑰花园享用精英实业家俱乐部的早餐？同一天晚上，有没有到酒店奢华的二楼舞厅，出席必须持票参加的指挥官独立两百周年纪念舞会？弗雷泽还询问了老兵们所享用的食物、咖啡、酒水，以及他们是否在饮品中加入了冰块或其他混合物，还有他们是否在退伍军人协会游行庆祝期间从商业区的摊贩那里买了什么东西。此外，流行病情报服务处的调查员还访问了在该段时间内造访酒店的其他客人及非与会人员。最后，他们询问了酒店的员工，以确认他们是否得了什么疾病。为协助调查，里佐还给弗雷泽与萨拉尔配备了一队负责调查谋杀案的侦探。根据萨拉尔的描述，这些侦探"明察秋毫"，展现了娴熟的专业技能，在盘问老兵和与女性性工作者的互动方面尤为精湛（后者多是冒充房客，进入酒店活动室的）。[12]

调查很快有了结果。几乎每个人都在一楼大堂区域待过——聚会的登记处就设在那里，与会者常在那一带跟来自其他地区的参会人交谈，或和亲友闲聊一阵。几乎每个人都乘坐过电梯，要么去屋顶餐厅，要么去酒吧和招待室。就拿典型病例吉米·多兰（Jimmy Dolan）和约翰·布赖恩特·拉尔夫（John Bryant Ralph），即匿名清单中标记的"J.D."和"J.B."来说，两人是发小，又是威廉姆斯镇（Williamstown）驻地的战友，吉米·多兰当时 39 岁，拉尔夫 41 岁。为了省钱，他们与吉米的堂兄理查德·多兰（Richard Dolan）一起住在市中心的假日酒店。理查德·多兰当时 43 岁，是宾夕法尼亚州 239 号退伍军人协会站的指挥官。三人都很壮实，热爱派对，并一同参加了指挥官独立两百周年纪念舞会，并畅饮到深夜。他们还在酒店大堂待了几个小时，但没有去酒吧和餐厅。在返回威廉斯堡后的几天内，吉米·多兰和拉尔夫出现了发热、头痛和咳嗽的症状。7 月 29 日，吉米·多兰被送进医院，并在 3 天后去世，病理学家将死因记录为"双侧肺部实变，致命的血痰"。在随后的 8 月 2 日，拉尔夫也被这种神秘疾病夺去了生命，其死因被记录为"严重的双侧大叶性肺炎"。而理查德·多兰却没有发病迹象。[13]

　　问卷结果中出现了三个"有统计学意义"的差异因素。*第一，参会代表在贝尔维尤-斯特拉福德大酒店的平均停留时间不同，后来患病的人比没有患病的人要长4~5个小时，前者在大堂停留的时间更是长得多。对于夜晚留宿酒店的老兵们来说，在大堂待的时间越长，患病的可能性越高，这一点也同样适用于在其他酒店住宿的老兵。然而在大堂区域工作的员工们却未表现出这种相关性，尽管他们在大堂待的时间更长，但患病率却并不高。实际上，除了7月21日出现流感样症状并在4天后重返工作岗位的空调维修工外，酒店的30名全职员工中没有任何人出现生病迹象。第二，疾病与造访酒店活动室之间似乎存在较小的相关性，在患者中，与会代表平均每人造访过2.6个酒店活动室，非与会代表平均每人去过1.8个。但没有哪个房间接待过超过三分之一的患者。第三，相比未患病的人群，有更多的患者在酒店喝过水。但总体上，只有三分之二的参会者承认摄入过饮用水（包括各种形态的水），这可能是因为他们更偏爱饮用酒精和（或）碳酸饮料。简言之，一如萨拉尔的总结，典型病例"最有可能是一位友善、口渴、年长的男性参会代表，时常在酒店大堂盘桓"。[14]

　　在任何疫情调查中，一旦明确其为流行病并确立诊断标准，接下来的问题就是：患病人群是谁？他们在哪里染病？何时染病？如何染病？以及染了什么病？通过已有的调查，基本上可以确定：患病人群是那些老兵，时间是那次聚会，地点就在贝尔维尤-斯特

---

* 通俗地说，这些差异"有统计学意义"意味着差异不是由偶然因素导致的。——译者注

拉福德大酒店。但对于如何染病以及染了什么病，尚存在多种可能。军团病是由暴露于粉尘或灰烬之类的污染物而引发的，还是由某种气体引起的？或者，病原体是经水或食物传播的吗？此外，如果说患者的共同点是入住过贝尔维尤-斯特拉福德大酒店，但多数酒店员工却显然都幸免于难，这又如何解释呢？还有，阴谋论的解释——这次暴发是蓄意的间谍活动——是否存在可能？

此时，各种猜测甚嚣尘上，几家报纸推测，退伍军人协会老兵是百草枯（一种能引起肺水肿和呼吸问题的除草剂）中毒。另一种猜测是光气。这是一种在第一次世界大战中首先被德军使用，后来协约国军队也使用过的肺部毒气，会导致窒息和气促。其他猜测还包括羰基镍中毒（羰基镍是一种剧毒液体，可引发化学性肺炎和心肺功能衰竭），以及酒吧工作人员用来调酒的酒罐（其中含有镉）造成老兵们镉中毒等。弗雷泽让疾病控制和预防中心的技术人员筛查病逝老兵的病理组织标本，寻找这些毒素或毒药的痕迹，并指示流行病情报服务处的工作人员检查餐厅、酒吧、房间和酒店活动室中是否存在这些化学物质。他推断，如果病因是光气，那么它可能是被添加到了老兵的饮料中，或者是在电梯中以气态形式被吸入，如果是后一种情况，电梯的不断上下将会把毒气分散到酒店的高层。这样就可以解释为何在调查结果中，患病与进入特定酒店活动室不存在相关性，但每个患者都坐过电梯，也都进出过酒店大堂。光气能迅速从人体排出，这个特性使其成为理想的投毒气体。但问题是，光气通常会导致严重的肾脏损伤，患病老兵的肾脏却没有相关迹象。同样，所有标本中也都检测不到百草枯。另一方面，6名老兵和2名宽街路人患者的肺部、肝脏和肾脏中都检测出了镍，但含量均在正常水平，与对照组相比没有升高。

　　将这些明显的病因排除之后，弗雷泽开始思考可能性更小的可疑关联（包括空调系统）。由于冷空气较沉，无法将其向上驱动，因此大多数现代酒店都会以将冷水机组设置在屋顶为卖点。但贝尔维尤-斯特拉福德大酒店采用的是旧的冷却水系统，由位于地下二层的两台开利牌（Carrier）制冷机驱动。这些冷水机组安装于1954年，容量分别为 800 吨和 600 吨，使用氟利昂 11（F-11）制冷剂来将水冷却。冷却的水随后被泵上酒店屋顶，再向下流入约 60 个空气处理机组中。这些机组大多使用约 75% 的再循环空气和 25% 的外部空气，而在大堂桌子上方的机组，所用的全是再循环空气。

　　同时，酒店还有一个使用屋顶冷却塔中"冷却过的"水来压缩制冷剂的独立系统。如果发生意外泄漏，这套系统会通过附近涨溢箱中的浮球阀自动补水。但由于阀门故障，酒店屋顶的水管中充满了空气，导致 18 层的玫瑰花园餐厅的一个空气处理机组出了问题。为了解决问题，工作人员用花园浇水的软管搭建了从水塔到机组的临时管道。这个临时系统解决了涨溢箱中浮球阀的故障，但如果软管任一端的阀门被打开或发生泄漏，某个安全阀又出了什么问题，冷凝塔中的水就很可能会灌入两个位于屋顶的钢制水箱中，而酒店的饮用水就来自这两个水箱。由于冷凝塔中的水是经过铬酸盐处理的（目的是保护管道），因此饮用水存在被污染的风险。此外，冷凝塔的水箱没有盖子，暴露在自然环境中，这意味着栖息在阳台上的鸽子排下的粪便很有可能混入饮用水中。

　　另一个更严重的潜在威胁来自地下室的 800 吨冷水机组。自 5 月以来，该机组在持续不断地泄漏 F-11 冷却液。酒店管理部门多次致电开利公司，要求维修，但维修人员却未能彻底解决故障。随着夏季会议季的临近，管理部门决定将进一步的维修推迟到当年晚些时候。糟糕的是，地下二层的空气直接排到了酒店南侧的钱塞勒大街（Chancellor Street）上。理论上讲，排出的空气中可能包含了故障制冷机泄露的气态 F-11 冷却剂。除此之外，冷气机的排风管道也将气体排放到了钱塞勒大街。排风口距离换气扇只有 3 英尺，这意味着，其中一些气体可能会通过排气管附近的风井又被吸回地下二层。弗雷泽无法确定"这些气体的最终归处"，但由于地下二层安装了两台大型风扇，它们通过另一个延伸至屋顶的风井换气，因此弗雷泽无法排除被污染的空气在整个酒店中流通的可能性。[15] 另一起事件加重了弗雷泽对冷水机制冷剂泄漏的怀疑：一名空调修理工在退伍军人协会聚会前一天（7 月 20 日）请了病假。该男子出现了咳嗽症状，高热达 38.9℃，因此他的名字被统计在了之前的名单上。但他没出现肺炎，并在 7 月 24 日回到岗位工作。随后人们发现他的妻子和两个女儿同时也患上了呼吸系统疾病，于是萨拉尔提出修理工患的可能是流感而非军团病，不应该被列入名单。[16]

到 8 月底，流行病情报服务处的工作人员已将酒店从上到下搜了个遍。被运往亚特兰大进行测试的样本包括 F-11 制冷剂和空调系统中的冷冻水；空调处理机组、地毯、窗帘和酒店电梯里的灰尘；酒店自动饮水机和制冰机中的水；化学灭鼠剂；漂白剂和客房物品；还有各种聚会纪念品，包括杯子、帽子、徽章和已装入聚会礼品袋中的荣誉牌香烟。弗雷泽注意到地铁的通风格栅也通向宽街，便下令对地铁大厅也进行检查。最后，考虑到完整的流行病学调查还包括天气记录，弗雷泽又调取了 7 月 21—25 日的气象数据。从数据中可以发现，聚会期间天气已经转为闷热，并在7月22日出现了急剧的气温反转。通常，地平面以上的温度会随着海拔升高而降低，而这次变温却造成包括屋顶在内的酒店高层变得极度闷热。这种不寻常的状况持续了一天半，直到7月24日中午才结束。弗雷泽发现，这段时间一氧化碳和其他大气污染物的含量出现了轻微的升高。

从一开始，最流行的理论之一就是鹦鹉热引起了这场疫情。1976年时，先前发生于1930年的鹦鹉热大流行已成为遥远的回忆，但鸟类学家和兽医学家一直在研究其流行病学及自然史。随着更严格的法规颁布，鸟类饲育场所和宠物商店引发的疫病已经大大减少，监测重点也已经转移到了专业的产业基地，如火鸡农场和家禽加工厂。同时，得益于血清学研究的进展及对潜伏感染机制的深入理解，人们对该病广泛的宿主范围有了新的认识。事实上，卡尔·迈耶在1967年就汇总列出了130种会携带这种疾病的鸟类，其中包括在后院阁楼饲养的信鸽和纽约中央公园的鸽子，它们中有半数都携带鹦鹉热衣原体。[17]

弗雷泽发现，鸽子很喜欢贝尔维尤-斯特拉福德大酒店的高层和屋顶，还有一位被称作"鸽子女士"的费城居民，会在宽街上撒面包屑引逗鸽子。此外曾有酒店房客报告说，她听到其中某个房间里传来长尾鹦鹉的鸣叫。而且，使弗雷泽的任务变得越发困难的是，许多知名医师支持鹦鹉热理论。其中最具声望的是艾伦镇圣心医院的传染病专家加里·拉蒂默（Gary Lattimer）医生。8月初，拉蒂默检查了4名老兵，认为他们患有鹦鹉热，并给他们使用了四环素（一种广谱抗生素，已知对鹦鹉热和立克次氏体导致的疾病有效)。用药后，患者们的状况立即改善，于是拉蒂默敦促弗雷泽发布一项指导性建议，向其他患者推荐四环素。弗雷泽拒绝了，理由是这样做缺乏科学依据，而且认为声称四环素胜过红霉素和利福平是不负责任的。[18] 但拉蒂默没有退缩。相反，他开始举行新闻发布会，写信给著名的衣原体专家，包括迈耶的亲传弟子、加州大学旧金山分校的流行病学教授朱利叶斯·沙克特 (Julius Schachter)。[19] 为支持自己的理论，拉蒂默引述了这样一个事实：鹦鹉热的潜伏期为 3~11 天，而军团病十分类似，为 2~10 天；二者的死亡率和症状也相仿；此外，与鹦鹉热一样，军团病似乎也没有继发性传染。最后他还指出，对患者肺部进行的组织病理学检查发现了广泛的肺泡炎症。连同在肝脏和脾脏中观察到的变化，这些"在各个方面都与之前人衣原体流行病的记录相符"。[20] 但遗憾的是，9 月，负责审查尸检证据的病理学专家组不同意他的观点。尽管专家小组发现，有 5 例关键的老兵病例和 3 例宽街病例都呈现出"急性弥漫性肺泡损伤"模式，但他们裁定这种肺泡损伤也可能是暴露于毒素所致。专家组总结道："依据这些发现不足以做出病理诊断。"[21]

此时，解决难题的所有希望都落在了微生物学研究上。位于亚特兰大的美国疾病控制和预防中心是疾病控制方面领先的联邦机构，同时也是世界卫生组织的流感报告中心之一，那里的实验室可谓首屈一指。实验室坐落在埃默里大学附近克利夫顿路 (Clifton Road) 的主干道上，有 625 名科学家和技术人员。其研究领域涵盖了 17 个独立学科，包括细菌学、毒理学、真菌学、寄生虫学、病毒学、媒介传播疾病和病理学等。在这里，技术人员可以使用电子显微镜直接观察被感染的组织，在合适的培养基上培养细菌，以及将感染物注射到细胞培养物、鸡胚和小型实验动物中。此外，他们还可以筛查痰液和血清中各种抗原的抗体。

到 8 月底，疾病控制和预防中心的技术人员已经筛查了数百个组织样本，并使用十几种不同微生物的荧光标记抗体进行了测试。除一例样本检测出支原体肺炎阳性外，所有血清均未显示出明显的抗体反应。对鼻咽漱液的测试也未发现衣原体、耶氏鼠疫杆菌或更罕见的细菌和病毒，例如拉沙热和马尔堡病的病原体。曾有一次，技术人员非常兴奋地发现，3 只实验豚鼠在注射了一位患者的肺组织悬液后死于混合细菌感染，然而随后的研究证实，这些细菌很常见，往往能够从接受过抗生素治疗的患者身上检出，也会在尸体上过度繁殖；而且，当把悬液用细菌过滤器过滤，排除病毒之外的病原体后，得到的液体不再能使实验豚鼠患病。*[22] 由于这些测试没有阳性结果，科学家们又尝试了不同的方法。一种是将血液样本置于试管中，加入抗多种微生物的抗体，寻找阳性反应。鉴于还有毒性化学物导致此次疫情的假说，科学家们对死去老兵的肺部、肝脏和肾脏样本也进行了放射性分析，以测定包括汞、砷、镍和钴在内的 23 种重金属是否达到了中毒剂量。

在流感和鹦鹉热之后，下一个最有嫌疑的是 Q 热。Q 热是由伯纳特立克次氏体（介于细菌和病毒之间的专性细胞内寄生物）引起的，一直被归类为立克次氏体疾病。[23] 但与通过节肢动物叮咬传

---

* 许多细菌会在生物体死亡后的组织中继续生长，这也是为何防腐剂和冷藏对于防止尸体腐烂如此重要的原因。不过，大部分致病细菌在尸体上只能存活数个小时。——原注

播的斑疹伤寒、落基山斑疹热等其他立克次氏体疾病不同，人通常是因吸入被患病动物（主要的动物储存宿主是牛、绵羊和山羊）污染的粉尘而患上 Q 热的。Q 热的常见症状是发热、剧烈头痛和咳嗽。约半数患者会继发肺炎，并且常常出现肝炎症状，因此肺炎和肝炎的合并出现通常具有诊断学意义。与斑疹伤寒不同的另一点是 Q 热患者很少出现皮疹。此外，尽管 Q 热是一种急性病，但即使没有抗生素，患者也通常能够康复。

　　负责检验 Q 热的人是疾病控制和预防中心麻风病和立克次氏体病分部的负责人查尔斯·谢泼德（Charles Shepard）和他的助手乔·麦克达德（Joe McDade）。麦克达德蓝眼睛，戴着眼镜，是一位以一丝不苟的研究著称的科学家，一年前刚刚加入疾病控制和预防中心。现年 36 岁的他曾跟某个海军医学研究小组一同被派驻到北非，在那里研究过立克次氏体病。理论上讲，麦克达德是当下任务的完美人选。但其实那时的他还没有公共卫生微生物学的研究经验，只能向谢泼德和中心其他经验丰富的成员寻求指导。[24] 与他在海外的职业生活相比，麦克达德发觉在亚特兰大的工作耗费心力且略显沉闷。他回忆道，这里不提倡除标准测试和其他程序化行动之外的事，他被要求遵循规定程序和检测步骤，将结果放入一个框架，期待它们能与流行病学证据相吻合并解决问题。在处理病逝老兵的肺组织时，麦克达德的第一项工作就是研磨尸检材料并将其注入实验豚鼠体内。Q 热的潜伏期是一周到 10 天，因此下一步是等待。如果豚鼠出现发热症状，麦克达德就要对它实施安乐死，取出一些组织，注入鸡胚中。他希望以此方式获得足够数量的细菌，以备染色和检验。

麦克达德对此项工作缺乏热情的部分原因在于，当时"每个人都在寻找流感病毒或细菌性肺炎的已知病原体"，而且并没有证据表明军团病患者曾接触过家畜，因此这种病极不可能是 Q 热。果不其然，当他将研磨的尸检材料注入实验豚鼠体内后，豚鼠在 2~3 天内出现了高热，这比伯纳特立克次氏体病的症状出现得早很多。麦克达德修改了实验程序，更早地对豚鼠实施了安乐死，切下它们的部分脾脏，在载玻片上制成印压涂片并染色，在显微镜下寻找病原体。同时，他将一些组织制成悬液，在琼脂板上划线培养，看是否会长出什么。最后，他还向混合物中添加了抗生素，以抑制组织中任何可能存在的污染菌的生长，并将该混合物直接注射到鸡胚中，这样，如果其中存在立克次氏体，它们就能够顺利生长。

但麦克达德没有发现立克次氏体——10 天过去了，所有的鸡胚都很健康。他也无法从琼脂板上培养出任何细菌。然而，当在显微镜下检视涂片时，他偶尔会发现某种革兰氏阴性杆菌，"这里一个，那里一个"。麦克达德不太确信他观察到的现象，因此将涂片给更有经验的同事们查看。同事们告诉他实验豚鼠是"出了名的脏"，他所观察到的很可能是"实验污染"。麦克达德回忆道："有人告诉我，越来越多的证据都表明此病与细菌无关，我的实验结果只是一种异常情况。"麦克达德询问无果，反而被告知去试试寻找病毒。[25]

正当麦克达德和谢泼德一筹莫展时，其他科学家在华盛顿政客的煽动下，又回头主张有毒金属和化学污染物致病的理论。有毒金属论的主要倡导者是康涅狄格大学医学院检验医学的负责人小威廉·F. 桑德曼（William F. Sunderman Jr.）博士。在疫情暴发早期，桑德曼和他的父亲——费城哈内曼医学院（Hahnemann Medical

College）病理学教授老威廉·桑德曼（William Sunderman Sr.）——就曾敦促公共卫生部门从可疑病例中收集尿液和血液样本，进行有毒物质分析。在桑德曼父子看来，嫌疑最大的是羰基镍，一种无色无味、广泛用于工业生产的剧毒金属。接触羰基镍之后的 1~10 天内，患者可出现任何症状，通常包括严重的头痛、晕眩和肌肉酸痛。接触后的第一个小时中也可能出现气促和干咳。如果不治疗，还会导致急性肺炎和伴随高热的支气管肺炎。

9 月中旬，小桑德曼研究了 6 份军团病患者的肺组织样本，发现其中 5 份的镍含量都异常增高。尽管这表明患者有可能吸入过有毒物质，但患者其他组织和器官（如肝脏和肾脏）中的镍浓度却在正常范围内。为了排除偶然污染造成读数升高的可能性，小桑德曼还需要检验患者的尿液和血液。遗憾的是，在疫情暴发初期人们乱作一团，公共卫生官员未能收集和保存可供未来检验的标本。尽管尚存疑点，但在 11 月由来自纽约史坦顿岛（Staten Island）的民主党议员约翰·M. 墨菲（John M. Murphy）主持的国会听证会上，桑德曼父子对疾病控制和预防中心及其在调查中的"缺陷"给予了严厉批评。他们将这些缺陷归因于公共卫生当局"热切"推动国会立法，以免除疫苗生产商在猪流感预防项目中因疫苗问题而受到的指控。老桑德曼尤其挑剔，他赞同《华盛顿邮报》在最近一篇文章中对疾病控制和预防中心的批判：他们"几近狂热地……想要在宾夕法尼亚州找到猪流感"。[26] 事实上，在听证会的证词中，老桑德曼的言论远超出了儿子原本的计划，明确指出疫情暴发是由羰基镍中毒引起的。[27] 墨菲同样对疾病控制和预防中心十分不满，指责中心竟然无人能够带有一定把握地判断出这场暴发的原因，究竟是"蓄意谋杀、病毒、某种有毒物质的意外泄露，还是……一些尚未确定的因素的混合"。[28]他特别强调，疾病控制和预防中心与其他部门之间缺乏协调，简直是国家的"耻辱"。他告诉众议院委员会"疾病控制和预防中心直到最后一刻，才想到去搜查中毒的证据"。墨菲还指出，"许多专家早就发现了患者的中毒症状"，因此不能排除"犯罪行为"的可能性，毒物可能被投放在电话上、食物里，或者给退伍军人协会提供的冰块中。他总结道："很有可能，一伙恐怖分子或某个狂热分子掌握了将致命的毒药或细菌散布到大规模人群中的技术。"[29]

这可不是墨菲第一次试图引起针对反战运动的无端猜忌了。10月，他领导的委员会的助手曾向《华盛顿邮报》透露，国会调查员坚信，退伍军人协会老兵死亡事件的肇事者有可能是一名具有一定化学知识的"精神错乱的老兵或反战狂热分子"。[30]此类故事展现了20世纪70年代中期充盈于美国社会中的怀疑情绪与焦虑，随着时间的流逝，这些情绪变得越发显著。10年前，历史学家理查德·霍夫施塔特（Richard Hofstadter）创造了"**偏执狂风格**"（paranoid style）一词，来描述他在极右翼运动中观察到的"大惊小怪、疑心病和阴谋论幻想"，好战并反共的来自亚利桑那州的共和党参议员巴里·戈德华特（Barry Goldwater）在1964年参选美国总统时的表现就是如此。[31]到了20世纪70年代，这种偏执狂风格不再局限于右翼，随着一些民权运动领袖被暗杀，左翼也开始受其影响。将杰克·肯尼迪*、

---

* 杰克·肯尼迪，即美国总统约翰·肯尼迪。——译者注

鲍比·肯尼迪，以及马丁·路德·金的遇刺归咎于中央情报局、黑手党、三 K 党，或三者共谋的说法一度甚嚣尘上。

70 年代初期的另一个焦虑来源是核能以及环境和化学污染物的威胁，例如在越南农村喷洒的剧毒除草剂"橙剂"（Agent Orange），此时正开始在越战老兵及其子女中引发癌症和其他无法解释的健康问题。如劳里·加勒特 * 所说，在左翼人士看来，"费城事件应和了当时的流行观点：不受管制的化工厂正在向美国人民倾泻有毒化学品。"[32] 另一方面，右翼则更倾向于将此次疫情视作蓄谋已久的破坏行动，或如费城海外作战退伍军人协会（Philadelphia Veterans of Foreign Wars）所说，这是"一场针对最优秀的美国人的偷袭"。[33]

鲍勃·迪伦捕捉到了这种精神恐慌，将一些疯狂臆测编入歌曲《军团病》[34] 中，这首歌是写给他的巡回演出吉他手比利·克罗斯（Billy Cross）的。歌曲开头是："有人说那是辐射，有人说麦克风上有酸附着。有人说两者一起，把他们的心脏变成石头了。"

回想起来，这种恐慌是不合理的，甚至有些可笑。毕竟与霍乱和鼠疫不同，军团病没有接触传染性。它不像天花那样会导致毁容，也不像充斥着耗损和衰败隐喻的癌症和结核病。但另一方面，由来不明的它却可以投射出社会上最严重的恐惧。像开膛手杰克一样，这位神秘的杀手毫无预兆地突降贝尔维尤-斯特拉福德大酒店，随后又同样神秘地消失无踪。在此过程中，它几乎没有留下任何线

---

* 劳里·加勒特（Laurie Garrett），美国科学记者，因对扎伊尔（今刚果民主共和国）埃博拉疫情的系列报道于 1996 年获普利策奖。——译者注

索（或者说，至少没有留下疾病控制和预防中心的疾病侦探能够解析的线索），就将平常的安全场所变为了危险之地。它使疫情暴发前就已出现财务困境的贝尔维尤-斯特拉福德大酒店一蹶不振。报纸使用"神秘而可怕的疾病"和"费城杀手"等词描述疫情，而顾客则一个接一个地取消预订。[35] 最终，酒店管理层于 11 月 10 日宣布，贝尔维尤-斯特拉福德大酒店因无法"承受全球范围的不利宣传所带来的经济影响"而关门停业。[36]

此后不久，弗雷泽决定是时候为流行病情报服务处的调查收尾了，因此开始努力起草最终的报告，即后来的 EPI-2 报告。尽管对酒店进行了地毯式的搜索，并开展了长时间的询问调查，他在确定病原体和传播途径方面仍无任何进展。私下里，他对羰基镍理论不屑一顾，因为这种金属中毒的潜伏期通常少于 36 小时，并很少引起 38.3℃ 以上的高热；他也不认为病因是食物中毒，因为老兵们从各种不同渠道购买了食物，流行病情报服务处的工作人员也没有发现患病老兵在聚会中共同享用过什么大餐。同样，尽管空气处理机组和酒店饮用水之间的交叉关联提示存在水源性疾病的可能，但三分之一以上的患病老兵坚称从未在酒店喝过水。而几乎所有未感染军团病的酒店员工都表示，他们经常从大堂的自动饮水器中取水喝。

10 月，弗雷泽与他的上司约翰·V. 本内特（John V. Bennett）讨论了此事。本内特曾是 1965 年圣伊丽莎白医院疫情暴发事件的首席调查员。在那次疫情中，基于流行病学信息（患病与靠近敞开的窗户有关），本内特怀疑疾病是通过空气传播的。但所有鉴定病原体的尝试均以失败告终，因此在调查结束时，本内特将圣伊丽莎白医院患者的血样归档到疾病控制和预防中心的血清库，以期对日后的研究有所帮助。他告诉弗雷泽："当你解决了军团病问题，你就能解开圣伊丽莎白医院的疫情之谜。"[37]

弗雷泽仔细考虑了本内特的话，认为空气传播的病原体可以同时解释参会老兵和宽街路人都患病的现象。他还注意到患病与否和在大堂停留的时间密切相关。此外，在聚会后，大堂区域的空气处理机组发生了故障，酒店管理部门找人清洗了过滤器。这项清洁工作于 8 月 6 日进行，"可能无意中妨碍了研究人员在空气处理系统中识别毒性成分或微生物病原体"，弗雷泽在报告中如是写道。但另一方面，相对较低的发病率"在某种程度上可能与空气传播病原体的特性相悖"。弗雷泽只确信一件事，即这种疾病类似于传染病，却没有继发性传染。很不幸，尽管进行了详尽的微生物学研究，所有测试结果均为阴性。也许随着新的测试方法和技术的出现，能够引起肺炎的新毒素会被发现，但那要寄望于未来了。弗雷泽最终总结道，目前，"所有已知的毒素都不会导致这种疾病，毒理学研究也呈阴性"。[38]

在他的疫情调查员生涯中，弗雷泽从未遇到过这样的情况。调查陷入了困境，他不得不承认失败。兰米尔也是如此。他告诉新闻界，费城此次疫情构成了"本世纪流行病学最大的一个谜"。[39]

LEGION-NAIRES' REDUX

第五章

军团病卷土重来

"发现军团菌的过程可谓经过了千难万险，
毕竟，自本世纪初以来积累的所有细菌学和病理学的综合经验
都在说：病原体不是细菌。"

——威廉·H.福奇
美国疾病控制和预防中心主任
参议院卫生与科学研究小组委员会委员
1977年11月9日

在那个抗生素和疫苗似乎已经征服传染病的时代，军团病的暴发打破了医学界的信心，人们再也无法自信地宣称一个不受细菌侵袭的时代即将在美国到来。毫无疑问，由于疾病控制和预防中心未能解决这一世纪难题，人们心中产生了一种挥之不去的焦虑和不安全感。但奇怪的是，在医学与公共卫生学界之外，焦虑并没有扩展到猪流感上，而自 1976 年 2 月起，疾病控制和预防中心就一直在进行关于猪流感的预警。在 3 月下旬的电视讲话上，福特总统还特地指出猪流感暴发的危险迫在眉睫。福特站在两位"脊髓灰质炎疫苗之父"——科学家艾伯特·萨宾（Albert Sabin）和乔纳斯·索尔克（Jonas Salk）——身边，向美国公众转述专家给他的建议："除非采取有效对策，否则这种可怕的疾病很可能会在下个秋季和冬季暴发。"因此他正在请求国会拨款 1.35 亿美元，来生产足够的疫苗"给美国的每个男人、女人和孩子接种"。

国会在 4 月批准了拨款法案，并于 8 月中旬通过立法，规定接种活动中如果出现不良反应，疫苗公司可以免责。讽刺的是，国会愿意补偿疫苗厂商，并不是出自对保险事业的热情，而是源于对费城军团病疫情的恐惧。尽管森瑟尔已经在 8 月 5 日告知参议员们，他认为疫情并非猪流感，但政客们还是担心万一森瑟尔错了，他们就会被扣上阻碍发放救命疫苗的罪名。[2] 但不管怎样，对于流感疫苗接种运动，公众并未被科学家和政客的热情所感染。9 月的盖洛普民意调查显示，只有大约一半的美国人愿意接种疫苗。[3] 换句话说，可能会有一场 1918 年大流感那样规模的流行病卷土重来，而公众的反应却是不屑一顾。10 月初，当接种活动开始后，冷漠变成了抵制。在最初的 10 天内，还有 100 万美国人卷起袖子接种疫苗，但在 10 月 11 日，接种活动遭到了灾难性的打击。据报道，宾州匹兹堡有 3 名老人在接种疫苗数小时后死亡。这引起了媒体的恐慌，并导致 9 个州中止了疫苗接种计划。为安抚公众的紧张情绪，使公众恢复信心，媒体刊出了福特总统和家人在白宫接种疫苗的照片。同时，疾病控制和预防中心的科学家也试图教导公众，解释说在接种后 48 小时内，"正常"的死亡率 * 是平均每天 5/100 000。一个可供对比的数据是，宾州每天因各种原因致死的预期死亡率为 17/100 000。也就是说，可以预见有些人会在接种流感疫苗后死亡，

---

* 世界卫生组织的《疫苗安全监管》手册中将接种后的不良反应分为 5 类，其中一类便是发生在接种之后，但本质上是与疫苗无关的巧合事件。如果在一群由 100 万人组成，自然死亡率为每年 3/1 000 的儿童中推广疫苗，那么在正常情况下，接种后的第一天约有 1 000 000×3/1 000÷365≈8 人死亡，这些死亡就与疫苗本身无关。来源：WHO, Immunization safety Surveillance[M]. Manila, 1999: 9,16。——译者注

但并不意味着接种疫苗与死亡存在因果关系。[4]

　　然而在 1976 年，公众已经不那么坚信科学权威的言论了，他们逐渐忘却了在疫苗问世前，脊髓灰质炎、麻疹和其他使人衰弱的儿童期疾病肆虐的情形。更严重的是，其他国家的流感专家此时也开始质疑美国科学界的共识，认为在迪克斯堡分离出的猪流感病毒未必会引发一场新的流感大流行。位于日内瓦的世界卫生组织方面也有类似疑虑，主张"保守观察"策略。[5] 10—11 月，先前所担忧的流感大流行一直毫无迹象，进一步加深了人们的怀疑。但如果没有出现关于吉兰-巴雷综合征（Guillain-Barré syndrome，简称 GBS）病例的报道，疫苗接种活动可能还是会继续下去。吉兰-巴雷综合征是一种罕见的神经系统综合征，有时会致命，在普通人群中的发病率很稳定。在流感大流行期间，出现这种综合征算是可以接受的风险，但在没有疫情暴发的 12 月，有 30 人在接种疫苗一个月内患了该病，这引起了广泛的警觉，政府被迫中止了接种计划，并调查其与疫苗的关联。疫苗接种活动再也没有重启，随着综合征患者激增（截至 12 月底，已报告患者 526 人，其中 257 人接种过猪流感疫苗），华盛顿新闻界和政界人士开始寻找替罪羊。《纽约时报》十分严厉地将接种活动斥为"一场惨败"：大流行从未出现，疫苗接种计划完全是浪费时间与精力。[6] 于是，当吉米·卡特于 1977 年 1 月入主白宫后，即将上任的卫生、教育和福利部（Department of Health, Education, and Welfare）部长小约瑟夫·卡利法诺（Joseph Califano Jr.）便要求森瑟尔引咎辞职。卡利法诺和森瑟尔本应一同出席在华盛顿举行的暂停猪流感疫苗项目会议，而卡利法诺做出了颇为可耻的行径：就在会议开始前几分钟，突然告知森瑟尔他被解雇了。更糟糕的是，二人在卫生、教育和福利部走廊中的低声交谈被电视台拍到了，这加深了森瑟尔的屈辱感。公共卫生史学者乔治·德纳（George Dehner）认为，对于为疾病控制和预防中心付出过 16 年心血，并被选为中心主任的森瑟尔来说，这是"不公正的待遇"。不过德纳也写道，另一方面，在劝说政府官员相信疫苗接种的必要性时，森瑟尔有意弱化了科学的不确定性，"歪曲了对这种新型病毒的认识"，导致"官员们看到的唯一前景便是最可怕的猪流感大流行"。[7]

讽刺的是，就在森瑟尔被公开解雇的三周前，谢泼德冲进森瑟尔的办公室，宣称自己和麦克达德解决了世纪难题：军团病的罪魁祸首是一种迄今未知的革兰氏阴性菌。由于使用常规的革兰氏染色剂很难看到这种细菌，其他研究人员把它漏掉了，而麦克达德使用另一种染色技术解决了问题。根据加勒特的说法，在经历了过去一年的压力和挫折后，森瑟尔不大愿意接受谢泼德所说的事情。"谢普，你有多大把握？""超过 95%，"谢泼德回答道，"但我想在公布之前再做几个实验。"[8]

医学研究中有句老话："机会偏爱有准备的头脑。"人们通常认为这句话是路易·巴斯德说的。据那个著名的科学故事记载，1880 年，巴斯德的一位同事给几只鸡接种了培养很久的鸡霍乱病菌，而巴斯德偶然从中开发出了对抗鸡霍乱的疫苗。[9]不过就麦克达德来说，作为一名公共卫生微生物学的新手，他没有形成与同事们类似的思维模式，因而一次偶然的观察使他找到了众人错过的答案。此外，麦克达德是个爱操心的完美主义者，这种性格也有助于他的成功。1976 年 8 月，他在显微镜下隐约窥见了一种奇特的杆状细菌，但未能得出什么明确的结论，他对此很不满意。直到 12 月下旬，他才考虑继续研究这个问题。促使他如此做的契机是在圣诞节前不久的一次聚会上，一位男士堵住了他，并与他有过一段对话。麦克达德回忆道："我不清楚他怎么知道我是疾病控制和预防中心的人。他告诉我：'我们知道你们这些科学家多少都有点古怪，但我们可是一直指望着你们呢，你们真是令人失望。'我支支吾吾，无言以对，因为我不知道该说什么。这件事困扰着我，让我无法释怀。"[10]

　　麦克达德一直习惯用圣诞节到新年之间的一个星期来处理尚未完成的文字工作，为新一年的工作做好准备。在整理办公室时，他在置物架上的一个盒子里发现了之前用实验豚鼠组织制成的涂片，决定再观察一番。他回忆道，这次观察就像"趴在篮球场上寻找一片隐形眼镜，而眼睛距离地面只有 4 英寸"。最终，麦克达德在某个显微镜视野的角落里看到了一小撮微生物。按照他的理解，这些微生物聚集在一起的现象"意味着它们不是偶然出现的微生物，而是实际生长在实验豚鼠体内的"。那一刻，麦克达德下定决心，再试试培养这种微生物。他的想法是："如果能排除这种微生物与军团病的关系，那我就可以问心无愧，去忙正事了。"此时，麦克达德在立克次氏体病方面的专业知识，以及他不拘于传统的思维方式展现了优势。他从冷冻柜里取出了 8 月存放的可疑豚鼠的脾脏组织，解冻样本，并将其中一些组织接种到鸡胚中。但这次他不再使用抗生素，而是让豚鼠组织中存在的任何微生物自由生长。鸡胚在 5~7 天后死了，麦克达德用它做了新的涂片。和之前一样，他使用了一种专为研究立克次氏体而开发的技术：希门尼斯染色。结果与上次相同，他又发现了同样的杆状细菌群落。就是这些细菌导致了实验豚鼠死亡吗？它们是导致军团病暴发的元凶吗？为了回答这些问题，麦克达德取了一些储存的军团病患者的血清，将其与他在鸡胚中发现的微生物混合。如果患者的血清中含有这种微生物的特异抗体，就会发生肉眼可见的反应。而反应确实发生了。"它们就那样神奇地发出了荧光，"麦克达德讲道，"我不禁汗毛倒竖。我不确定我发现了什么，但我知道这绝对是个不小的发现。"

麦克达德立即与谢泼德分享了他的发现，并一起做了进一步的实验。他们将军团病患者的血清分为两组，第一组血清的采集时间与第二组间隔两周或更久。与第一组相比，如果第二组的血清样本在更高的稀释程度下仍能发生反应，那么就可以强有力地证明患者刚从这种微生物造成的疾病中康复。同时，麦克达德和谢泼德又将军团病患者、非军团病的肺炎患者，以及健康人的血清样本分组，使用盲法重复了该实验。大约 50 年后，麦克达德依然能清晰地回忆起他们发现军团病病原体的那一刻：

> 当晚的晚些时候，我们完成了所有实验。从反馈来的实验结果中破解了谜题。所有健康人的正常样本均为阴性，其他种类肺炎的患者也是。接下来，我们看了军团病患者样本的结果。在疾病早期采集的血样中没有或极少存在抗体，而疾病后期的样本中抗体含量很高，这表明患者感染了这种细菌。那一刻我们明白，病原体找到了。[11]

当森瑟尔从谢泼德那儿得知这一突破性进展时，他几乎无法抑制自己的激动。他坚持要将结果刊载在疾病控制和预防中心发行的期刊《发病率和死亡率周报》(*Morbidity and Mortality Weekly Report*) 的下一期上,并计划在期刊发布当天,也就是 1977 年 1 月 18 日召开新闻发布会。这比谢泼德和麦克达德预期的要早——通常,将科学发现书于笔端需要几个月的时间,然后才投递给科学期刊。但由于政治压力,森瑟尔等不及常规的同行评议程序了。谢泼德和麦克达德担心,如果后人发现他们的方法有误,他们就将沦为笑柄,于是两人反复检查了结果。出于好奇,麦克达德决定查找疾病控制和预防中心的库存,取来其他未能确定病因的疫病暴发事件所留下的血清。正是在那时,他看到了先前储存的圣伊丽莎白医院的患者的血液。麦克达德将血液注入鸡胚,添加了他从费城样本中分离出的微生物。鸡胚立即发出了荧光,提示出现了抗体反应,这证明圣伊丽莎白医院的患者感染了同一种微生物。本内特的直觉是正确的:在破解费城疫情的同时,弗雷泽和他的团队也揭开了早先暴发于华盛顿特区的神秘流行病的谜团。

谢泼德和麦克达德发现病原体的消息传遍了世界,欧洲和其他地区研究机构的科学家纷纷重复了疾病控制和预防中心的实验。通过交流信息和检验旧的病历档案,科学家们发现军团病显然在之前就出现过,圣伊丽莎白医院事件并非唯一的先例。在密歇根州庞蒂亚克市的奥克兰县卫生局保存的 1968 年的患者血样中,研究人员也检测出了这种微生物——现在被称作"嗜肺军团菌"(*Legionella pneumophila*)——的抗体阳性反应,这表明当年"庞蒂亚克热"的患者与军团病患者是被同一种病原体感染的。不过,人们依然不清楚为什么"庞蒂亚克热"病例中没有出现肺炎症状,以及为什么那场暴发并未导致任何死亡。不仅如此，1977 年 5 月，马里兰州贝塞斯达市沃尔特·里德陆军研究所的立克次氏体专家玛丽莲·博兹曼（Marilyn Bozeman）告诉麦克达德，她在调查 1959 年疫情的病例样本时，在实验豚鼠体内发现了非常相似的微生物。像麦克达德一样，她本以为那些是"立克次氏体样的"样本污染。[12] 直到后来进行新的检测时，她才发现它们实际上是军团菌的两个新种：博氏军团菌（Legionella bozemanii）和麦氏军团菌（Legionella micdadei）。科学家随后还发现，麦氏军团菌也是 1943 年"布拉格堡热"的元凶。此外，沃尔特·里德早在 1947 年就分离出了嗜肺军团菌。[13]

1977 年夏初，佛蒙特州伯灵顿的一个医疗中心传来疫情暴发的消息。流行病情报服务处的调查人员立刻奔赴现场。到 9 月时，他们已经发现了 69 例军团病病例。然而和先前一样，他们还是无法弄清患者是如何暴露于病原体的。[14] 很快，美国各地的医院都传来了疫情暴发的消息。最值得注意的是洛杉矶退伍军人的疗养医院——沃兹沃思医疗中心（Wadsworth Medical Center）——的疫情，截至当年年底，这场暴发于夏天的疾病疫情已经夺去了那里的 16 条生命。大约同一时间，英格兰诺丁汉的一家医院也有一场较小规模的暴发，致使 15 人患病。又一次，人们没能找到共同的病原体来源，但在被送至美国疾病控制和预防中心进行检测的患者血清中，有两例对军团菌抗体呈阳性反应。[15] 疫情还不止这些，1978 年，疾病控制和预防中心的科学家证实，5 年前发生在西班牙贝尼多姆（Benidorm）里约公园酒店，并造成 3 名苏格兰游客死亡的那次神秘肺炎暴发，同样要归因于军团菌。[16] 1980 年，这家酒店又一次发生了疫情，流行病学家采集了水样，并发现细菌潜伏在浴室的花洒中。在这次疫情暴发前 5 天，一个老旧的水井被重新投入使用，就是它将被嗜肺军团菌污染的水直接引入了酒店。调查发现，每天早上第一个起来沐浴洗漱的人是头号受害者，因为在外围管道中的隔夜水给了细菌繁殖的时间。这场暴发共造成 58 人患病，1 名女士死亡。像贝尔维尤-斯特拉福德大酒店的事件一样，里约公园酒店的疫情引起了媒体的极大兴趣，并激发了惊悚小说家德斯蒙德·巴格利（Desmond Bagley）的灵感。在他撰写的小说《巴哈马危机》（*Bahama Crisis*）里，工业间谍蓄意将军团菌投放到了加勒比海某个度假胜地的饮用水系统中。[17]

到此时，军团病与酒店、医院和其他大型建筑物的密切关联已经越来越明显了。尽管科学家们怀疑冷却塔和现代空调系统促进了病原体的传播，但他们一直无法从医院冷却塔中分离出嗜肺军团菌。1978 年，在调查曼哈顿时装区中心的一次疫情暴发时，流行病学家取得了突破。9 月，疾病控制和预防中心确诊了 17 起军团病病例，其中大部分的感染地点围绕着一栋建筑物分布，该建筑位于第七大道和百老汇之间的 35 号大街上。按照疾病控制和预防中心的建议，纽约市政府命令临近这栋建筑的企业都关闭空调，让调查人员采集流行病学样本。采样地点包括这栋建筑物正对面的梅西百货大楼。从楼顶冷却塔采集的样本中军团菌检测呈阳性，但疾病控制和预防中心没有足够的流行病学证据表明疫情来源于梅西百货大楼的冷却塔。[18] 不过当年早些时候，研究人员还参加了印第安纳大学学生会大楼（Indiana Memorial Union）的疫情调查，并从其冷却塔中发现了嗜肺军团菌。很明显，许多暴发都应归因于冷却塔。除此之外，科学家还发现附近的水流中也充斥着其他种类的军团菌，这表明病原体曾在环境中广泛分布。[19]

目前，已知军团菌属包括近 40 个不同的种和 61 个血清群 *[20]，但有 90% 的军团病都是由嗜肺军团菌引起的。这是一种兼性 † 细胞内寄生生物，无法在细胞外生长。不过，进化使它能够生活在自然的水生环境中，如湖泊、溪流、池塘和地下水中。这些环境充斥着阿米巴原虫等原生动物，它们通常以无处不在的细菌作为食物。而军团菌能够逃避这些原生动物对微生物的消化过程，并"诱骗"阿米巴原虫摄入它们。一旦进入阿米巴原虫体内，军团菌就会在其细胞内繁殖，然后将数十个新产生的军团菌释放到水中。接着这些新诞生的军团菌又会欺骗其他阿米巴原虫将其摄入。可以说，军团菌是细菌界的"特洛伊木马"。[21]

在自然条件下，水温很少能达到细菌繁殖所需的温度（军团菌在 22.8~45℃ 的温度下生长最佳），这使其种群数量保持在了安全水平。但人工环境就另当别论了。酒店、医院和其他大型建筑物中安装了大量适于军团菌生长的蓄水设备，如淋浴花洒、热水浴池、漩涡浴缸、饮水器、加湿器、喷雾设备和建筑喷泉等。尤其是冷却塔，因为它的热水池是露天敞开的——实际上，在塔顶部附着的黏液和结垢污泥的生物膜中，多次分离出了军团菌，一些调查表明，美国多达一半的冷却塔可能都已被军团菌污染。[22] 如果没有对冷却塔进行定期维护，被污染的水就有可能会雾化成包含军团菌的气溶

---

* 血清群是具有相同抗原的细菌。——原注
† 兼性指既能在有氧环境，又能在无氧环境中生长。——译者注

胶，直接被人吸入肺部。危险首先可能产生于冷却过程中，在这个过程中，冷凝器或冷却器单元中的热水被喷洒到冷却塔顶部的填充物上，水珠散裂成微小的液滴。尽管大部分水会流回集水盘并循环到热源，以冷却空调单元中的制冷剂，但还是会有一些水分被雾化，在塔顶产生细密的水雾。如果塔上没有安装除水器或除水器数量不足，雾气就可能会被卷入附近的进气阀和通风井。[23] 其次，在适宜的温度下，雾气还会从建筑物一侧沉向地面，被沿途敞开窗户的住户或过往的行人吸入。第三种可能的污染途径是经由向淋浴器等设备供应饮用水的管道，尤其是在热水系统间歇运行，使水在管道中长时间留存的情况中。最后，理论上来说，如果水塔和空调机组的冷却水供应系统直接相连，污染也可能会发生。

军团菌如此危险的一个原因在于它逃避阿米巴原虫的策略同样适用于逃避肺巨噬细胞，后者是人体抵御肺部感染的第一道防线。而军团菌会在肺泡细胞中繁殖、溢出，随后入侵其他肺脏细胞。如果宿主的其他防御机制没有被及时激活，就可能会导致肺炎和全身性疾病。

在美国，军团病的发病率因州而异。疾病多发于夏秋两季。60岁及以上的人群患病风险最大，特别是患有慢性肺病或其他潜在疾病的老年人。男性发生率高于女性，但尚不确定这是由于男性吸烟率和肺部疾病发生率较高的缘故（吸烟者的患病风险要高 2~4 倍），还是存在其他一些易感因素。由于医院对热水系统的定期维护不足，加上有大量免疫力低下的患者聚集，因此成了军团病的高发地。在病房中长期卧床的患者通常同时患有其他疾病，免疫功能低下，从而成为军团菌的理想宿主。调查还发现现代医学技术——诸如免疫抑制疗法、插管、麻醉和放置鼻胃管等——也增加了引发军团菌肺炎的风险。[24]

1978 年，疾病控制和预防中心召开了一次国际会议，回顾关于军团菌的已知信息，包括其流行病学和生态学特性。那时，麦克达德已经发现了一种观察军团菌的新方法：使用一种可使革兰氏阴性菌细胞壁上色的特殊银染剂染色。同时，其他研究人员也正在研究如何在木炭酵母琼脂（一种补充了铁和半胱氨酸的特殊培养基）上培养军团菌。此外，疾病控制和预防中心的研究人员使用荧光抗体染色技术，证明了病理学家们先前从费城军团病患者的肺组织中观察到的生物正是嗜肺军团菌。[25] 但遗憾的是，由于贝尔维尤-斯特拉福德大酒店已经关闭，其水塔和空调装置进行了彻底清洁，证据链的最后一环——酒店屋顶的水塔中是否存在军团菌——已经无法确证了。不过，鉴于美国医院和其他建筑中的疫情状况，弗雷泽认为酒店水塔存在污染几乎是板上钉钉的事。他还指出在聚会期间，费城恰巧出现了气温急剧反转，这可能导致了塔中的雾气漫过屋沿，"顺着建筑物一侧向下扩散"。[26] 被污染的空气可能因此弥散到人行道上，并被一楼附近的通风阀吸入酒店大堂，这样，与会代表和宽街上出现的肺炎病例就都说得通了。此外，还有两个与贝尔维尤-斯特拉福德大酒店事件相关的证据。第一，在两年前曾到访该酒店的另一组会议团体中，有 11 名成员被检出军团菌抗体，与会成员们也出现了相似的高热和肺炎。第二，对大约同一时间在酒店工作的员工们进行的检查发现，他们体内也存在军团菌抗体。这表明酒店工作人员时常暴露在病原体环境中，获得了免疫力，这就解释了为何在 1976 年酒店员工中很少出现患者。相比于他们，退伍老兵并没有过这样的暴露史。

* * *

在建筑环境方面，用于提升卫生状况和改善生活质量的新技术与变革总是会给人们的健康带来新的风险，此次军团病暴发就是这样一个经典案例。另一方面，它还印证了在某些政治和文化氛围下，本可能不被注意到的流行病会引发广泛的公众关注和显著的焦虑。

嗜肺军团菌已经存在了数千年，但直到人类开始建造城市并为建筑物配备室内水暖系统和热水系统时，一个令它疯狂增殖的新生态位才被我们创造了出来。同样，直到我们添置其他"奢侈品"（如空调、淋浴器、加湿器和喷雾器）后，它们才有了这样一种雾化和入侵人类呼吸道的有效方法。即便如此，医生和公共卫生专家还是花了几年时间，才发现这种古老的微生物在现代大都市中心地带所带来的致病威胁。

发现得如此之晚，其中一个原因是在军团菌培养和军团病诊断技术问世之前，人们无法鉴别出军团病的病原体，因而不能将这种疾病与其他非典型肺炎区分开来。因此，对于认为肺炎问题已是过去时的医生和呼吸疾病专家来说，军团病基本上是隐形的。即便是出现了十分不寻常，足以引起医生和公共卫生专家关注的流行病暴发，如1965年圣伊丽莎白医院的疫情及1968年密歇根州庞蒂亚克的疫情，调查人员也无法得到确切的证据，从而走入了死胡同。对于贝尔维尤-斯特拉福德大酒店疫情的调查，疾病控制和预防中心原本也会如此。但这次调查结局不同，首先是由于它出现在举国为另一种流行病深感焦虑的当口；其次是由于媒体对疫情暴发的强烈关注。引发这种关注的一是人们对猪流感的关注，二是因为受害者是美国人中受人敬重而又易受病魔侵害的老兵们。但归根结底，若非一位科学家坚定的决心，再加上他愿意抛弃先入为主的观念与思维定式，就算动用疾病控制和预防中心可支配的所有资源也将无济于事。

到 1976 年时，医学研究人员自傲地认为他们已经确定了引起肺炎的所有主要病因，而且确信，无论是什么肺炎，都能使用青霉素或某种新一代抗生素（如红霉素和利福平）治疗。几乎没有人意识到，已有的诊断技术只能确诊一半的散发性肺炎病例，更不用说那些从未查明病原体的疫情。[27] 在检查病理标本和细菌培养物时，实验室技术人员会遵循常规，首先寻找肺炎球菌，若没有，再去找其他**已知的**细菌和分枝杆菌。只要使用业已成熟的培养和染色技术，就可以在实验室培养基上培养这些细菌，随后用革兰氏染色剂或其他常见染料进行染色。但如果某种微生物无法在常规培养基上培养，或者由于缺少细胞壁而无法轻易用现有染色剂染色，那么应当怎么做呢？换句话说，如何处理这些**未知的未知**？这就是麦克达德所面对的问题。在那时，他使用了一种针对立克次氏体的染色剂，并在显微镜下发现了模糊的成簇生长的杆状微生物。由于这种微生物不属于任何已知的肺炎病原体，因此他的同事们坚称那只是某种"污染"——这正是他们用实验豚鼠培养细菌的经验以及从微生物学培训所学到的。相比之下，麦克达德没有这种先入为主的经验，他越是反思，就越是放心不下。如果那是细菌被染色后的影像而非实验操作不当导致的，将会怎样呢？如果他的观察结果并非异常，又会怎样呢？这个偶然的观察结果引领麦克达德走上了与同事们相反的道路，并最终指引他走向成功。

军团病的案例还说明了医疗技术和人类行为如何影响了我们与病原体的关系。军团病疫情要暴发，仅是水塔和空调系统为古老的细菌提供新的繁殖场所还不够，细菌还需要与高度易感的人群相遇。首当其冲的便是医院和医疗中心。20 世纪 60 年代，医院开始增加重症监护病床，越来越多的老年患者或精神疾病患者到医疗机构接受治疗，这增加了军团菌感染的机会。军团菌感染也发生在肉类加工厂等装备了制冷机的大型工业厂房中。当然，豪华酒店和其他装有冷却塔和最先进的空调系统的大型建筑物也不例外。在 20 世纪 50 年代，贝尔尤维-斯特拉福德大酒店并非唯一一家安装了开利牌制冷机组的公司。1952 年，为筹备当年的共和党全国代表大会与民主党全国代表大会，开利公司的工程师为芝加哥国际圆形剧场（International Amphitheatre）安装了空调。6 年后，洛杉矶的富达大厦（Fidelity Building）也安装了类似机组，成为加利福尼亚州第一座遍装空调的办公大楼。到 20 世纪末，空调已经进入千家万户，并加剧了人口向佛罗里达州和其他"太阳带"*地区的迁移。1969 年，开利公司宣布将为纽约世界贸易中心双塔安装空调，以提供制冷制暖服务。那时，美国的办公室或家宅无论大小，都要装上空调才算

---

* "太阳带"指美国的东南和西南部地区，或北纬 36°以南的地区。空调的出现使夏季更加舒适，成为 20 世纪 60 年代以来太阳带人口激增的一个原因。——译者注

完美。[28]

　　当然，那时并没有人意识到冷却塔和空调会带来传染病风险。直至麦克达德于 1977 年 1 月分离出嗜肺军团菌**之后**，人们才在美国各地的建筑中发现它的存在。在鉴定出嗜肺军团菌后，研究人员很快就证明红霉素和利福平能有效治疗军团病，这些药物迅速成了治疗这种疾病的常规药物。如今，军团菌作为社区获得性肺炎暴发的重要病原体之一在全球已是常识，对酒店和医院的冷却塔进行检查也成为惯例。但这并不代表威胁已经消失。尽管诊断技术已经非常普及，但美国每年仍有约 2% 的肺炎病例（约 5 万例）是由军团菌引起的。[29] 此外，在公用水管理滞后之处，以及对私人水塔检查与清洁不足的地方，军团病仍有着令人不安的发病率。例如，2014—2015 年，当密歇根州弗林特市（Flint）将水源从底特律的供水系统改换为弗林特河之后，有 90 人患上了军团病，其中 12 人丧生。2015 年，纽约市经历了有史以来最大规模的军团病暴发，南布朗克斯区（South Bronx）的公寓楼中有 133 名居民患病，16 人死亡。随后的调查发现，暴发源头是一座满是军团菌的酒店水塔。目前可以获取到的最近十几年（2000—2014 年）的数据显示，疾病控制和预防中心记录的军团病和庞蒂亚克热的病例数几乎增加了三倍，仅军团病每年就有 5 000 例，死亡率为 9%。[30] 当然，并非所有暴发都是水系统维护不够或管道老化造成的。美国的人口老龄化，诊断技术的可及性提高，以及向地方和州卫生部门、疾病控制和预防中心上报的病例更加可靠，这些因素都可能增加病例记录的数量。另外一个可能的影响因素是气候变化。随着夏天变得越来越热，且异常的温暖气候持续到秋季，除非采取有效的氯化和其他消毒措施，否则水塔中被污染的水就更容易扩散开来。遗憾的是，消毒措施往往都不到位。

一方面，军团菌触到了人们对冷战的恐惧，大家不禁担心军团病是生物武器和化学毒素所致，这似乎是 20 世纪 50 年代的典型想法，因此国会才会担心费城事件是个"被错过的警报"。但另一方面，这是一种医学上全新的疾病，可以追因到建筑环境的新技术与变革。它似乎代表着一种新的公共卫生范式，这种范式在 20 世纪最后几十年变得越发重要。事实上，随着 1994 年劳里·加勒特的《逼近的瘟疫》（*The Coming Plague*）一书出版，军团病被视为一系列"新发传染病"之一，这些疾病的出现挑战了战后的医学进步，打击了那些认为先进工业社会不再需要担心旧时代瘟疫的自大心理。1976 年，也就是费城军团病暴发的同一年，在扎伊尔扬布库镇（Yambuku）埃博拉河附近一个偏远的教会医院，出现了一种新型病毒性出血热，这似乎是在强调世界的同步性，因此，该疾病也被列入了 1992 年美国医学研究所（Institute of Medicine）制定的新发传染病典型清单中。不过，笔者最大的担忧还不是军团病或埃博拉病毒，而是人类免疫缺陷病毒（HIV），这种前所未闻的病毒在 1981 年左右才现身于医学领域，到 1992 年就被认为是引发历史上最大规模流行病之一的罪魁祸首。

AIDS IN AMERICA, AIDS IN AFRICA

第六章

美国的艾滋，非洲的艾滋

"这是一种非常、非常惊人的疾病。
我想我们可以确定地说，它是全新的。"

——詹姆斯·柯伦
流行病学家，1982年

1980 年 12 月，迈克尔·戈特利布（Michael Gottlieb）医生正试图寻找一个特殊病例，作为加州大学洛杉矶分校医学中心住院医师的教学案例，正巧他的同事偶然发现了一位叫迈克尔的病人。这名患者 33 岁，是位艺术家，因体重严重下降被送进急诊室，看起来像是患了厌食症。此外，他嘴里长满了鹅口疮（或称念珠菌病，一种酵母菌感染，常见于免疫力较低的患者）。戈特利布当时还是一名年轻的免疫学助理教授，他对迈克尔很感兴趣，于是带领住院医师到迈克尔床边见习，随后与他们讨论这个病例。"从医学的角度看，他身上有些很有趣的地方，"戈特利布回忆道，"他身上**萦绕着一种免疫缺陷的气息**。"[1]

戈特利布的直觉很准确。乍看上去，迈克尔产生抗体的能力似乎完好无损。但当医生用最新的单克隆抗体技术检测时，发现他的 T

细胞数量很少。[2]特别是 T 细胞的一个亚类——CD4 细胞[*]——极度缺乏。CD4 细胞是免疫系统的中央控制器，每种类型的免疫反应都离不开它，包括向 CD8 细胞（俗称"杀手"细胞，其任务是摧毁被病毒感染的细胞）发出信号、激活巨噬细胞（一种白细胞，会在身体中巡逻，搜寻病原体），以及激活 B 淋巴细胞（会产生针对外来入侵病原体的抗体）等。一旦 CD4 细胞大量死亡，整个免疫系统迟早会崩溃。几乎可以肯定，迈克尔的鹅口疮与 CD4 细胞缺乏有关。据戈特利布说，迈克尔口腔里酵母菌感染非常严重，看起来就像是撒满了"茅屋芝士"[†]。由于医生无法给出明确诊断，只好让迈克尔出院。但不到一周，他就患上肺炎，被迫再次入院。

戈特利布怀疑迈克尔可能患上了机会性肺部感染，便说服一位肺科专家为他进行了支气管镜检查，将肺组织样本送到实验室。结果出乎他的预料——卡氏肺囊虫肺炎（*Pneumocystis carinii pneumonia*）检测呈阳性。这是一种罕见的真菌感染，但几乎只见于营养不良的新生儿和重症监护中的婴儿、癌症晚期患者或接受了器官移植的病人。[3]这些患者的共同点是免疫系统缺陷，几乎从未听说过哪个年轻人会得这种病。"一个既往健康的人被送进医院，还病得如此严重，这太不正常了，不符合我们已知的任何疾病或综合征。"[4]到了 1981 年 3 月，迈克尔还在住院，但没有任何药物或

---

[*] 作者原文为"CD4 cells"，为尊重原文以及便于理解，译为"CD4 细胞"，但准确的医学术语应是"CD4+T 细胞"，即表达 CD4 分子的成熟 T 细胞。同理，下文的 CD8 细胞应是"CD8+T 细胞"。——译者注

[†] "茅屋芝士"，一种新鲜的白色软芝士，由脱脂牛奶制成，未经长时间熟化和发酵，形状较为松散，含水量高，脂肪含量比一般的芝士要低很多。——译者注

实验性疗法能阻止感染进程。5 月，他去世了。尸检发现他整个肺部遍布卡氏肺囊虫。后来，为弄清楚是什么原因导致迈克尔的免疫系统失灵，戈特利布查看了他的医疗记录，发现他患有好几种性传播疾病。戈特利布还记起，迈克尔在一次谈话中提到他是同性恋，但洛杉矶的同性恋社群规模庞大、存在已久，很难看出这跟迈克尔的病有什么关系。

那年秋冬，除了戈特利布外，洛杉矶还有很多医生都在男同性恋者身上发现了一系列不寻常的症状。1980 年 10 月，一名经常为同性恋群体诊疗的本地医生乔尔·韦斯曼（Joel Weisman）接诊了两名患有鹅口疮的男子。他们还表现出慢性发热、腹泻和淋巴结肿大。1981 年 2 月，其中一名男子症状加重，被送进加州大学洛杉矶分校医学中心。戈特利布检查了他的血液，发现了与迈克尔同样的情况：CD4 细胞数量低于正常水平。不久后，该患者也患上了卡氏肺囊虫肺炎，韦斯曼照护的另一名患者也是如此。此外，两人都查出有活跃的巨细胞病毒（cytomegalovirus）感染。巨细胞病毒是一种疱疹病毒，通常通过接吻和性行为在体液中传播，在健康成年人中多呈隐性感染。[5] 到了 4 月，戈特利布已非常不安，他打电话给学生维恩·尚德拉（Wayne Shandera），后者当时是美国疾病控制和预防中心洛杉矶地区的流行病情报服务处调查员。戈特利布告诉尚德拉，他怀疑洛杉矶有一种新疾病在传播，请他在洛杉矶的健康记录中查查其他关于卡氏肺囊虫肺炎和（或）巨细胞病毒感染的报告。尚德拉很快找到了一份关于圣塔莫尼卡（Santa Monica）某男子的报告，该男子最近被诊断患了肺囊虫病，正在住院，已病入膏肓。尚德拉去访视后不久，该男子就去世了，尸检时人们在他肺部发现了巨细胞病毒。[6]

　　戈特利布和韦斯曼此时尚不知道，纽约的医生们也在当地的男同性恋群体中遇到了类似病例：淋巴结肿大、CD4 细胞计数降低、卡氏肺囊虫肺炎。尸检发现许多人也感染了巨细胞病毒。近距离观察这些病人的经历糟透了。纽约贝斯以色列医院（Beth Israel Hospital）感染科主任唐娜·米尔德文（Donna Mildvan）记录了一个病例，患者是一名德国男性，于 1980 年 12 月死亡，之前曾在海地担任主厨。米尔德文直接从该患者眼球中培养出了巨细胞病毒，"我们完全不知所措……那次经历太可怕了，我简直没法用语言向你描述"。纽约大学医学中心皮肤科医生兼病毒学家阿尔文·弗里德曼-基恩（Alvin Friedman-Kien）也饱受困扰，他发现许多患者还患有卡波济肉瘤（Kaposi's sarcoma）。这是一种极其罕见的皮肤癌，通常见于老年犹太男性或有东欧和地中海地区血统的男性中。大多数皮肤科医生在整个职业生涯中可能只遇得到一例卡波济肉瘤，但到 1981 年 2 月为止，仅在纽约地区，弗里德曼-基恩就发现了 20 例卡波济肉瘤患者。最令人痛心的是一个年轻的莎士比亚戏剧演员，1 月时，他因脸上的粉紫色丘疹来就诊。弗里德曼-基恩回忆道，丘疹太大了，"他再也无法遮掩"。[7]

　　像其他职业一样，在医学界，第一就意味着一切——没人会记得第二个描述一种新疾病的人——到了 6 月，戈特利布已准备好将论文发表，他告诉《新英格兰医学杂志》（The New England Journal of Medicine）的编辑，他"有一个或许比军团病更惊人的报告"。[8] 到那时为止，戈特利布已有 5 个严重的肺炎病例（第 5 个是从比弗利山庄一位医生处转诊来的）。这 5 人都是男同性恋，年龄在 29 岁到 36 岁之间，都患有卡氏肺囊虫肺炎、念珠菌病和巨细胞病毒感染，其中 3 人的 CD4 细胞计数出现了降低（另外两人没做免疫缺陷相关检查）。此外，戈特利布和韦斯曼注意到，5 个人全都使用过"砰砰催情剂"（硝酸戊酯或硝酸丁酯）吸入器（因安瓿断裂时发出的声音而得此名）。[*9] 他们当时的主要猜测是，巨细胞病毒——也许还有和其他病毒的相互作用，如合并埃-巴二氏病毒（Epstein-Barr virus）感染等——损害了免疫系统，从而导致了这种疾病。从公共卫生的角度看，这着实令人担忧。美国各地的性健康诊所当时新近发现巨细胞病毒病例显著增加，这些病例连同其他性传播疾病，如乙型肝炎和淋病，已成为同性恋社群的流行病。

鉴于戈特利布希望尽快发出消息，《新英格兰医学杂志》的编辑建议他先向疾病控制和预防中心的性传播疾病部门提交一篇简短的文章，发表在该部门内部期刊《发病率和死亡率周报》上，并许诺《新英格兰医学杂志》稍后会考虑刊载更长的版本。疾病控制和预防中心性传播疾病部门的主管吉姆·柯伦（Jim Curran）[†] 立即意识到了这篇文章的重要性。他当时正为评估乙肝的风险因素而与同性恋社群密切合作，也对最近男同性恋中性病的增多深感担忧。不过，在刊登这篇文章之前，柯伦让一位女同事检查在非癌症患者、非器官移植者以及正在服用免疫抑制剂的人群中，是否还有其他关

---

* 19 世纪，硝酸戊酯等化学品最初用于扩张血管，也可引起平滑肌舒张，医学界多用其治疗心绞痛。20 世纪中期，这类药物成为非处方药，由于能松弛平滑肌，特别是肛门括约肌，同时让人感受到温热和兴奋，因此迅速在同性恋社群风靡。——译者注

† 此人即本章章首语中的詹姆斯·柯伦。——译者注

于卡氏肺囊虫肺炎的报告。她翻找了过去逾 15 年的档案，只找到了一个符合条件的病例。但令人担忧的是，往常疾病控制和预防中心平均每年会接到 15 件戊烷脒（一种治疗卡氏肺囊虫肺炎的药物，早已不再商业化生产，只有疾病控制和预防中心有少量应急库存）的订单，而在 1981 年的前 5 个月，订单数就已跃升至 30 件。[10] 柯伦不需要进一步的证据了，1981 年 6 月 5 日，他在《发病率和死亡率周报》上刊载了戈特利布的文章，并附上了一篇编者按。这篇编者按指出，卡氏肺囊虫肺炎几乎只见于严重免疫抑制的患者，此次却出现在先前健康的个体身上，实在"令人不安"。而且全部 5 个患者都是同性恋，表明"在此群体中，卡氏肺囊虫肺炎与同性生活方式有关，或许是通过性接触传播的"。虽然关于巨细胞病毒感染的作用还没有明确结论，但柯伦注意到，最近的调查显示许多男同性恋者的精液中都携带有巨细胞病毒，"精液可能是巨细胞病毒传播的重要媒介"。换句话说，没有证据表明是巨细胞病毒导致了这种新型神秘病症，但巨细胞病毒的传播途径可能包括性传播。尽管柯伦的资历有限，但他得出了颇有预见性的结论："所有上述观察结果都提示可能存在着这样一种疾病：它表现为细胞免疫功能缺陷，会使人易患机会性感染，如肺囊虫病和念珠菌病。患者可能共同暴露于某种危险因素。"[11] 没人能料到，就在那篇论文发表后的几个月内，这些奇怪的症状会成为好莱坞的热门话题。到第二年夏天，全世界都会知晓一个可怕的新缩略语。柯伦可能还没意识到，他刚刚描述了艾滋病（AIDS），即获得性免疫缺陷综合征。

＊＊＊

在艾滋病这个名字出现后的 40 年里（疾病控制和预防中心于
1982 年确定了它的首字母缩略词），公众对它的态度已从漠不关心，
到恐惧，再到认为它不过是又一种传染病而已。公众现在的态度
是，尽管尚无法根除人类免疫缺陷病毒，但已有一系列药物可以控
制病情。这种病毒就是造成免疫缺陷的元凶，与艾滋病相关的机会
性感染也是因它而起。在这种从恐惧到熟悉的转变中，人们很容易
忘记看到第一批艾滋病患者时的震惊，以及医生在无力帮助他们时
的沮丧。正如西达赛奈医疗中心（Cedars-Sinai Medical Center）的
何大一＊医生所回忆的那样，那些早期患者"看起来就像集中营的幸
存者"。更令人沮丧的是，病因"完全无人知晓"。[12] 1982 年，美国
艾滋病病例总数为 593 例，两年后，已有近 7 000 例，死亡人数超
过 4 000 人。随着疫情流行的严重程度逐步明朗，艾滋病开始被视
为一种瘟疫（具体来说是"同性恋瘟疫"），我们宛若灾难般地退回
了旧时代——那个**黑死病**等流行病时常肆虐于人类社会的时代。如
果说军团病是对过于自大的公共卫生行业的一则警示，那么艾滋病
彻底让人们明白，在先进的技术社会中，尽管有疫苗、抗生素和其
他医疗技术，传染病却并没有被消灭，反而持续地在威胁着我们。
更可怕的是，当科学家们对这种疾病及其起源有了更深入的了解
后，很快就发现性和医疗技术——特别是非洲公共卫生项目和其他

＊ 何大一（David Ho），美籍华裔科学家，艾滋病鸡尾酒疗法的发明人。——译者注

人道主义医疗项目大范围提供的皮下注射针头和可重复使用的注射器，以及血库和输血服务——极大地促进了病毒的传播。非洲最初只出现了分散的孤立病例，但感染后来却得以广泛传播，最终演变为一场大流行。即便如此，没人能预想到，到 20 世纪末，全球将有 1 400 万人死于艾滋病，还有超过 3 300 万人带病生存。也没有人能料到，到 2015 年，全球还将有 3 600 万人感染 HIV，约 4 000万人死亡（这一数字已接近西班牙流感导致的死亡人数）。[13]

正如接下来将要讲到的，艾滋病大流行不仅仅是技术干预的结果。和鹦鹉热一样，经济、社会和文化因素也在其中起了一定作用。特别是，艾滋病的出现似乎与殖民时代在中非赤道地区修建新的铁路和公路有关，这些项目促进男性劳动力涌入农村地区，破坏了两性关系的稳定，并在利奥波德维尔（Léopoldville，今金沙萨）和其他大型村镇、城市滋长了卖淫风俗。在美国，同性恋解放运动冲破了性禁忌的束缚，这也影响了艾滋病的传播。特别是在纽约和旧金山这样的城市，公共浴室成了吹嘘滥交的男性进行无保护肛交的聚集场所。但直到 20 世纪 60 年代末 HIV 从海地输入美国之后，上述行为才导致了艾滋病在美国的暴发。

从许多方面看，艾滋病在本书讨论的流行病中都属特例。它与流感或军团病不同，在 1981 年，人们很难指责医学研究人员是被过度自信蒙蔽了双眼。同样，人们也不能怪罪疾病控制和预防中心，认为其在面对性传播疾病的威胁时掉以轻心了，或未能及早察觉到艾滋病的一系列特殊症状。相反，正是有了肿瘤学关键的观念性进步，以及新的实验室技术让临床医生能够识别 CD4 细胞的耗竭（这是晚期 HIV 感染的标志）并让医学研究人员有能力在培养皿中持续培养 T 细胞，艾滋病才得以被发现。否则，它可能还会缓慢、隐蔽地传播很多年。在回顾艾滋病的历史时，美国国立卫生研究院的癌症专家罗伯特·加洛（Robert Gallo）——他日后将与巴斯德研究所的吕克·蒙塔尼耶（Luc Montagnier）共享发现 HIV 的殊荣——认为，所幸艾滋病不是在 1955 年来袭的，那时的科学家对逆转录病毒的理解和研究能力非常有限，只能"在暗箱之中摸索"。*在 1994 年的一则采访中，加洛讲道："没人会相信这种病毒存在，他们甚至都没有逆转录病毒的概念。"[14] 他还说，即使在 20 世纪 60 年代和 70 年代初，科学家们也很难理解 HIV。[15] 换句话说，艾滋病疫情的暴发正当时：那时，有史以来的第一次，从事肿瘤学和专门研究人逆转录病毒的科学家倾向于相信逆转录病毒可能是致病原因，并拥有检验这种假说的工具和技术。但即便如此，从开始寻找艾滋病病毒的那一刻起，人们对 HIV 究竟是何种逆转录病毒就众说纷纭，这给研究蒙上了一层迷雾，而在加洛的脑海中，迷雾尤其厚重。

* * *

今天，我们身处在一个拥有抗逆转录病毒药物的时代，当艾滋病不再意味着必死无疑后，人们很容易忘记疾病大流行早期时出现的恐慌、歇斯底里和污名化。然而在当时，对于来自北卡罗

---

* 2008 年，蒙塔尼耶因发现 HIV 与同事弗朗索瓦丝·巴尔–西诺西（Françoise Barré-Sinoussi）分享了诺贝尔生理学或医学奖，但加洛不在获奖者之列。——译者注

来纳州的共和党参议员杰西·赫尔姆斯（Jesse Helms），以及道德多数派（Moral Majority）领袖杰里·福尔韦尔（Jerry Falwell）等保守派政客而言，艾滋病无异为"上帝的审判"，是对"变态"的同性恋生活方式的神圣惩罚。[16] 其他的说法还有：这种病毒与伏都教（Voodoo）有关，所以它似乎尤其爱袭击海地人；它混在彗星尾巴里，从外太空来到地球；病毒是五角大楼、制药巨头和中央情报局合谋在生物武器实验室中制造出来的。[17]

事实上，HIV 是一种特殊类型的病毒——逆转录病毒。由于感染后潜伏期长、起病慢，因此又被归入慢病毒（lentivirus，来自拉丁语中"慢"一词）。* 当某个人第一次感染 HIV 时，免疫系统会产生抗体抵御病毒。这种急性感染过程可能持续两周到三个月。在此期间，患者血液中的病毒水平非常高，极具传染性。患者还可能会表现出类似流感的症状，如发热、皮疹、肌肉酸痛和关节疼痛，但这些症状通常很轻微，患者或许还没察觉到就消失了。在血清阳转 † 后，患者通常几年内都不再有 HIV 感染的外在症状表现。[18] 相反，病毒潜藏了起来，暗中寄生于 CD4 细胞中，并侵染淋巴系统。在感染的无症状期，HIV 利用 CD4 细胞的生理机制进行增殖，进而散布到全身。在每一个阶段，CD4 细胞都不断被激活，然后死亡。这种"激活-死亡"的过程一直持续，直到身体失去代偿能力，无法再生成足够多的 CD4 细胞。这个过程大约需要 10 年，也可长可

---

* 在分类学上，慢病毒是逆转录病毒科下的一个属。——译者注

† 血清试验从阴性转为阳性，意味着形成了相应的抗体。——译者注

短。最终，由于缺乏足够的 CD4 细胞供应，免疫系统将无法再激活 B 细胞产生抗体，也无法命令 CD8 细胞杀死被感染的细胞。到这一节点，患者开始容易出现机会性感染，表现出明显的症状。但在此之前，HIV 都是沉寂的，它隐藏在 CD4 细胞和其他免疫细胞内。

如果要衡量一个人的免疫状态以及免疫系统应对病毒的能力，CD4 细胞计数是最重要的实验室指标。[19] 虽然病毒载量也可显示血液中的病毒数量，并提示病情进展和传播的风险，但如果没有测量迈克尔的 CD4 细胞，戈特利布就不会知道他的免疫系统受损，进而猜测他可能患了某种新疾病。回过头来看，在艾滋病现身洛杉矶和其他美国城市时，CD4 细胞计数技术恰好应时而生，这不可谓不幸运。加州大学洛杉矶分校和其他医院的免疫学部门可以使用这项技术，很大程度上要归功于移民自阿根廷的学者塞萨尔·米尔斯坦（César Milstein）和德国生物学家乔治·科勒（Georges Köhler）。1975 年，这两位科学家设法培养了一种永生细胞系，这种细胞系能够不断产生针对特定抗原的抗体。有了这种生产"单克隆抗体"的技术，科学家就不必再费力地用实验室培养技术来分离和纯化抗体，很快，这种技术就被用于血液和组织的快速分型、抗传染病新药的研发以及白血病研究等领域。* 到 1981 年，用来区分不同亚型 T 细胞的商用单克隆抗体技术得以问世。正是在这样的技术背景下，那年冬天，戈特利布的同事发现了迈克尔的血液中几乎没有 CD4

* 米尔斯坦和科勒因这一发现于 1984 年获诺贝尔生理学或医学奖。——译者注

细胞，进而推测他的症状是由免疫缺陷引起的。[20]

如果没有这项新的单克隆抗体技术，艾滋病就难以被诊断出来；同理，如果没有肿瘤学的观念性进步和关于慢病毒的知识，分离这种病毒也会是一场空谈。1954 年，一名冰岛研究者首次描述了慢病毒。当时他正在调查维斯纳病（Visna）的暴发，这是一种绵羊的慢性病，症状是肺炎和脑部斑块，类似于多发性硬化症所见的中枢神经系统脱髓鞘改变。3 年后，又有人描述了巴布亚新几内亚高地的法雷人（Fore）部落成员的库鲁病（kuru）。库鲁病是一种神经退行性病变，会导致脑组织持续退化，类似于牛海绵状脑病（BSE，也被称为"疯牛病"）。疯牛病和库鲁病都是由于感染了一种名为朊病毒的传染性蛋白质所致。不同之处在于，疯牛病是由于食用了被病牛大脑和脊髓中朊病毒污染过的食物而引起的，库鲁病则很可能是由于法雷人会在亲人葬礼上吃掉死者大脑的风俗所致。

20 世纪 50 年代，科学家不仅发现了新的慢病毒，还描述了新的肿瘤病毒 *，如引发伯基特淋巴瘤（Burkitt's lymphoma）和小鼠白血病的病毒。前者是一种罕见的颌骨肿瘤，在疟疾多发的乌干达等东非地区的儿童中尤其流行，后来被发现是由疱疹病毒的"近亲"埃-巴二氏病毒引起的。[21] 20 世纪 60 年代以前，人们曾认为包括肿瘤病毒在内的所有病毒，都是通过将其 DNA 插入动物细胞并利用细胞的生理机制来自我复制的。而肿瘤病毒与其他病毒的唯一区别是，它们不会裂解并杀死被感染的细胞，而是与之共生，促使细胞

---

* 肿瘤病毒指任何能引发癌症或肿瘤的病毒。——原注

复制。但是，当科学家发现导致猫白血病的肿瘤病毒含有"信使"分子——RNA——而非 DNA 时，这一理论遭到了重大挑战，因为这违反了分子生物学的中心法则：遗传信息的传递方向是从 DNA 到 RNA 再到蛋白质，而不能反过来。

1970 年，第一个研究突破出现了：麻省理工学院的大卫·巴尔的摩（David Baltimore）和威斯康星大学的霍华德·特明（Howard Temin）证实，某些 RNA 病毒可以在逆转录酶的帮助下整合到细胞的基因组中。在所有 RNA 病毒里，只有这类病毒携带逆转录酶，这使它们能够利用病毒 RNA 生成 DNA。起初，巴尔的摩和特明关于逆转录酶的发现被认为是"异端邪说"，但最终科学界接受了这个理论，他们也因此获得了 1975 年的诺贝尔奖。该理论还催生了一个新术语：具有这种特殊能力的病毒被称为逆转录病毒。理解病毒基因如何导致细胞癌变的认识论障碍从此被扫清。当逆转录病毒感染细胞时，逆转录酶以顺时针的 RNA 螺旋为模板，将其逆转录为双链 DNA。然后，这种 DNA "前病毒"在另一种病毒酶——整合酶——的帮助下插入宿主的染色体 DNA 中。由于前病毒的整合位点是随机的，因此这种整合经常会破坏相邻基因，导致癌症。同时，整合到细胞内部可以使病毒免受免疫系统的攻击，科学仪器也检测不到它。通过这种方式，病毒与细胞共同存活，与细胞的 DNA 一起复制并传递给子代细胞，直至细胞死亡。[22]

1975 年，人们只知道逆转录病毒可以引起动物癌症（经典例子是鸡肉瘤和猫白血病）。在寻找导致人类癌症的逆转录病毒的过程中，由于细胞系会被其他物种的传染性病毒污染，许多癌症研究人员深感沮丧，已经放弃了找寻的希望。国立癌症研究所（National

Cancer Institute，国立卫生研究院的一个分支机构，位于马里兰州贝塞斯达）雄心勃勃的年轻研究员罗伯特·加洛却不这么认为，他很快想到逆转录酶可以为癌症研究开启一个重要的新维度，因此开始在白血病患者的白细胞中寻找逆转录酶。加洛是康涅狄格州沃特伯里（Waterbury）一名冶金学家的儿子，一头蓬乱卷曲的头发昭示着他的意大利血统。加洛有两个有利条件：一是他争强好胜、热爱竞争的性格——他毫不掩饰自己对诺贝尔奖的渴望；二是一项使他能够持续培养 T 细胞的新法宝——T 细胞生长因子：白细胞介素-2（interleukin-2）。在 20 世纪 70 年代末之前，研究白血病的肿瘤学家不得不辛苦地在琼脂培养基上培养恶性白细胞，以便产生足够数量的细胞来检测逆转录酶。然而，白血病细胞常常不配合，导致肿瘤学家们总是白费力气，挫败感满满。1976 年，在加洛的肿瘤和细胞生物学实验室，他的两名同事发现，用一种植物提取物刺激某些 T 淋巴细胞可以使它们释放一种生长因子。于是，一切都改变了。这种生长因子就是白细胞介素-2。加洛的团队很快就证实白细胞介素-2 可以促进白血病细胞的生长和增殖，因而可以使细胞系无限延续。[23] 但即便有了这种方法，他们还是花了近 3 年时间，才在试验和错误中跌跌撞撞地获得了成绩。1979 年，在一名亚拉巴马州的 28 岁非裔美国人身上，他们有了新发现。这名男子被诊断患有蕈样肉芽肿（mycosis fungoides，一种 T 细胞淋巴瘤），加洛的团队在他的淋巴细胞中检测到了逆转录酶。不久之后，加洛的实验室和一组日本的研究人员同时在其他白血病患者身上发现了同一种病毒，并于 1980 年将其命名为"人 T 细胞白血病病毒"（Human T-cell Leukemia Virus，简称 HTLV）。这一发现登上了世界各地的新闻头条，为加洛赢得了重量级的拉斯克奖（Lasker Prize）*。随后，加洛于 1982 年在同一病毒家族中分离出了第二种人逆转录病毒，将其命名为 HTLV-II。[24]

加洛将他发现艾滋病的历程写成了著作《狩猎病毒：艾滋病、癌症和人逆转录病毒》（*Virus Hunting: AIDS, Cancer & The Human Retrovirus*）。在书中，加洛承认他对 HTLV 的兴趣部分是受到了 10 年前一项发现的启迪：与导致白血病相比，猫白血病病毒更容易导致猫出现艾滋病样的免疫缺陷。他还受到哈佛大学的同道迈伦·"马克斯"·埃塞克斯（Myron "Max" Essex）所做研究的启发。埃塞克斯发现，日本的传染病病房中满是 HTLV-I 检测阳性的病人。[25] 毫无疑问，HTLV-I 的发现为 1983 年巴黎巴斯德研究所的法国学者弗朗索瓦丝·巴尔-西诺西和吕克·蒙塔尼耶分离出淋巴腺病相关病毒（lymphadenopathy associated virus，简称 LAV）铺平了道路。当然，这种病毒现在被称为 "HIV"。

HTLV 感染 CD4 细胞并通过血液和性接触传播，常在初始感染几十年后诱发白血病。HTLV 与 HIV 的不同之处在于 HTLV 会致癌，虽然致癌机制尚不完全清楚，但涉及一种名为 Tax 的蛋白质，这种蛋白质会促使细胞自我复制。而细胞培养中正需要类似技术来使病毒持续生长。若非加洛证明了 HTLV 依赖逆转录酶才能复制，且 HTLV 与 CD4 细胞的耗竭相关，巴尔-西诺西和吕克·蒙塔尼耶大

---

* 拉斯克奖每年颁发一次，奖励做出了重大医学科学贡献的在世医学研究者。该奖的获奖者中有很多后来都获得了诺贝尔奖，因此有 "诺贝尔奖的风向标" 之称。——译者注

概就不会想到，他们正在研究的逆转录病毒可能具有类似特性。然而，加洛显然坚信艾滋病病毒像猫白血病病毒一样，是一种致癌病毒，这使他对其他研究途径视而不见，从而错失了在法国人之前分离出 HIV 的机会。[26] 1983 年 5 月，在《发病率和死亡率周报》上发表的一篇笔记以及随后在《科学》杂志上发表的一系列论文中，加洛宣布 HTLV-I 的某种变种或近亲——HTLV-II——最有可能是艾滋病的病原体。[27] 不巧的是，正是在同一期的《科学》杂志上，巴尔-西诺西和吕克·蒙塔尼耶宣布他们发现了 LAV。该病毒与 HTLV-I 的交叉反应性很弱，很明显，这是另一种病毒。[28] 但在杂志编辑的要求下，蒙塔尼耶同意刊登一篇由加洛撰写的摘要，声明法国人发现了"一种逆转录病毒，这种病毒与最近发现的 HTLV 属于同一家族，[29] 但明显不同于既往分离出的任何病毒株"。[30] 这句话后来令巴斯德研究所的研究人员闹心不已。它引发了一场激烈的国际争论，争论焦点是该病毒的命名权和发现优先权，而这场争论反过来又导致人们对 HIV 的身份及其与艾滋病的确切关系产生了误解，滋长了持续至今的阴谋论。

关于加洛和蒙塔尼耶之间的争议，以及背后的科学和商业利害关系（其中最激烈的争论之一是谁应该获得 HIV 诊断测试的专利费），两位主角都曾著书申辩，其他学者也有大量分析。[31] 1984 年 4 月，美国卫生和公众服务部举行了一场新闻发布会，这场考虑不周的发布会进一步加剧了法国科学家和美国科学家之间的不快。在发布会上，加洛宣布他已经分离出了艾滋病病毒，紧跟着，又在《科学》杂志上发表了 4 篇论文，将这种病毒命名为 HTLV-

III*³²。1986 年，国际病毒分类学委员会（International Committee on the Taxonomy of Virus）将该病毒重新命名为 HIV，争议似乎解决了。不久之后，罗纳德·里根和当时的法国总统弗朗索瓦·密特朗宣布，美国和法国的科学家在这一发现中做出了同等重要的贡献。但在 1990 年，新的基因测试证明前述论断是错误的：加洛盗用了 1983 年巴斯德研究所寄给他实验室的样本，这重新开启了相关争论。笔者不打算在这里重温那段不愉快的历史，或讨论加洛将病毒命名为 HTLV-III 时是否在有意暗示它与 HTLV 家族其他病毒有关，甚至暗示它是导致艾滋病的原因（他会立刻辩解说他从未如此说过）。³³ 但这场争论的一个方面值得我们深思，它触及了问题的核心：两组科学家在第一次假定该病毒是艾滋病病原体时都知道些什么（或自认为知道些什么），以及加洛是如何被他的错误信念（他坚信艾滋病病毒属于逆转录病毒中的肿瘤病毒亚科）蒙蔽双眼的。

在发表于《科学》杂志的第二组论文中，加洛描述了他如何从 48 名患者中分离出 HTLV-III，并阐述了如何在实验室中持续培养该病毒。这是一个关键性进展，因为 HIV 经常杀死它感染的细胞，病毒很难生长到足够的数量，不足以供科学家研究其特性并开发血液检测方法，更别说开发疫苗了。由于使用了新的细胞系，加洛团队的研究已经有了很好的开端，有望开发出初步的筛查实验（ELISA，

---

* 后来的研究发现，HTLV-III 与 LAV 完全相同。蒙塔尼耶曾和加洛实验室分享过一株病毒，几乎可以肯定 HTLV-III 来自这株病毒的污染。——原注

酶联免疫吸附实验）或确诊实验（Western blot，蛋白质免疫印迹实验）。然而，在他 1983 年发表的早期论文中，加洛没有提到该病毒可以破坏细胞这一特点，只是观察到它在体外可能具有免疫抑制能力，也就是说，在实验室培养中，它可能损害 T 细胞的功能。这就留下了一个无法解释的矛盾：HTLV，这种已知会导致淋巴细胞分裂增殖的病毒，又怎么会造成它们衰亡减少呢？

相反，法国科学家的初始假设是，这种病毒会破坏 T 细胞，从而减少循环的血液中 T 细胞的数量，所以很难在外周血液中分离出来。在这一时期，蒙塔尼耶的小组也认为该病毒很可能是一种与 HTLV 密切相关的逆转录病毒，甚至可能就是一种 HTLV。但他们没有试图在血液中寻找它，而是决定从疑似艾滋病患者的淋巴结提取液中搜寻。他们的理由是，处于疾病早期的患者体内的大部分 T 细胞还未被杀死，其体内可能有较高的病毒载量。于是，1983 年 1 月 3 日，巴黎硝石库慈善医院（Pitié-Salpétrière Hospital）的研究人员从一名患有"淋巴结病综合征"（表现为淋巴结慢性肿胀，当时在男同性恋者中日渐普遍）的 33 岁男子的脖子上切除了一个淋巴结，并加入白细胞介素-2 来促进细胞系生长。[*34] 如果病毒的确是一种 HTLV，那么添加白细胞介素-2 之后应该可以促进细胞培养并维持 T 细胞的数量，但事实却并非如此。1 月 25 日，巴尔-西诺西观察到培养的淋巴细胞产生了逆转录酶，不久后，酶的测量值就触顶

---

* 蒙塔尼耶在实验室笔记中以患者名字的前三个字母 BRU 标识了这名患者。据多家报纸后来的报道，该患者为弗雷德里克·布吕吉埃（Frédéric Brugière）。布吕吉埃是一名同性恋者，据称一年中曾与 50 名性伴侣发生关系，并曾于 1979 年到访纽约。——原注

回落。病毒似乎正在杀死 T 细胞，而不是促使它们自我复制。由于担心没有新的淋巴细胞供应她将失去病毒，巴尔-西诺西派一名团队成员从附近的血库取来了新鲜血液。将新的淋巴细胞添加到培养容器中之后，她再次发现细胞死亡与逆转录酶的活性相关。这表明在添加了含有新鲜淋巴细胞的血浆之后，难以捉摸的病毒再次开始吞噬 T 细胞，从而留下一条清晰的逆转录酶痕迹，就像鲨鱼在攻击猎物后会留下血迹一样。就在那一刻，巴尔-西诺西意识到病毒确实会杀死 T 细胞，它是一种新的逆转录病毒，而且几乎可以肯定，它不是加洛发现的 HTLV。她后来回忆道："实验很顺利。我们在 1983 年初收到第一个样本，15 天后，培养容器中出现了病毒存在的迹象。"[35]

然而，如果巴尔-西诺西认为学界会立即意识到她实验的重要意义，那她就想错了。她于 1983 年 5 月发表在《科学》杂志上的关于 LAV 的论文完全被加洛和埃塞克斯论文的光芒掩盖了。不仅如此，1983 年秋天，蒙塔尼耶前往纽约冷泉港（Cold Spring Harbor）参加每年 9 月举行的国际病毒学会议，在会上蒙塔尼耶告诉与会者，他们在大约 60% 的淋巴结病综合征患者和 20% 的艾滋病患者中发现了 LAV，而这些患者似乎都没有感染 HTLV。他的发现遭到了加洛的强烈质疑。加洛后来在书中写道，对于自己对蒙塔尼耶咄咄逼人的质问，他感到"遗憾"，并承认他早前未能发现 LAV 的细胞杀伤特性。他将这一失败归结于他的实验室对逆转录酶活性的测量"失真"：检测通常在感染的后期开展，而那时大多数 T 细胞已经受损或即将死亡。造成失败的原因还包括不确定的免疫荧光分析结果，这些结果有时显示 HTLV-I 阳性，有时又显示阴性（可能是因为一些受试者同时感染了 HIV 和 HTLV，而另一些只感染了其中一种）。[36] 然而，在蒙塔尼耶关于自己研究的叙述中，他有理有据地指出，美国科学家拥有优越的财力资源，如果加洛当真从一开始就认同法国科学家的病毒研究，他"早就把我们远远甩在后面了"。加洛不情不愿地认可了这个结论，承认他"过度自信"地认为艾滋病病毒一定是一种 HTLV 逆转录病毒，这害他白白浪费了 6 个月的时间，而他本该在蒙塔尼耶的团队开始实验之前就发现 HIV 的。"艾滋病刚好在发现 HTLV-I 和 HTLV-II 后被鉴定出来……这误导了我，"加洛承认，关于 HTLV 的思路"将我引向了真知，也将我引向了谬误"。[37] 就像科学史家米尔科·格尔梅克（Mirko Grmek）所直言的那样，"假如加洛没有发现 HTLV-I，他很可能就会发现 HIV。"[38]

* * *

文化评论家苏珊·桑塔格在她的《疾病的隐喻》（*Illness as Metaphor*）一书中提醒人们关注一种现象：任何病因不明、医治无效的重疾，都会被赋予许多意义。"首先，内心最深处所恐惧的各种东西（堕落、腐化、污染、反常、虚弱）全都与疾病画上了等号。疾病本身变成了一种隐喻。其次，借着疾病之名（就是说，把疾病当作一种隐喻使用），这种恐怖又被移植到其他事物上。"[39] 这些文字写于 1978 年，最初是桑塔格以自己罹患癌症的经历为灵感写就的。当时周遭的环境使她感到患上癌症是可耻的，而且患癌似乎是她的错。当她在艾滋病流行之后重新审视这个话题时，她意识到自己的这一评论甚至更适用于艾滋病。事实上，桑塔格认为，到1989 年时，20 世纪 70 年代癌症患者所经历的讳莫如深、羞耻和罪恶感在很大程度上已经转移到了艾滋病患者身上。这在男同性恋者和其他被指认的高危群体（如静脉注射吸毒者）身上表现得尤为明显，人们认为是他们自己的危险行为招来了痛苦。桑塔格提出，人们使这些群体感觉自己所属的群体是"贱民社群"。更糟糕的是，癌症被归因于吸烟、酗酒等不健康的习惯，而导致艾滋病的不安全行为则被视为比意志软弱更加不堪的罪行。"这是放纵和犯罪，是对违禁化学品上瘾和不正常的性行为所致。"结果，原本值得同情的个人"不幸"被严厉地评判为"因纵欲甚至性变态而得的疾病"，艾滋病患者随之被广泛地污名化了。[40]

很难说是从何时起，这种污名化演变为了歇斯底里，化作了担心患者对社会构成威胁的恐慌。起初，公众对艾滋病疫情暴发的消息反应冷漠，可能是从白宫新闻发言人拉里·斯皮克斯（Larry Speakes）那里有样学样。1982 年 10 月，一名记者问斯皮克斯，里根政府对疾病控制和预防中心公布的 600 多例神秘新疾病有何反应，斯皮克斯的著名回答是："我从未听闻什么新疾病。"这种冷漠部分是源自无知，部分是出于偏见：人们认为这种疾病只会影响同性恋者。只要艾滋病还被界定为由同性恋生活方式导致的疾病，不是异性恋社会要面对的问题，主流政客们就可以安然无视它。于是，里根政府在共和党控制的参议院的支持下，缩减了艾滋病研究人员的资金，美国国立卫生研究院和疾病控制和预防中心的科学家们不得不四处寻求资助，并从其他项目中挪用资金。事实上，在艾滋病流行的前 3 年里，里根拒不提起以"A"开头的这个词，直到 1985 年秋天，他才第一次公开提到艾滋病。那时，著名演员罗克·赫德森（Rock Hudson）被迫在巴黎美国医院（American Hospital）的病床旁召开新闻发布会，承认自己患有艾滋病这种顽疾。而疾病控制和预防中心的报告显示，已有超过 1 万人被诊断出患有艾滋病，其中许多是儿童和血友病患者。《纽约本地人报》（The New York Native）的撰稿人大卫·弗朗斯（David France，他后来拍摄了一部获得奥斯卡奖提名的电影，讲述艾滋病活动家在寻求能延长他们生命的药物的过程中，与科学机构的斗争史）写道："我们祈祷有一天，会有一个重要的人染上艾滋病。"[41] 他认为是赫德森的声明改变了事态。尤其是，声明发出后，记者提出了一连串令美国尴尬的问题，比如为何这位好莱坞偶像被迫在巴黎求治。这引发了一轮宣传报道狂潮，最终打破了政府对艾滋病蓄意谋杀般的沉默，使白宫下批了研究者翘首企盼的资金，用于研究齐多夫定（AZT）等实验性药物和治疗方法。但弗朗斯和其他活动家没有预见到的是，这又会激发新一轮恐惧和歇斯底里的情绪。

这种歇斯底里可以追溯到三个因素：首先是人们发现艾滋病是一种血液传播疾病，可以通过静脉注射毒品和共用针头传染，而且病毒还出现在美国的血库中；其次是糟糕的公共卫生信息发布程序以及模糊不清的术语使用，如"体液"一词给人的印象就是，你可能会通过唾液和喷嚏感染艾滋病，甚至会通过触摸艾滋病患者曾接触过的物体而染病；第三是人们意识到艾滋病是由一种致命的新病毒引起的，这种病毒也许能在异性恋之间传播，而且目前还没有治疗药物，一旦确诊就相当于被宣判了死刑。突然之间，似乎再也没有安全之地了，没有任何地方可以免受病毒侵袭。很快，许多人将

艾滋病视为可以通过接触传染，这引发了记者兰迪·希尔茨 * 所说的
"恐惧的流行"。⁴²

回顾彼时，希尔茨坚信，对艾滋病的新形象建构负有主要责任
的，是科学家和医学家们，而非媒体。1983 年 3 月，疾病控制和预
防中心将疾病的主要危险人群定为有多个性伴侣的男同性恋者、注
射毒品的海洛因成瘾者、海地人和血友病患者，即所谓的"4H" †。
然而，两个月后，《美国医学会杂志》（*Journal of the American
Medical Association*）表达了完全不同的观点，该杂志刊登了一篇文
章，报道新泽西州纽瓦克有 8 名儿童出现了原因不明的免疫缺陷
（其中 4 人死亡），并声明"性接触、滥用药物或接触血液产品不是
艾滋病传播的必要条件"。更糟糕的是，在同刊发表的评论中，国
立过敏及传染病研究所（National Institute of Allergy and Infectious
Diseases）所长、联邦首席艾滋病专家安东尼·福西（Anthony
Fauci）称"像家庭生活这一类日常密切接触"就有可能传播艾滋
病，这进一步加剧了事态。⁴³ 生怕新闻界没能获得信息，美国医学
会又发布了一份题为《证据表明日常接触可能传播艾滋病》的新闻
稿，其中援引了福西的话，称艾滋病存在"非性接触传染和非血液
传染"的可能，这会产生"巨大影响"，"如果日常密切接触可导致
传染，艾滋病的威胁将需要重新评估"。美联社立即转载了这份新

---

* 兰迪·希尔茨（Randy Shilts, 1951—1994），美国记者、作家，著有关于艾滋病疫情史及其对美国
 社会、文化的影响的著作《世纪的哭泣》（*And the Band Played On*）。——译者注
† 前述四个名词的英文均以 H 开头，即 homosexual men with multiple sexual partners, heroin addicts
 who injected drugs, Haitians, and hemophiliacs。——译者注

闻稿，将其解读为普通民众患上艾滋病的风险比原先想的要大。美联社的偏颇之论很快又出现在了《今日美国》(USA Today) 等报纸上。几天后，旧金山官方开始为警察和消防人员分发口罩和橡胶手套，几份都市日报上都刊登了某位警官试戴口罩的图片，这成为希尔茨所说的席卷全国的"艾滋病歇斯底里实实在在的象征"。不久，其他警察部门也开始鼓动员工佩戴同样的口罩，还有人建议加州的牙医也采取类似的预防措施。[44]

福西也许会指责媒体断章取义，未能理解他评论用语中的微妙差异，但他的评论和卫生官员的"官话"混在一起，极易造成误解。官员们担心详细说明艾滋病会通过精液和血液传播会触及公众的敏感情绪，于是采用了"体液"这种委婉说法。结果，直到一年后，福西才得以在另一本同行评议的期刊发表文章，澄清误解，声明没有证据表明艾滋病可以通过日常的家庭接触或社会接触传染。[45]

对艾滋病的这种解读自然引起了恐慌和歇斯底里，这从下面的例子中可以看出来：1985 年 7 月，印第安纳州科科莫 (Kokomo) 一所中学拒绝接收 14 岁的血友病患者瑞安·怀特 (Ryan White) 返校。一年前怀特在常规输血后感染了艾滋病。尽管医生已经宣布他身体状况适合返校，但当地学校管理层还是向家长们的压力屈服了，这些歇斯底里的家长不愿让他们的孩子和艾滋病"携带者"共用一间教室。恐慌情绪迅速蔓延到包括纽约在内的其他学区。《时代周刊》上一篇题为《摸不得的新群体》的文章报道称，由于纽约皇后区一所小学一名二年级的学生感染了艾滋病，大约 900 名家长因此拒绝让自己的孩子上学。[46] 很快，其他国家的报纸也报道了类似的过激反应。在英国,《太阳报》(Sun) 称,艾滋病"像野火一样蔓延",一名艾滋病死者甚至被用混凝土埋葬在北约克郡的一座公墓中,"以防万一"。据《每日镜报》(Daily Mirror) 报道,在布鲁塞尔,一名囚犯宣布自己感染了艾滋病,法庭瞬间就空无一人,连法官、书记员和几名狱警都惊恐地逃走了。[47]与此同时,在美国,马斯特斯和约翰逊*警告说,艾滋病病毒可能潜藏于马桶座圈上。在芝加哥,某摩托车司机撞倒了一名同性恋行人,忧心忡忡地打电话给艾滋病热线,想知道是否应该给车消毒。[48]即便是那些曾宣读过希波克拉底誓言,对**所有**患者都有照护义务的家庭医生们,也会找借口避免治疗艾滋病患者,或将他们转诊给专家同行。

在艾滋病流行的最初几个月,电视新闻主播和男同性恋者都将艾滋病视为一种与同性性取向和"纵情声色"的生活方式相关的疾病。回想起来,我们可以看出,这种建构源自疾病控制和预防中心的流行病学家用以确定主要危险人群的早期病例描述。在《发病率和死亡率周报》关于这种新综合征的第一份报告中,柯伦提出了一种猜想:戈特利布在加州大学洛杉矶分校医学中心的患者中,卡氏肺囊虫肺炎的发病率表明"疾病与同性生活方式有关,或疾病是通过性接触传播的"。1981 年 7 月,同一杂志上刊登了第二份报告,

---

详细介绍了纽约 26 名男性患者是如何被诊断出患有卡波济肉瘤的。[49]
这与《纽约时报》的一篇文章相呼应，在那篇文章中，身为同性恋
的弗里德曼-基恩向记者爆料了 15 例卡波济肉瘤病例。也就是在这
时，医学界和媒体开始广泛谈论一种"罕见的癌症"，后来，话题
就换名为一种"同性恋瘟疫"。[50]

　　或许，疾病控制和预防中心对同性恋被污名化最重要的影响
是在 1982 年。中心发表了一项关于洛杉矶和奥兰治县卡波济肉瘤
及其他机会性感染患者的研究，即"洛杉矶聚集性病例研究"。这
项研究为公众呈现了可能是继"伤寒玛丽"*之后传染病史上最著名
的患者：法裔加拿大籍空乘加埃唐·杜加斯（Gaetan Dugas）。[51] 随
后，记者兰迪·希尔茨在他广受欢迎的艾滋病史作品《世纪的哭
泣》中将其塑造为"零号病人"，使杜加斯"永载史册"。在艾滋病
流行被妖魔化方面，杜加斯简直称得上是定制版的"反派"。他是
个复杂的人物，有数百个非正式的性伴侣，即便是在身体饱受卡波
济肉瘤摧残，并且有越来越多的证据表明艾滋病可能是通过性传播
的情况下，杜加斯仍不肯放弃在公共浴室冶游的嗜好。1984 年 3 月
杜加斯去世后，弗里德曼-基恩和其他医生很快给他贴上了"反社
会"的标签。但他们的评判忽略了一点：在艾滋病流行早期，其病
因学及传播途径尚无定论，全凭臆测。此外，他们还对一个事实避
而不谈：尽管杜加斯对同性恋生活方式与艾滋病有关这一医学论述

---

* "伤寒玛丽"，本名玛丽·马伦（Mary Mallon, 1869—1938），爱尔兰人，于 1883 年独自移民至美国。
　她是美国第一位被发现的健康的伤寒杆菌带菌者，相继传染多人，最终被隔离在纽约附近的北兄
　弟岛（North Brother Island），并死于肺炎。——译者注

持怀疑态度，但他对领导研究的疾病控制和预防中心的社会学家威廉·达罗（William Darrow）助益良多。杜加斯向他提供了自己过去 3 年里约 750 名男性性伴侣中的 72 人的名字。讽刺的是，正是杜加斯对性生活史的坦诚，以及乐于帮助流行病学家重溯疾病传播途径的意愿，才使他成了达罗的重点研究对象，成了希尔茨书中的主角，造就了他的"死后恶名"［语出医学史学者理查德·麦凯（Richard McKay）］。[52]

　　与微生物学家和其他从事实验室研究的科学家相比，流行病学家偏爱疾病的多病因模型，也就是说，他们认为某种特定的疾病可能有许多原因或前情，也许需要这些因素共同作用才能促生疾病。通过调查"病因网络"，可以找出疾病产生过程中的最弱一环并进行干预，从而在查明病原体之前就限制疾病进一步传播。在 1983 年艾滋病病毒被鉴明之前，疾病控制和预防中心性传播疾病部门的柯伦和他的同事们就担当着前述重任。当时，没人意识到这种流行病是由一种医学上未知的新病毒引起的，更没人知晓它可以通过血液和精液传播。然而，如前所述，新的医疗技术帮助医学研究人员观察到了 CD4 细胞的耗竭，使医生和流行病学家注意到了艾滋病的特征之一——免疫缺陷。此外，疾病控制和预防中心刚刚完成了一项持续多年的关于乙肝（这种疾病常通过性传播，同性恋男性中患病率很高）的多中心研究。研究人员分析数据时发现，乙肝的血液标志物阳性与拥有大量男性性伴侣、肛交行为等显著相关。同时，国立卫生研究院和其他机构的研究者们日渐注意到，巨细胞病毒在同性恋者中大肆蔓延，而在此之前，巨细胞病毒从未在成年人、同性恋者或其他人群中如此大规模流行过。[53] 分析解读这些研究的学者大多是异性恋和中年人，他们对同性恋的生活方式知之甚少，因此毫不意外地迅速得出思路：应该将性病流行与同性恋解放运动，以及随之而来的那个游荡于公共浴室，匿名约炮的世界联系起来。此外，正如加勒特报道的那样，许多研究人员开始担心同性恋生活方式可能会改变性病的"生态学"。[54] 于是，同性恋生活方式的名声表现出了两面性，它使流行病学家发现了艾滋病，也导致了男同性恋者和他们行为模式的污名化。很快，疾病控制和预防中心就将这种流行病命名为"同性恋相关免疫缺陷"（gay-related immune deficiency）。

几乎可以肯定，这种对男同性恋生活方式的污名化是无心之失。作为疾病控制和预防中心新成立的卡波济肉瘤和机会性感染研究团队的负责人，柯伦之前评估乙肝疫苗时曾与同性恋社群密切合作，因此很清楚该社群的敏感性。然而，作为一名性病专家，他还是禁不住要支持性传播理论。后来，柯伦下令对在旧金山、纽约和亚特兰大性病诊所就诊的 420 名男性进行了一次"迅速且问题尺度很大"的调查，并选出了 35 人进一步询问，这越发加剧了这种偏见。有两种行为模式引起了研究团队的注意：首先，这些男性在过去一年中有很多性伴侣（中位数为 87 人）；其次，他们经常使用大麻、可卡因和硝酸戊酯"砰砰催情剂"。特别是，疾病与性伴侣的数量以及使用砰砰催情剂有密切的关联。[55] 很快便有人提出导致免疫缺陷的可能不是病人的性行为，而是硝酸戊酯。这一理论得到了调查研究的支持：一项纽约的研究显示，接触硝酸戊酯可使患卡波济肉瘤的风险增加；而另一项来自纽约的研究发现，在 11 名患有卡氏肺囊虫肺炎的免疫缺陷男子中，有 7 人被确认为药物"滥用"

（其中 5 名男子自称是异性恋，这一点却很少被关注）。[56] 然而，随着第一份有关洛杉矶聚集性病例研究成果的发表，尤其是达罗以关系图将美国 10 个城市的 40 名男同性恋艾滋病患者关联起来以后，硝酸戊酯理论逐渐让位于性传播假说，在此基础上，电视新闻开始大谈"同性恋瘟疫"。达罗报告说，相比无关联的对照组，这些彼此关联的男性更多地在公共浴室约钓性伙伴，并有更多的"拳交"（手-直肠性交）经历。达罗还指出，在 1979 年到 1981 年间，聚集性病例研究关系图中的指示病例*患者每年大约有 250 个不同的男性性伙伴，他点出名字的性伴侣中有 8 人患上了艾滋病，其中 4 人来自南加州，4 人来自纽约。[57] 达罗后来声称，在关系图中表示指示病例的符号"O"代表"加利福尼亚州外人士"（out[side]-of California），而不是零。然而，希尔茨却说，当他访问疾病控制和预防中心并与研究团队成员交谈时，他们已经在使用"零号患者"这个词了。他的第一反应就是："哇哦，这很抓眼球哟。"†[58]

杜加斯被达罗标记为指示病例，成了"零号病人"。不论达罗是否有意如此，洛杉矶聚集性病例研究都给人们造成了一种印象：美国的艾滋病就是从杜加斯开始的。而希尔茨对杜加斯的曝光又强化了这种印象：这位空乘频繁前往法国，或许还去过非洲——那个

---

* 指示病例指在一起疫情暴发中符合病例定义，最早发现和报告的病例。它是疫情调查中最重要的指标之一，为追踪疫情传播链、分析疫情暴发原因和提出控制措施等提供了最直接、最关键的线索和提示。而在洛杉矶聚集性病例研究中，指示病例就是加埃唐·杜加斯。——译者注

† "零号患者"是在流行病叙事中反复出现的一个转义词语，在流行病学专业术语中，"零号患者"仅仅是指示病例的意思；但在非虚构文学作品和小说中，"零号患者"一词俨然成了病原体的化身和即将在社会中暴发的流行病的拟人化。——原注

长期被疑为瘟疫之地的大陆。结果，在希尔茨和其他记者笔下，杜加斯很快成为"超级传播者"，以及一场杀死数百年轻人的大规模谋杀的首要嫌疑人。于是，1987 年 10 月 6 日，在《世纪的哭泣》出版后不久，小报《纽约邮报》（New York Post）就在头版刊载了题为"传给我们艾滋病的那个男人"的故事。甚至连那些理应严谨的新闻媒体也采用了希尔茨的部分叙述，例如哥伦比亚广播公司的《60 分钟》（60 Minutes）节目将杜加斯描述为疫情的"核心受害者和加害者"，《国家评论》（National Review）则将这位加拿大空乘称为"带来艾滋病的哥伦布"。[59] 最可耻的事情或许发生在那年年底，当时，《人物》（People）杂志刊登了一篇文章，称杜加斯为"1987 年 25 个最迷人的人物"之一，并推测他"强烈的性冲动"推动了疫情蔓延。一位读者读罢文章后挥毫写下"变态"一词，用红箭头直指杜加斯的照片，然后将文章寄给了旧金山艾滋病基金会（San Francisco AIDS Foundation）。[60]

直到 2016 年，杜加斯是美国艾滋病流行的罪魁祸首的谣传才最终被戳破。当时科学家们对一批 20 世纪 70 年代末采集自旧金山和纽约市的储存血液进行了检验，这些血液来自男同性恋和男双性恋。检测发现，他们的血液中已有 HIV 主要流行毒株的抗体，这表明指示病例可能在 1970 年左右就已到达纽约。不仅如此，在详细分析病毒的基因序列时，科学家们还发现它们与在加勒比地区，尤其是在海地发现的 HIV 毒株相似，但彼此又存在不小的差异，这表明该病毒自 1970 年以来就已经在美国东西海岸传播和变异了。科学家将这些毒株与杜加斯的血液样本进行比较，发现杜加斯的 HIV

基因组正好位于这些病毒株的系统发生树*的中间，这不仅证明将 HIV 引入美国的不是杜加斯，还证明他的性行为并非导致艾滋病在美国流传的重要因素。[61]

到了 1982 年初，疾病控制和预防中心已有充分的理由相信，同性恋者并非艾滋病的唯一受害人群，性交也不是唯一的传播途径，这使杜加斯受到的污名化显得更加不幸，但疾病控制和预防中心过了很久才改变了自己的狭隘视角。第一条线索出现在 1981 年 9 月，迈阿密杰克逊纪念医院（Jackson Memorial Hospital）的传染病专家在海地裔男女中发现了类似艾滋病的症状。同月，迈阿密和纽约的儿科医生在海地裔母亲所生的婴儿中发现了同样的综合征，但当他们将病例提请疾病控制和预防中心注意时，中心的官员却不肯相信。然而，1982 年夏天，中心的艾滋病特别研究组不断发现异性恋注射吸毒者中的卡氏肺囊虫肺炎病例，因此开始相信所谓"同性恋相关免疫缺陷"可能也会通过血液传播。大约在同一时期，疾病控制和预防中心收到了第一批关于血友病患者罹患严重卡氏肺囊虫肺炎的报告。其中有 3 名男性患者来自科罗拉多州丹佛市和纽约州威斯特彻斯特县（Westchester），而既往认为这些地区尚未受到疫情波及。更让人感到不祥的是，这 3 名男性都没有同性性行为或共用注射针头的历史，但他们都曾多次注射"凝血第八因子"（Factor VIII）。这种因子是一种凝血剂，从美国各地数千名献血者的血浆

---

* 系统发生树是一种树状结构图，常用于生物学、医学、分子遗传学等研究领域，是指用图形的方式来描述一个类群的演化历史，以及其中各成员之间的相互关系，可用于描述基因、个体、种群、物种之间的亲缘分支关系。——译者注

中汇集浓缩而来。紧接着，1982 年 7 月出现了一份报告，报告显示，美国 34 名海地移民中暴发了一种与同性恋相关免疫缺陷一模一样的疾病，这些人大多是前两年来到美国的异性恋者。此外，海地首都太子港还发现了 11 例卡波济肉瘤病例。然而，直到 1982 年 9 月，加州大学医学中心的儿科医生报告了一名患有卡氏肺囊虫肺炎，而且在出生时曾接受多次输血的婴儿病例后，疾病控制和预防中心才最终放弃了"同性恋相关免疫缺陷"一词，并在当月开始将这种疾病称为"艾滋病"。[62]

* * *

到 20 世纪 80 年代晚期，美国已有一半的血友病患者感染了 HIV。在病情最重的血友病患者中，感染率高达 70%。因此专家们基本都确信艾滋病也可以通过血液传播。但仍有问题悬而未决：病毒来自哪里，它又是如何在医学界警觉之前感染如此广泛的社群和种族（同性恋者、海地裔移民、海洛因成瘾者、血友病患者）的？到此时为止，世界上每个地区都已经有 HIV 病例报告，世界卫生组织认为这场艾滋病大流行是在 3 个大洲同时出现的。然而，几乎无人接受这一理论，尤其是考虑到艾滋病似乎在非洲传播最快这一点。此外，到 80 年代末，对既往血清样本的检测表明，HIV 在 20 世纪 70 年代就已经出现于扎伊尔和乌干达。而且，HIV 感染者中有妇女和儿童，这表明 HIV 可能在侵袭美国之前几十年就已在中非的异性恋群体中蔓延了。再加上人们日渐认识到海地人中多有感染艾滋病者，这也表明其起源于非洲。

这一假设的首个证据出现在 1983 年，当时妈妈耶莫医院 (Mama Yemo Hospital) *产科病房的一名妇女的血清检出淋巴腺病相关病毒阳性。[63] 因此，蒙塔尼耶对 1970 年以来来自扎伊尔的储存血液样本进行了进一步检验，他发现有许多血液的检出结果为阳性。同时，加洛开始使用酶联免疫吸附实验检测储存的血液样本，这些样本是国立癌症研究所在 1972 年和 1973 年开展伯基特淋巴瘤研究时从乌干达小学生身上采集的。令他惊讶的是，检测显示，三分之二的乌干达儿童感染了 HTLV-III。[64]

1983 年，比利时微生物学家彼得·皮奥（Peter Piot）发现，在他位于安特卫普的热带疾病诊所中，有越来越多前来就诊的扎伊尔富人们出现了免疫缺陷症状，他对此深感担忧，决定赴扎伊尔全面调查。[65] 他重点关注了妈妈耶莫医院，20 世纪 70 年代末，医生们正是在那里首次注意到了类似艾滋病的消瘦病症。皮奥发现，仅仅 3 周内，病房里就有几十名病人感染了艾滋病。[66] 随后，此前在美国疾病控制和预防中心工作的流行病学家乔纳森·曼（Jonathan Mann，他日后将成为世界卫生组织全球艾滋病项目的主管）加入了他的行列。在国际开发合作署项目（Project SIDA，非洲第一个也是最大的艾滋病研究项目）的支持下，两人开始进一步收集流行病学数据。1986 年，他们证实，在扎伊尔和卢旺达，艾滋病问题正在不断恶化，多达 18% 的献血者和孕妇感染了 HIV。他们还注意到，艾

---

* 刚果民主共和国金沙萨的一家医院，医院名称来源于当时的扎伊尔共和国的统治者蒙博托·塞塞·塞科（Mobutu Sese Seko）的母亲，塞科倒台后医院更名为金沙萨总医院。——译者注

滋病感染男性和女性的概率相近，且大多数接受调查的男性是异性恋。研究者们进一步报告说，在金沙萨和卢旺达首都基加利，高达88%的职业性工作者也感染了这种病毒，其客户的 HIV 感染率也近乎于此，这足以给"艾滋病是同性恋疾病"的谣言最后一击。[67]

不过，HIV 已经在非洲存在一段时间的最有力证据也许来自对储存血清样本的回顾性检测。这些样本是 1976 年埃博拉疫情暴发期间在扬布库收集的。医疗人员当时从天主教教会医院附近村庄的患者身上抽取了 659 份样本，检测发现，0.8% 的样本呈 HIV 阳性。由于埃博拉感染的症状触目惊心，死亡率也很高，这吸引了疾病控制和预防中心和其他组织研究人员的注意力，当时无人注意到这些 HIV 感染。这就是 HIV 的狡猾之处：与埃博拉和其他在人身上新发现的动物源性病毒不同，HIV 不会导致宿主急病暴毙，因而不会引起人们的注意。相反，这种病毒进化出了一种步步为营的策略，使它能够在不被注意的情况下感染人类细胞并自我复制。结果，被 HIV 寄生的人安然生存，病毒悄悄传播，10 年甚至更久之后才会有疾病症状出现。直到 1985—1986 年，扬布库有 3 个村民出现了疑似艾滋病的症状，科学家们才想到要对当地人进行 HIV 筛查。调查显示，HIV 病毒感染水平与 10 年前相似。这表明，至少在非洲的农村地区，该病毒在 10 年内几乎没有扩散。这将是研究 HIV 流行病学特征的重要线索。

随着科学家开始筛查以往收集的储存血清，另一些曾被遗漏的艾滋病警讯也浮出水面，这一次是欧洲患者。其中最值得注意的病例是丹麦外科医生格蕾特·拉斯克（Grethe Rask）。她于 1977 年在哥本哈根去世，此前已患上了包括卡氏肺囊虫肺炎在内的一系列艾滋病样机会性感染。1974 年，她在金沙萨工作期间出现了疾病症状，但在那之前的 1972—1975 年，她一直待在扬布库以北 60 英里的乡村医院阿布蒙巴兹（Abumonbazi）。在 1985 年使用早期的酶联免疫吸附实验进行检测时，拉斯克的血样呈 HIV 阴性；但当两年后用更精密先进的检测方法重复测试时，却出现了阳性反应。[68]另一起病例是一个挪威家庭——父亲、母亲和 9 岁的女儿，一家三口都在 1976 年死于艾滋病样症状。1988 年，回顾性检测显示他们都感染了 HIV。鉴于女儿是 1967 年出生的，因此母亲在此之前一定就已经被感染了。值得注意的是，父亲曾是一名水手，曾于 20 世纪 60 年代初到过西非一些港口，在 1961—1962 年去过尼日利亚和喀麦隆，人们猜想他可能在其中一个港口招妓并感染了病毒。[69]

到 20 世纪 80 年代中期，非洲类似的早期艾滋病病例也逐渐被发现。第一份 HIV 阳性标本采自一个 1959 年在利奥波德维尔献血的班图人，此前标本已在冰箱里放了 27 年。[70]当时无法确定该标本属于哪个 HIV 亚型，但在 20 世纪 90 年代，随着名为聚合酶链反应（PCR）的新技术问世，扩增遗传物质成为可能，于是在 1998 年，科学家确定了该标本的 HIV 属于感染人数最多的那种亚型。2008 年，数位科学家在《自然》杂志上撰文宣布，他们已对来自利奥波德维尔的另一份标本的 HIV 完成测序。该标本于 1960 年取自一名妇女的淋巴结，之后被存放在金沙萨大学病理系。尽管标本已严重碎片化，由亚利桑那大学进化生物学家迈克尔·沃罗比（Michael Worobey）领导的团队仍利用 PCR 技术完成了对数条 DNA 和 RNA 链的测序。沃罗比将扩增后的遗传物质与早前在利奥波德维尔分离出的病毒株进行了比较，确定二者分属的亚型密切相关。接下来，他用分子钟计算了这两种病毒的分离时间，结果发现两者共同的祖先病毒存在于 1908—1933 年 (中位数为 1921 年)。[71] 鉴于分子钟推算的不确定性（RNA 与 DNA 的变异频率不同），对该估算结果需要存疑。但几乎可以肯定的是，利奥波德维尔在 1959 年已有 HIV 存在，如果沃罗比的推算准确，HIV 的存在时间可能早至 1921 年。[72]

科学家们又使用 PCR 技术研究了当前流行的 HIV 毒株。迄今为止，研究表明，主要有两种类型的 HIV：HIV-1 具有高传染性，全球大多数 HIV 感染都由它所致；HIV-2 主要在西非肆虐，感染后血液中病毒水平相对较低。使情况进一步复杂化的是，HIV-1 分为四个组，其中的 M 组又被细分为 10 个亚型。此外，如果患者感染了一个以上的亚型，这些亚型可以通过基因交换重组成新的病毒株。其结果对于外行人来说堪比天书。

然而，如今科学家们基本认定艾滋病起源于非洲。这不仅是因为两个最古老的 HIV 分离株都来自金沙萨，还因为它在非洲的多样性远超世界上的其他地方。HIV 只朝着一个方向进化，从单一的病毒原型分化为日益复杂的亚型和重组株，因而病毒多样性是判断其起源的有力证据。以上这些已经是科学界的共识，但论及 HIV 的起源，以及 HIV 与艾滋病的联系，却还有无数争议。例如，尽管所有科学界的权威都接受了 HIV 是艾滋病的病原体，仍有一些逆转录病毒专家，如加州大学的生物学家彼得·迪斯贝格（Peter Duesberg）拒不接受这一病因学说。同样，英国作家兼记者爱德华·胡珀（Edward Hooper）坚持认为，艾滋病可追因到 20 世纪 50 年代末在中非进行的大规模脊髓灰质炎疫苗接种运动（胡珀认为，比属刚果、卢旺达和布隆迪居民口服的一种叫作"CHAT"的脊髓灰质炎疫苗被猴免疫缺陷病毒污染了，因为疫苗生产中使用了黑猩猩的细胞）。胡珀在他 1999 年出版的著作《河：回溯 HIV 和艾滋病源头之旅》（*The River: A Journey Back to the Source of HIV and AIDS*）和个人网站上极其详细地描述了他的论点。尽管科学界许多人认为，有压倒性的证据足以反驳他的观点，胡珀仍然在网站上继续着这场越来越势单力薄的战斗，拒不接受学界批评。[73] 不论胡珀和他的反对者最终孰对孰错，他和迪斯贝格对 HIV 病因说的批判都助长了一种阴谋论：正是医学科学加剧了艾滋病的流行。阴谋论动摇了人们对齐多夫定等可能的救命药物的信心。这种情况在南非尤甚。一项研究显示，由于 1999—2008 年担任总统的塔博·姆贝基听取了迪斯贝格的建议，拒绝给人们提供抗逆转录病毒药物，最终有 33 万人在 2000—2005 年无谓地死于艾滋病。[74] 同样，有证据表明，胡珀的疫苗污染理论可能也加剧了人们对现代脊髓灰质炎疫苗的不信任，特别是在尼日利亚、阿富汗和巴基斯坦等国家，对疫苗和国际卫生工作者动机的怀疑导致了对群众免疫运动的抵制，阻碍了世界卫生组织在脊髓灰质炎疫区最终根除该病毒。[75]

无论前述理论是否属实，HIV-1 和 HIV-2 的起源都毋庸置疑：二者都是由猴免疫缺陷病毒（SIV，能导致猴类艾滋病）演变而来的，它们分别寄生于原生在中非和西非的黑猩猩和白枕白眉猴身上。[76] 那么，这些病毒是如何从猿猴身上跨越出去，或者说从猿猴身上"溢出"的呢？又是如何在人群中广泛扩散的呢？

一个主要的溢出机制是人类对喀麦隆、加蓬和刚果热带雨林中猿猴的狩猎和宰杀，而这些地区是中部黑猩猩（*Pan troglodytes troglodytes*）的栖息地。[77] 当猎人在捕猎猿猴的过程中被割伤或咬伤，或者当动物被屠宰后端上餐桌时，它们身上的病毒很容易传染给人。猴泡沫病毒（SFV）、埃博拉病毒和马尔堡病毒都是通过这种方式从猿猴传染给人的。对俾格米猎人和班图猎人的血清学检测发现，许多人血液中都有 SIV 抗体，这表明暴露于这种病毒在自然界中很常见。此外，通过对 HIV-1、HIV-2 以及它们的不同组和亚型的基因分析，我们可知现代 HIV 与它们最近的祖先 SIV 的亲缘关系比它们彼此之间更近。[78] 这证明人 HIV 的猿类祖先病毒在进化过程中肯定曾多次跳跃到人类身上。然而，由于 99% 的 HIV-1 感染都是由同一组（M 组）HIV-1 引发的，这表明艾滋病大流行与所有之前或之后出现的猿源感染疾病不同，不是黑猩猩直接感染了大量人群，而是病毒经由某次罕见的感染进入人体，继而在人群中传播和增殖所致。[79] 幸运的是，由于 1959 年从利奥波德维尔的班图人身上分离的毒株就是 HIV-1 型 M 组，而且恰是在那里，病毒表现出了最大的遗传多样性，人们便不必臆测这事是何时何地发生的了。1959 年，引发艾滋病大流行的 HIV 病毒株肯定已在利奥波德维尔或附近某个比属或法属刚果城镇扎根并流行了。那么病毒又是怎么扩散到那里的呢？这个问题的答案颇为有趣。

总体说来，关于 HIV 病毒生态的理论主要有两派。第一派认为猎食野生动物、殖民主义，加上全球化驱动的经济和社会变革——更好的公路、铁路和航空交通，足以解释 HIV-1 型 M 组病毒在非洲的扩散以及随后的全球流行；第二派则认为，所有这些因素的确很重要，但仍不足以解释这一特定病毒亚型为何流行得如此之广：首先是在非洲城市人口中，后来扩散到非洲农村和世界其他地区，到处都有它的存在。之所以会有这样的疑问，是因为在现实中，猿猴病毒很难在人类宿主中定殖，许多引起短期感染的 SIV 会被宿主的免疫反应迅速消灭，即使病毒在一个人身上定殖，也不会轻易传染给他人。为了回答这个问题，就需要找到一个额外的放大效应，而医学提供了最好的候选项。此学派的主要支持者、加拿大学者雅克·贝潘（Jacques Pepin）特别指出，在注射治疗梅毒和热带疾病（如疟疾和雅司病）的药物时，非洲各地的诊所会重复使用消毒不充分的皮下注射针头和注射器。作为一名具有丰富非洲工作经验的传染病和流行病学家，贝潘指出，通过共用针头和注射器传播 HIV-1 的效率是通过性交传播的 10 倍，善意的医疗干预措施（其中许多是在殖民时代进行的）可能成了艾滋病流行的帮凶，使其从一种局限于利奥波德维尔（金沙萨）的本地流行病，膨胀为远征海地、纽约和旧金山的大魔头。[80]

很不幸，我们无法回到殖民时期的刚果等地，通过对到诊所就诊的患者进行血清学检测来验证贝潘的理论。现有的唯一证据是既往的血清样本（其中含有留存的 HIV 片段）以及一些类似的例子：在人道主义医疗项目中，一些通过血液传播的病毒会在无意间经针头和注射器传播。一个典型的例子是埃及政府在抗血吸虫病运动期间发生的悲剧。血吸虫病是一种可能致命的疾病，由寄生于血液中的血吸虫引起，经生活在尼罗河和其他水道的灌溉水渠中的螺传播。1964—1982 年，为对抗血吸虫病，埃及政府每年为 25 万埃及人注射了 200 多万剂酒石酸锑钾。平均每个患者每周要接受 10~12 次静脉注射，草草消毒的注射器和针头被反复使用。结果在实施血吸虫病治疗的地区，丙型肝炎病例大幅增加，在 40 岁及以上的居民中，有一半丙肝病毒检测呈阳性。[81] 20 世纪 50 年代，在利奥波德维尔的性病诊所进行梅毒和淋病的药物静脉注射治疗时，也发生了类似的乙型肝炎医源性传播。当然，虽然这些研究可能支持贝潘的理论，但它们毕竟是间接的、推断性的证据。就像陪审团在面对一个没有明确凶器的杀人犯时一样，我们必须要权衡证据，判断谁——或者说，在这个问题中，什么——才是最可疑的罪魁祸首。

陪审团必须解决的第一个问题是，鉴于生活在喀麦隆、加蓬、几内亚和刚果-布拉柴维尔（Brazzaville）的人已经与感染 HIV-1 祖先病毒 SIV 的黑猩猩接触了至少 2 000 年，为什么 HIV 没有更早流行呢？一个答案是，在前殖民时代，由于缺乏枪支，人类很难狩猎猿类，而中非被繁茂森林覆盖的地区道路稀少，这减少了人类和黑猩猩的互动。即使某个猎人偶然感染了 HIV 并将之传染给妻子（这很可能真的发生过），或者相反，一名野味厨师传染了她的丈夫，最糟糕的情况无非就是两人都会在 10 年后死于艾滋病。就算这对夫妇不遵循一夫一妻制，在一个偏远的村子里，病毒也很难传播到临近社区之外。因此，在前殖民时代，这种感染意味着病毒走进了所谓的流行病学死胡同。然而，在 19 世纪和 20 世纪之交，流行病学条件开始变化，为 HIV 始祖病毒创造了新机遇，使其得以在人际传播并广泛增殖。变化首先始于 1892 年，那年，从利奥波德维尔到位于刚果中心的斯坦利维尔［Stanleyville，今基桑加尼（Kisangani）］的蒸汽船运开通了。这项业务将之前远远分离的人群联系了起来，为病毒创造了机会，使它可以抵达日益繁华拥挤的城市中心，而在过去，病毒在感染孤立的农村人群后，可能很快就会消亡。1898 年，随着马塔迪-利奥（Matadi-Leo）铁路开通，利奥波德维尔的人口再次膨胀，并促进了经济移民和比利时管理人员的涌入。到 1923 年，利奥波德维尔已成为比属刚果的首都。大约在同一时期，该城开通了国内航班，并于 1936 年开通了到布鲁塞尔的直达国际航班。更重要的或许是法国人修建了新的公路和铁路，包括 511 公里长的刚果大洋铁路。这条铁路连接布拉柴维尔（与利奥波德维尔隔着刚果河相望）和海岸城市黑角（Pointe-Noire），需要征募大约 12.7 万名男性劳工。因此，20 世纪 20—30 年代，大量成年男性涌入农村地区，那里正是携带 HIV-1 始祖病毒的黑猩猩的栖息地。这条铁路还为非洲人和欧洲人往返法属刚果的新首都布拉柴维尔开辟了持久的通道。

一旦这些城乡交通得以建立和运行，病毒在布拉柴维尔或利奥波德维尔的性传播链很快就能成型。贝潘认为，造成这一局面最重要的因素之一是社会关系在殖民时代被破坏。他特别指出，比利时的政策导致了性别失衡，他们征募大量男性加入劳动力大军，却阻止他们的妻儿老小离开村庄。这一点在利奥波德维尔体现得最为明显：到 20 世纪 20 年代，那里的男女比例超过了 4:1，这种不平衡助长了被称为"自由女性"的未婚职业妇女通过兼职卖淫来补充收入。也许，一位猎人来到利奥波德维尔，和其中一位自由女性共度春宵。或者，一名铁路工人在布拉柴维尔下车，乘渡轮到刚果河对岸，然后在利奥波德维尔招妓。又或者，一名移民工人沿着刚果河在喀麦隆的支流顺流而下，从刚果河上游将病毒带到了布拉柴维尔（HIV-1 型 M 组与喀麦隆东南部黑猩猩身上的 SIV 亲缘关系最近）。[82] 在撰写本书时，这些是较受欢迎的假说。如果此人早前在铁路附近某家简陋的医院接受过热带病治疗，通过被污染的注射器感染了病毒，那病毒传播的可能性就会更大。这事并不像听起来那么难以置信。据贝潘说，官方于 20 世纪 30 年代在铁路沿线开展防治昏睡病和雅司病的运动，而同一时期，喀麦隆南部出现了大范围的医源性丙型肝炎传播，这是通过静脉注射奎宁治疗疟疾后出现的。[83] 再或者，放大效应可能发生在受感染的猎人到利奥波德维尔的某家性病诊所接受梅毒治疗时，或者发生在一名被客户传染的妓女在同一诊所接受静脉药物治疗时。这名妓女又会通过性传播途径将病毒传染给客户，而他们又会传染其他性工作者，从而导致继续传染的圈子不断扩大，使 HIV 逐渐扩散到刚果的其他城镇。下一个放大效应出现在 1960 年刚果从比利时独立后。随着政治暴乱和内战席卷刚果，数以千计的难民前往金沙萨，卖淫活动变得更为猖獗。据贝潘说，可能正是这一点将 HIV 转化成了一种广泛流行的疾病，从而产生了 20 世纪 70 年代末和 80 年代初在妈妈耶莫医院出现的艾滋病病例。病毒最有可能是通过卡车司机和商务旅客从金沙萨传播到其他非洲城市，然后通过飞机蔓延至其他国家和大陆的。

但这只是一种理论。其他理论会更加强调另一些因素的作用，如非洲城市的快速发展、包括生殖器溃疡（这会增加 HIV 的传播性）在内的性传播疾病的进一步流行等。此外还有生态和环境因素，例如急于从赤道非洲收获木材的公司修建的穿越刚果盆地的道路。[84] 这些道路为病毒在人群中定殖提供了多种机会。第一，它们使猎人能够更深入地进入黑猩猩的栖息地，以获取野味；第二，它们助长了木材公司劳工营地附近的卖淫活动。有人认为在这方面，HIV 可能与埃博拉等病毒类似，它们原本处于离散的生态位中，而生态退化和环境变化使人类与野生动物的接触更加密切，于是病毒在人群中出现了。事实上，HIV 的系统发生分析已经革新了人们对艾滋病全球流行的理解，典型的案例就是从非洲分离的 B 亚型毒株。

B 亚型毒株的故事开始于 2008 年。当时，沃罗比研究了 6 个海地艾滋病患者的血液样本，他们曾在 20 世纪 80 年代初于迈阿密接受治疗。与分离自除非洲外的其他地区的病毒株相比，从这些样本中分离出的 B 亚型毒株表现出了更大的遗传多样性，这表明该亚型毒株是先从非洲跳跃到海地，然后再传入美国的。沃罗比使用分子钟技术（鉴定利奥波德维尔分离株共同祖先存在时间的也是这种技术），推算出初始病毒在 1966 年左右到达海地，并于 1969 年左右传到美国。贝潘猜测了病毒传入的一种可能：20 世纪 60 年代初，许多海地人前往扎伊尔，为世界卫生组织和联合国教科文组织的项目工作，在当地担任教师、医生和护士，其中一人在返回海地时可能带入了这种病毒。贝潘进一步推想，可能是私人采血公司"加勒比血"（Hemo-Caribbean，其老板是时任海地总统弗朗索瓦·杜瓦利埃的亲密盟友）在采血时未做消毒，从而导致该亚型得以进一步扩散。贝潘认为，病毒传播到海地的异性恋人群后，又经由双性恋者传给了美国的性观光游客，包括从纽约和旧金山来到岛上度假的同性恋者。另外，"加勒比血"每月向美国出口 1 600 加仑*的血浆，从中提取的凝血因子被美国血友病患者广泛使用，而后者中许多人都死于艾滋病。因此，B 亚型也可能是通过血友病患者传染了纽约和旧金山的同性恋者。

一个无可争辩的事实是，早在 1976 年，纽约就有同性恋者感

---

* 1 加仑 ≈3.79 升。——译者注

染了 B 亚型病毒，而 1983 年从加埃唐·杜加斯身上分离出来的正
是这一亚型的毒株。换句话说，杜加斯不可能是零号患者，纽约或
旧金山的同性恋者将 HIV 带到海地的可能性也极小。事实可能正好
相反。或许，一位来自纽约和旧金山的男同性恋者到达海地，感染
了源自非洲的 HIV-B 亚型。回国后，他在同性恋社群中有大量的
性伴侣，并有肛交等行为，这触发了病毒的指数级扩增和传播。最
终，1981 年，艾滋病的流行终于引起了戈特利布和其他美国医生的
关注。

＊ ＊ ＊

　　相较于军团病，艾滋病大流行更彰显了"医学即将征服传染
病"这一口号的傲慢，迫使科学家们进行反思。这不仅是因为艾滋
病患者表现出人们自以为早已被医学界攻克驯服的那些病症——卡
氏肺囊虫肺炎、卡波济肉瘤、鹅口疮，还因为直到 HIV 在几个大洲
蔓延许久后，专家们才终于意识到一种新综合征来袭了。正如我们
看到的，这不是流行病学家或癌症专家的错。恰恰相反，当艾滋病
成为一场流行病的时候，科学家们在历史上第一次拥有了技术和智
识工具来识别一种新的逆转录病毒，并为其设计了检测和治疗的方
法。艾滋病的流行告诉人们，当科学家和公共卫生官员们在 1980
年为根除天花而欢庆时，一些东西被忽略了。首先，病原体持续不
断地以难以预测的方式变异；其次，人类通过不断变化的社会和文
化行为，或通过对环境、动物、昆虫生态的影响，对微生物施加了
强大的演化压力。有时，这些压力会选择出一种毒力特别强的菌株

或毒株；[85] 有时，压力能给病原生物提供机会，让它定殖于一个新宿主中并扩展它的生态疆域。鼠疫、黄热病和登革热等由啮齿动物和昆虫传播的人畜共患病中尤其有这种风险。但是，在一个日益全球化的时代，其他并非由啮齿动物和昆虫传播，"移动性"也较弱的人畜共患病同样存在这种风险。有学者特别指出，如果人类没有改变"病毒传播"（viral traffic）的规则，艾滋病就不可能逃离非洲。[86] 据创造了"病毒传播"这个说法的病毒学家斯蒂芬·莫尔斯（Stephen Morse）所说，规则不仅包括环境和社会变化（这些变化为 HIV 的猴病毒祖先提供了跨物种传播和在人群中扩增的新机会），还包括更好的公路铁路网和喷气式飞机的国际航线等因素。莫尔斯的担忧很快得到了其他科学家的响应，包括细菌遗传学家、洛克菲勒大学校长乔舒亚·莱德伯格*。1989 年，莱德伯格和莫尔斯在华盛顿特区组织了一场会议，随后在 1991 年发表了一份研究"新发传染病"所构成威胁的科学报告。根据美国医学研究所报告的定义，"新发传染病"包括艾滋病和埃博拉等以前不为人所知的人类疾患，"可能是出现了一种新的病原体，或发现了一种已存在但以前未发现的疾病，或者是环境的变化提供了新的流行病学'桥梁'"。[87] 莱德伯格承袭了勒内·迪博的探索主题，提出在一个日益"全球化"的时代，空中旅行以及人和货物从地球上一个地方到另一个地方的快速大规模流动，使天平向有利于微生物的方向倾斜，"使我们成

---

* 乔舒亚·莱德伯格（Joshua Lederberg, 1925—2008），美国分子生物学家，因发现细菌遗传物质的组织以及基因重组于 1958 年获诺贝尔生理学或医学奖。——译者注

了与 100 年前完全不同的物种"。根据莱德伯格的说法，这些变化的结果是，尽管有了新的医疗技术，疫苗和抗生素的可及性也更加广泛，但人类"本质上比以前更容易受到伤害了"。[88]

作为记者和科学作家的劳里·加勒特没有忽视莱德伯格的警告，她目睹了艾滋病在扎伊尔的肆虐。在她 1994 年出版的畅销书《逼近的瘟疫》中，加勒特解释道，由于全球化，"世界上不再有孤立世外、无人涉足的居住地"，再加上迅捷的喷气式飞机穿梭于世界各国之间，使"一个携带致命微生物的人可以随意搭乘一架喷气式飞机，等到病症显露出来时，他已到达另一个大陆"。她悲观地总结道，艾滋病"并非单枪匹马"，而是即将到来的流行病大军的先锋。[89]

SARS :" 🦇 SUPER SPREADER"

第七章

SARS：超级传播者

"香港岛是全中国最不健康的地方⋯⋯

而维多利亚城——政府所在的核心城镇——又是其中最糟糕的。

干燥的岩石反射着热带阳光，可怖而炽热，

而维多利亚城就坐落在那岩石一旁。"

——亨利·查尔斯·瑟尔*爵士

《中国与中国人》，1849年

---

* 亨利·查尔斯·瑟尔（1807—1872），英国律师、外交官、作家，曾于 1843 年任英国驻香港副领事。——译者注

坐拥 700 万人口的香港可谓是未来最为可期的国际大都市。1997 年，它回归中国，改称香港特别行政区，不再受英国的殖民统治。香港位于澳门以东 60 英里的中国南缘，占地 1106.66 平方公里。但它的大部分都是分散的岛屿，或狭窄海岸线上陡峭崎岖的山丘，故而大半的人口都挤在港岛北侧一片俯瞰维多利亚湾的狭长地带，以及九龙半岛和毗邻的新界。这使香港成为全球人口最密集的城市之一，可谓都市奇观。

无论是乘游轮自水路驶近，还是坐波音 747 从云中降临，与香港的初见总能使人心神荡漾。香港拥有全世界最多的高楼大厦，它标志性的摩天大楼群，譬如由贝聿铭设计，曾被誉为亚洲最高办公大楼的香港中银大厦，仿若无视地心引力般伫立。锋利的玻璃与钢筋构成建筑主体，与陡峭山坡上柔和的新绿交相辉映。不过，无论银行财力何等雄厚，也不管它的建筑师多么聪颖，任何人造建筑都无法比肩太平山（Victoria Peak）的雄伟，更远不及从大帽山山顶俯瞰的盛景，那里海拔近 3 300 英尺，是全岛的最高点。清晨自交易大厅抬头仰望，或在深夜的奢华顶层公寓啜饮鸡尾酒欣赏夜景时，就算是王牌证券交易员也会忍不住拜服于大自然的鬼斧神工，反思人工造物之渺小。

香港令人生畏的地理环境给人类的安居造成了挑战，该岛独特的地貌和亚热带气候也为疟疾和其他蚊媒疾病提供了理想的滋生环境，特别是在夏季季风或秋天台风肆虐期间。事实上，该岛"有害健康"的声名远播，早期英国殖民者们宁愿睡在泊于维多利亚港的船上，也不愿上岸休息，以免染上"香港热"。当时人们认为热病是由于土地和岩石产生的瘴气所致，故而采取了此等预防措施。第二任香港殖民地总督璞鼎查（Henry Pottinger）爵士在 1843 年写道："香港的地质结构由能迅速吸收大量降雨的地层构成，被吸收的雨水又化作有害的矿物蒸汽返回地面。城市的位置正好阻止了瘴气消散，而地质构造又进一步将致病毒气困在地表。"其他官员也同意这一看法，认为"在降雨间歇，几近直射的阳光造成强烈的蒸腾作用，有毒气体从臭烘烘的泥土中弥散而出，成为最有害健康的瘴气"。这位官员继续讲道，它"毁损精神和身体，哪怕是体质最强健的人也会变得虚弱或病倒"。

最令人恐惧的地区包括港口和以中国居民为主的太平山区，后者是一个棚户区，挤满了简陋的木屋，未经处理的污水横流，人、猪、老鼠混乱杂居。早在当局因腺鼠疫而清整太平山的 1894 年之前，该地区就因霍乱、伤寒和天花盛行而臭名远扬。为躲避接二连三的疫病暴发，较为富裕的居民们会尽量在远离海滨的地方安家。

渐渐地，住宅区沿着太平山的斜坡一路攀升至半山。这片居民区而后也被称作半山区，1848—1854 年任香港总督的文翰爵士（George Bonham）就是此间最早的居民之一。他在此开创了封闭式豪宅的先例，很快，名为"玫瑰山"、"克灵格尔福德"和"悠闲旷野"等的效仿者纷纷涌现（其中一位住户是富兰克林·罗斯福总统的母亲萨拉·罗斯福，她在美国南北战争期间与家人一起居住于此）。

当然，并不是每个人都能看得到这般的迷人景色，住得起这样的宽敞住宅。20 世纪 80 年代初，在香港繁荣的经济和自由的政治氛围的吸引下，中国内地大批工人涌入香港。于是，建筑师们设计出了更精妙的公共住房方案，来安置不断增加的城市人口。这些公共住房通常是一层多户的塔式大楼，每栋至少 40 层，每层有 20 多套公寓，而平均每 10 栋楼只占地 5 英亩*或更少。这些建筑群基本上就是一座座"城中城"。常有整个家庭挤住在公屋里的情况，算起来，香港成年人的平均居住面积不足 2 平方米。[2]

这些公寓没有空调，酷暑时热得令人窒息。楼下拥堵的街道积聚着雾霾，但若想降温，也只能冒险开窗，抑或在楼宇中心的天井旁安上大功率风扇。大多数负担得起的家庭选择了后者。可是，哗啦作响的老旧管道系统实在让人无计可施，再加上有如此多居民同时洗澡和冲水，下水道倒灌和故障时有发生。

鉴于此，也难怪人们喜欢在周末出门，去享受石澳郊野公园的新鲜空气和怡人旷野，或是沿着太平山的盘山小径拾级而上。但即

---

* 1 英亩 ≈4 047 平方米。——译者注

使是在这些地方（已经超出了蚊子可生存的最高海拔），人们依然无法安享舒适，来自港岛的"突然惊喜"时有发生。久居于此的居民都知道，尽管香港自诩有四通八达的地铁系统，但本质上，它仍然是一片丛林。比如，那些诱人的山坡上就住满了野猪和毒蛇，徒步旅行者还要随时警惕灌木丛中饥饿的蟒蛇。

然而对香港居民来说，最大的威胁并不是蟒蛇，也不是蚊子，尽管偶有输入性病例，但疟疾和登革热已不再是香港的地方病。它的主要生态威胁来自北面庞大的邻居，以及现代化和城市化进程，这些进程加速了动物和人类之间的微生物传播。从维多利亚湾对面的九龙乘火车出发，只需 90 分钟即可到达深圳和广东海关。广东省有大约 8 000 万人口，是内地人口最多的省份。自 20 世纪 70 年代末中国领导人推行市场经济政策以来，深圳和省会广州两地的经济以惊人的势头增长。在运动鞋、廉价玩具和电子产品生产的助推下，1978—2002 年，广东省的 GDP 平均每年增长约 13.4%，而包括广州在内的珠江三角洲地区的城市人口也大幅增长，占到了全省总人口的 70%。制造业的繁荣产生了两个主要的生态效应。首先，为给工厂中大量的工人提供食物，广东的工业化家禽养殖场饲养了数百万只鸡（据估计，1997 年广东省养鸡 7 亿只，到 2008 年，"高质量"肉鸡的年产量达到了 10 亿只）。[3] 同时，稻农和家畜饲养散户会在自家后院养殖鸡鸭，等其肥硕之时带到城乡接合部的"农贸市场"上兜售。如社会学家、城市历史学家迈克·戴维斯（Mike Davis）所说，这宛如"碎片般散布在工厂和居住区周边的园地，使城市人口和牲畜更紧密地联系在了一起"。许多散户把猪饲养在鸡舍旁，这种养殖模式也增加了鸡所携带的细菌和病毒通过粪便不经意间传给猪，猪进而又将病原体传给人的可能性。简言之，广东已经成为病毒世界末日的潜在源头，也就是戴维斯所谓的生态学意义上的"家门口的怪物"[*4]。

21 世纪初，为迎合广东新富的企业家阶层，厨师们开始在餐厅菜单上提供越来越多的珍馐，包括以前被认为是罕见季节性美食的野味动物。动物贩子注意到了这种增长的需求，他们从老挝、越南等国采购异国野味，或在不受监管的小农场里饲养野味动物，养成后将其送到广州和深圳的动物市场。于是，动物市场上混杂着各种动物，而它们在自然界中几乎不会相遇，即便相遇，肯定也不是在如此拥挤的条件下。

幸运的是，不像广州和广东的其他非省会城镇，香港有世界级的医疗设施和配备最新诊疗技术的教学医院。香港卫生官员大多曾在美国和欧洲的大学接受训练，他们希望实施与世界其他地方相同的临床和公共卫生标准。香港医疗系统的严谨性，加上其独特的政治地位和地理位置，使它成为全球卫生的"哨兵"。简言之，当中国内地某地出现新的病毒流行或大流行时，最早敲响警钟的很可能是香港。

* * *

裴伟士（Malik Peiris）的办公室位于香港大学公共卫生学院六

---

*　迈克·戴维斯著有《家门口的怪物：禽流感的全球肆虐》（*The Monster at Our Door: The Global Threat of Avian Flu*）一书。——译者注

楼，从窗子向外望去，薄扶林郊野公园和玛丽医院（Queen Mary Hospital）一览无余。对这位说话轻声细语，热爱流行病学和跨物种病毒研究的微生物学家来说，他的办公室选址堪称完美。冬天，大雁、水鸭和其他野生候鸟在前往米埔自然保护区的途中会掠过窗外，该保护区是后海内湾边缘的一块保护湿地，也是北方冬季候鸟从西伯利亚向南迁徙到新西兰途中的重要中转站。此外，每当玛丽医院的急诊室出现异常呼吸道感染病例时，可以就近到裴伟士的实验室进行病毒检测。因此，在 2002 年 11 月公共卫生官员听说广州暴发了异常呼吸道传染病的传言后，裴伟士的实验室随即提高了警惕，他们预计类似病例很快就会出现在玛丽医院和香港其他公立医院。

裴伟士对病毒生态学的兴趣始于 1987 年，当时他刚从牛津大学获得微生物学博士学位，受命到故乡斯里兰卡调查那里暴发的日本脑炎疫情。日本脑炎是一种病毒性疾病，由一种在水稻田中繁殖的蚊子传播。这次疫情暴发的地点在斯里兰卡北部的历史名城阿努拉德普勒（Anuradhapura，其古城遗址十分出名），大约有 360 人患病，其中大部分是稻农。这一状况令人费解，因为尽管病毒可以感染人，但它通常在鸟类、蚊子和猪之间传播。此外，虽然日本和亚洲其他地区的人群中曾有过日本脑炎暴发的记录，但斯里兰卡却从未有过大规模疫情。很明显，该疾病在这里发生了变化，问题是，到底发生了什么变化？

起初，裴伟士和同事们认为这次暴发可能是由病毒毒力的突然变化引起的，但通过实验室观察，他们发现病毒并未变异。紧接着，他们将蚊子困在农田周围，查验该疾病的传播动力学是否有所改变。他们推想也许在常规宿主库蚊之外，出现了其他宿主，又或者是蚊子数量突然增加了，但研究结果随即又否定了这两种可能。然后，他们调查了猪。为使农业基础多样化和增加农民收入，斯里兰卡省级政府向每位农民免费赠送了 20 头猪。这些猪被散养在农民的后院，就在稻田边上吃草。裴伟士发现，猪不仅为蚊子提供了现成的血肉大餐，还大大增加了日本脑炎传染给人的机会。他说："这就像把火柴放在炸药上。猪成了完美的助燃剂。有些人出于好意把它放了进去，然后'砰'的一声，引燃了这次疫情大暴发。"[5]这项调查使裴伟士更热爱兽医流行病学了，也使他对动物与人类疾病关联的兴趣空前高涨，同时，还让他对其他可能改变微生物生态平衡的人为干预措施产生了疑问。

裴伟士的下一个重大机遇出现在 1997 年，当时他刚刚加入香港大学医学院，担任微生物学高级讲师。他获得职位的时候，恰逢禽流感首次从禽类传播给人。从一名 3 岁男孩的咽漱液中，研究人员分离出了一种名为 H5N1 的流感病毒。5 月初，男孩入住九龙伊利沙伯医院（Queen Elizabeth Hospital in Kowloon）*，当时他看起来只是患了普通的上呼吸道感染。[6]最初，医院给他服用了阿司匹林来缓解发热和咽痛，但几天之内，他病情恶化，被转移到了重症监护病房。很快，他小小的身躯就被一系列异常的病症折磨垮了，病毒性肺炎、急性呼吸窘迫综合征和雷耶氏综合征（Reye's

---

* 虽然按惯常的译法应该译作"伊丽莎白医院"，但香港当地的叫法为"伊利沙伯医院"。——译者注

syndrome）汹涌来袭，男孩于 5 月 21 日去世，医院记录的死亡原因为多器官衰竭。[7]

1997 年，流感研究人员对 H5 流感病毒并不是全然陌生，早在近 40 年前，科学家就在苏格兰首次分离出了这种病毒。但自那之后，兽医病毒学家只在另外两起事件中看到过这种病毒。第一起是 1984 年美国宾夕法尼亚州暴发的可怕的"家禽瘟疫"，在那次疫情中，当局被迫扑杀了 2 000 万只鸡；另一起发生在 1991 年英国的一个火鸡养殖场。[8] 1997 年之前，没人想到 H5N1 或其他禽流感病毒会跨越物种屏障传染给人，更没人能想到 H5N1 可以置人于死地。

日裔美籍临床流行病学家福田敬二（日后的世界卫生组织全球流感项目主任）领导美国疾病控制和预防中心的团队开展了调查。通过回溯研究，他们了解到几个月前，香港西北部乡间元朗附近的农场里，以及九龙附近米埔湿地的农场里，暴发了神秘的鸡瘟。罪魁祸首似乎也是 H5N1。令人警觉的是，其中一个农场距离死去的 3 岁男孩的家仅 15 英里。而且，在男孩生病前几周，他托儿所的老师带来了三只小鸡和两只小鸭供孩子们玩耍。等到 6 月份福田到学校调查的时候，两只小鸭都死了，三只小鸡中也有两只殒命。[9]

对于流感生态学家来说，小鸡的死亡尤其令人担忧。鸭子被认为是禽流感病毒的"隐形储存宿主"，之所以说是隐形，是因为鸭子会携带并排出病毒，却没有任何患病症状或其他明显感染征象。而鸡却并非如此，它们对病毒高度易感。当它们接触患病的鸭子，第一次暴露于病毒时（典型的情况是接触到鸭子排泄的粪便），它们就会严重地病倒。前一刻它们还在满足地咯咯叫，下一秒便摇摇晃晃、东倒西歪，其脑部、胃部和肺部会出血，眼睛也会血淋淋地渗出液体。因为这个缘故，家禽养殖户们将这种感染称为"瘟疫"。也正是出于这个原因，全球顶尖禽流感专家罗伯特·韦伯斯特（Robert Webster）将绿头鸭和绿翅鸭戏称为"特洛伊鸭子"。[10]

鸡和鸭都可以将禽流感传染给猪，而由于猪能够同时感染人流感病毒，这使它们成了禽流感病毒和人流感病毒进行基因重组的最佳载体。事实上，科学家们推断，当这些禽流感病毒和人流感病毒的毒株交换基因，导致它们的表面蛋白发生改变，进而产生一种新的杂合病毒时，就会导致疾病大流行。这似乎是造成 1957 年的"亚洲流感"疫情和 1968 年的"香港流感"暴发的原因，这两次大流行分别由含有鸟类和哺乳动物流感基因的杂合病毒 H2N2 和 H3N2 引发。

此外，科学家怀疑大流行也可能是由禽流感病毒的自发突变引起的。病毒复制时经常出错，禽流感病毒也不例外。该理论认为，这些突变中可能有一些会导致病毒表面的部分分子发生细微的变化，使其能够侵袭人呼吸道的更深部。理论上讲，由于人通常不会感染禽流感，一旦禽流感病毒获得了有效感染人的能力，就没有什么能阻止它了。我们的免疫系统将无力产生抗体。相反，感染可能会引发严重的级联反应，一如导致那个 3 岁香港男孩死亡的综合征。事实上，当科学家更仔细地观察 H5N1 的基因组时，他们发现其表面蛋白既能与禽类细胞表面的受体结合，又能与人肺部深处的细胞结合。这一发现重新激发了人们对流感自然史的兴趣，也促使人们进一步去研究，究竟是什么样的生态条件使在水鸟中流行的野生病毒发生演化，适应了环境。它还引发人们猜测会不会是类似的过程催生了 1918 年的西班牙流感病毒。一位著名的流感专家把西班牙流感病毒称为"所有哺乳动物流感病毒中最像禽流感病毒的一种",它也会在年轻人感染后引发类似的异常病理反应。[11]

春去秋来,香港屏息以待。此时,从西伯利亚繁殖地出发的绿翅鸭和其他迁徙水鸟已经开始聚集在香港后海湾和米埔湿地,这使人们更加担心这些鸟类可能会将 H5N1 病毒传染给本地鸡鸭。紧接着,11 月出现了两起人感染禽流感的病例,12 月又出现了几起。香港当局惊慌不已,关闭了市内的农贸市场,下令扑杀了域内 150 万只鸡。这似乎起到了作用。虽然采自野生鸟类的样本中仍不时检出 H5N1 病毒,但家禽中却没再出现病例报道。尽管如此,等到 1998 年的疫情结束时,仍有 18 人感染,6 人死亡,其中 5 人是成年人。

对于裴伟士来说,疫情的暴发是一记警钟。他与香港大学的同事管轶、肯·肖特里奇(Ken Shortridge)一起警示道:"或许 H5N1 病毒再发生一到两次突变,就能引发流感大流行。"所幸香港不仅有适宜的地理位置,又有许多微生物学专家,因此正适合作为"流感监测哨点"—— 如果水鸟中出现了禽流感病毒,这里能够在早期监测中发现。[12] 到了 2002 年,需要警惕的病毒不仅有 H5N1,还包括另一种禽流感病毒 H9N2,后者在中国内地南方的鸽子、野鸡、鹌鹑和珍珠鸡中广泛传播。[13] 更令人担忧的是,香港也有两名儿童出现了 H9N2 病毒的无症状感染,此外,H9N2 病毒和 H5N1 病毒内部有数种相同的蛋白质。事实上,裴伟士、管轶、肖特里奇越是研究活家禽市场中病毒的传播范围,他们就越意识到基因重组在自然界很常见,水鸟中的禽流感病毒非但没有出现进化停滞,反而不断地在鸭子和家禽间反复传播,产生了

"多次基因重组"。[14]

2002 年 12 月，香港两个热门公园里的鸭子、鹅、火烈鸟、天鹅、白鹭和苍鹭突然开始死亡，不久后裴伟士听到传闻，说广州出现了一种少见的呼吸道传染病暴发，他自然而然地推想是禽流感的致命毒株卷土重来。两个月后，2003 年 2 月初，世界卫生组织获悉广州三家医院暴发"非典型肺炎"。不久，世界卫生组织又得到消息，称广州第四家医院暴发重大疫情，当地出现恐慌，人们开始抢购纱布口罩、抗生素和白醋（中国传统的预防呼吸道感染的偏方）。随后，瑞士药企罗氏（Roche）的中国子公司发布了一则广告，称其抗病毒药物达菲（Tamiflu）对禽流感有效。世界卫生组织流感疫苗项目负责人克劳斯·斯托尔（Klaus Stohr）说："这使人们以为，出现了一场禽流感疫情。"[15] 然而，一名 7 岁香港女孩的死才是决定性的证据：在去福建探亲期间，这名女孩突然死于呼吸道疾病。虽然她在死因确定前就被下葬了，但 9 天后，她的父亲似乎也感染了同样的疾病并于 2 月中旬在香港去世。这家的儿子也出现了呼吸窘迫，所幸他康复了。后来的实验室检查显示，父子二人都感染了同一种 H5N1 病毒，也就是导致香港公园内鸭子和其他鸟类死亡的病毒。至此，裴伟士确信他目睹的是一场新的禽流感暴发，可能比 1997 年袭击香港的那场禽流感还要严重得多。当时，中国官方宣称这次呼吸道疾病暴发是由衣原体引起的，但裴伟士对官方说法表示怀疑。因此，他拜托两位之前曾在广州呼吸疾病研究所工作的中国同事开展谨慎的调查。这两位医务人员前往广州，带回了20 名中国患者的咽漱液。裴伟士和管轶往咽漱液样本中加入了感染过 H5N1 病毒的患者血清，以为样本会发出荧光，*但令他们惊讶的是，什么都没有发生。接下来，他们查验是否有其他常见呼吸道病毒，但血清学测试也是阴性，于是，他们开始检测更少见的外来病毒，如汉坦病毒（Hanta）等。最后，裴伟士和管轶将咽漱液加入各种细胞培养系中，看看是否能培养出任何病原体。但是不管怎么做，潜藏在咽漱液中的病原体都无法在常见的实验室培养基中复制生长。他们唯一能确定的是，这次流行病并非禽流感，也不是其他常见呼吸道疾病。

* * *

正如其他为纪念英国史上重要事件而命名的香港街道一样，窝打老道（Waterloo Road）似乎属于一个逝去的时代。它以惠灵顿公爵击败拿破仑·波拿巴的比利时战场命名，是九龙的主街之一，向东与渡船街和弥敦路交会，向北急转向狮子山方向。这条路并不赏心悦目。它交通拥挤，两旁尽是丑陋的高层建筑，适合行驶而过而非盘桓其中。事实上，如果不是一端有广华医院，另一端有九龙维景酒店（原京华国际酒店，它房价适中，有 487 间客房），人们基本不会在这个路段停留。

2 月 21 日，64 岁的肾病科教授刘剑伦入住京华国际酒店 9 楼

---

* 这个实验的基本原理是感染过 H5N1 病毒的患者血清中存在病毒的抗体，在向样本中加入血清后，再加入用荧光基团标记的二抗或者能够通过某些反应发出荧光的二抗，如果样本中有 H5N1 病毒，样本就会发出荧光。——译者注

911 号房间。他是广州中山大学第二附属医院的医生，近日有些身体不适。几周前，一名广东海鲜商人因出现了奇怪的呼吸道症状，到他工作的医院就诊。虽然这名商人只在急诊室待了 18 个小时，却有 28 名医院工作人员受到感染。随后，他被转院到中山大学第三附属医院，并在那里传染了更多医护人员，获得了"毒王"的绰号。[16] 2 月 15 日，刘剑伦出现了类似的呼吸道症状。不过，在自己服用抗生素后，他感觉身体状况尚可，能够外出旅行，便在广州登上大巴，开始了南下九龙的 3 小时行程。在京华国际酒店入住后，刘剑伦尚能打起精神外出购物。但第二天早上，他醒来便发着高烧。刘剑伦没去参加外甥的婚礼，而是在出酒店后右转，步行去了广华医院。一到那里，他便要求入院，并告知医护人员广州有很多非典型肺炎患者，那种肺炎"非常致命"。[17] 他还说，自己曾在医院门诊治疗过一些患者，鉴于他一直戴着口罩手套，他确信自己没被传染。很可惜，他错了。[18]

3 月 4 日，刘剑伦死于后来被称为 SARS（Severe Acute Respiratory Syndrome，严重急性呼吸综合征的简称）的疾病。不仅如此，通过某种不明的传播机制，在京华国际酒店逗留期间，刘剑伦传染了同一楼层的其他 16 名客人和一名到酒店的访客，不过酒店员工都奇迹般地幸免于难。72 小时内，这 16 名客人（其中有人是航空公司机组人员）又将 SARS 传播到了另外 7 个国家，包括越南、新加坡和加拿大等国，在河内和多伦多的医院引发了类似的呼吸道传染病暴发。在这时，还没有人将这些疫情与刘剑伦或京华国际酒店 911 号房间联系起来——那是以后的事了。相反，世界卫生组织认为其担心已久的禽流感大流行开始了，便于 3 月 12 日发布了全球旅游警告。戴着口罩、面色紧张的香港通勤者的画面传遍全球，飞往东南亚的航空旅行也随之陷入停顿，金融市场的状况一落千丈。在中国国际航空公司从香港飞往北京的航班上，一名 72 岁的老年男子在到访香港期间感染了 SARS，并将其传染给了同一航班上的 22 名乘客和 2 名机组人员，而他和机上其他乘客都对此毫不知情。与此同时，在泰国，这种神秘的疾病于 3 月底夺走了亚洲最受尊敬的医生之一卡洛·乌尔巴尼（Carlo Urbani）的生命。这位意大利临床医生是一位寄生虫学家，也是世界卫生组织传染病部门在越南的负责人，他是在河内越法医院治疗一位年轻的华裔美国商人时被传染的，后者于 2 月 26 日因严重呼吸道症状入院。几天前，这位名叫约翰尼·陈（Johnny Chen）的商人就住在京华国际酒店 9 楼，但直到后来，人们才认识到这件事的重要性。

乌尔巴尼终年 46 岁，他死在曼谷一家医院的临时隔离室里（治疗约翰尼·陈之后，乌尔巴尼飞往曼谷，并没有意识到病毒正在他体内潜伏），临终前连接着呼吸机，使用了大量吗啡镇静，这在东南亚的外籍医疗界掀起了层层波澜。一位熟知高传染性患者诊治流程的医生，却染上了如此严重的呼吸系统疾病，已经进入 21 世纪了，怎么还会出现这种事呢？还有，为什么抗生素和抗病毒药物会对肺炎这种小病无效？于是人们再度回到了那个问题上：病原体究竟是 H5N1 病毒，还是其他的禽流感毒株？

2003 年 3 月，没人知道上述问题的答案，除了裴伟士和其他病毒生态学领域的专家，几乎没人关注 SARS 带来的威胁。这是可以理解的，因为当时全世界的注意力都集中在中东，美英军队正在伊拉克边境集结，地面战争即将打响，而起因是"情报"表明，伊拉克统治者萨达姆·侯赛因持有大规模杀伤性武器，这违反了联合国安理会的决议。就在不到两年前，伊斯兰恐怖分子实施了一次震惊全球的国际恐怖主义袭击，他们劫持了4架商业客机，驾驶它们撞向了世界贸易中心和五角大楼。小布什政府渴望复仇，并将伊拉克选定为实施报复的目标。事实上，没有证据表明萨达姆参与了"9·11"事件，而且后来的情况表明，这位伊拉克统治者几年前就已销毁了他的大规模杀伤性武器。相反，真正的大规模杀伤性武器一直在中国广东孵化酝酿，而且，貌似正通过搭乘公交车、火车和飞机这样简单便捷的方式向全世界传播。

解开SARS之谜需要动员全世界数以百计的科学家和实验室，微生物学家也要重新思考他们对其病原体的认知。长期以来，这种病原体被视为微生物界的"灰姑娘"，没什么人对它感兴趣。就像近30年前的军团病疫情一样，解开谜团要仰赖流行病学家和微生物学家携手合作。他们会使人们更深刻地认识到城市生态、医疗技术和人造环境（尤其是酒店、医院和公寓楼）在呼吸道感染蔓延中的重要性。可惜在3月12日，这一切都尚未实现。当时世界卫生组织正在发布警报，而裴伟士则正试图用另一种细胞来培养病毒（或者潜伏在咽漱液中的任何病原体）。到这时为止，在香港卫生署首席病毒学家、玛丽医院公共卫生实验室主任林薇玲（Wilimina Lim）医生的帮助下，裴伟士已经建立了一套针对全港门诊非典型肺炎患者的监测系统。样本大量涌入他的实验室。

在听了一线医务人员描述的恐怖案例后，裴伟士越发意识到，他们急需一个可靠的诊断实验，以区分真正的SARS病例和普通的肺炎和呼吸道感染。在新界沙田威尔斯亲王医院，约有50名医生、护士和护工疑似感染了 SARS，医院管理层将他们隔离在一间有独立空调系统的特殊隔离室内。然而这并未起到作用。在接下来的几周里，又有近百名医务人员和患者不断被传染，随后被感染的是来医院探访过他们的亲朋好友。正如发生在广州中山大学第二附属医院的情况一样，疫情似乎是从一个病例开始的，也就是后来被称为"超级传播者"的患者。[19]

* * *

3 月 4 日，一名 26 岁的机场工作人员（记录标识为"CT 先生"）来到香港威尔斯亲王医院，主诉发热、身体酸痛和呼吸困难，这些都是社区获得性肺炎的典型症状。因此，他被收治到医院 8 楼的内科病房，接受了一个疗程的抗生素治疗。抗生素似乎起作用了，接下来的几天里，他的体温下降，肺部的斑片影开始消退。然而，他的喉咙一直瘙痒不适，并且不停地咳嗽。医生发现他的呼吸道被痰堵塞了，决定给他雾化治疗——雾化器能够将药物制成细密的喷雾，使之进入肺部。然而这是一个严重的失误。雾化器能够很好地将药物输送到肺部，但不幸的是，因为每次吸气后都要呼气，它也能够使滞留在呼吸道的病毒和细菌更广泛、更高效地扩散出来。在"CT 先生"的案例中，恐怕正是雾化器将他呼吸中满是病毒的小液滴雾化，散布到威尔斯亲王医院的整个病房。连续 7 天，"CT 先生"每天做 4 次雾化，他吸气，然后呼气，细小的病毒颗粒薄雾随之释出，漂浮到其他患者的床上，感染了路过的医务人员。尽管"CT 先生"最终被隔离在一个有负压通风的单人病房，医务人员也被告知要戴上一次性手套和 N95 口罩，但为时已晚。一场小型暴发席卷医院，几乎让它关门。[20]

到 3 月的第二周，又有几起院外病例的报道，这助长了病原体正在社区中四散传播，无人能够幸免的谣言。起初，香港食物及卫生局局长杨永强医生试图对谣言做冷处理，但到 3 月 18 日，他不得不承认报道属实，并在皇后大道东的卫生署总部紧急召开了"战时会议"。在那里，杨永强和他的卫生署长，也就是未来的世界卫生组织总干事陈冯富珍博士，使用从警方借来的电脑程序，仔细研究了最新的报告，试图推测病原体的下一步走向。陈冯富珍后来回忆道："我们每天都在问：'我们面对的是什么病原体？我们知道些什么？'"[21]

在同一幢大楼 18 层的一间办公室里，传染病部门的顾问曾浩辉也在思索类似的问题。他身材瘦小，曾在美国疾病控制和预防中心的精英部门流行病情报服务处受训。曾浩辉成名于 1997 年禽流感暴发期间，是一位前途不可限量的研究员〔他后来被任命为香港卫生防护中心（Centre For Health Protection）总监〕。正是在 SARS 期间，他充分展示了自己的调查技能，被香港媒体称为"辉侦探"。自 3 月以来，曾浩辉一直在夜以继日地工作，追踪 SARS 患者及他们接触过的人。3 月 26 日，他注意到一家医院一天内报告了 15 起 SARS 病例，而且所有病人都住在淘大花园（医院附近一个俯瞰九龙湾的住宅区）。他决定亲自前往调查这个异常情况。

曾浩辉到达淘大花园时，发现病例正在以惊人的速度增加：3 月 28 日有 34 人住院，次日新增 36 人，3 月 31 日又有 64 人。疫情使公立医院系统濒临崩溃，而高层在考虑将淘大花园隔离检疫。曾浩辉身负重压，必须尽快找到疫情源头。问题是该怎么做呢？在不知道 SARS 病原体是病毒还是细菌，也不知道它是以气溶胶还是飞沫的形式传播的情况下，很难确定 SARS 是如何扩散的，更遑论阻止它蔓延。不过曾浩辉分析，既然大部分 SARS 病例来自淘大花园 E 座大楼，理应从那里开始调查。[22]

淘大花园建于 1981 年，是中收入阶层安居工程的典型代表，这些工程给香港留下了不少隐患。淘大花园由 14 栋丑陋的米色塔楼组成，呈十字形布局。每栋楼有 33 层，每层 8 户对称排布。这个住宅区一共约有 1.9 万名居民。作为香港住房短缺问题的解决方案，淘大花园一度颇具魅力。不幸的是，它也为 SARS 的传播提供了理想环境。

曾浩辉注意到，大部分患者都是住在转角位置的住户，也就是每层 7、8 号房，这提示疾病在楼层之间垂直蔓延。[23] 他还发现，虽然其他楼内也有病例，但住在 E 座的人发病更早，比其他人大约早 3 天，这表明 E 座可能是疫情暴发点。但传播机制是什么呢？是像军团病暴发时那样，水箱被污染了？还是与很多居民安装在卫生间的大功率排气扇有关？曾浩辉开展了一项传统的流行病学研究，比较了家中安装了排气扇和没有安装排气扇的居民的感染率。结果显示，在淋浴时使用排气扇的人感染 SARS 的概率要高 5 倍，这表明病原体可能是通过污水渗漏到安装在浴室地板上的排水管中，继而被吸入浴室的。然而，曾浩辉从排水管和大楼水箱中抽取了样本，测试结果却是阴性。接下来，他检查了垃圾中是否有蟑螂和啮齿动物活动的迹象，结果也是阴性。最后，他还考虑了一种可能性：会不会像美国"9·11"恐怖袭击后的炭疽邮件一样，有外国势力或恐怖组织蓄意袭击了淘大花园的居民？[24]曾浩辉后来解释说："考虑到病例呈垂直排列，我们认为这也可能是一次生物武器攻击。"[25]不过，这个假设也很快被排除了。

淘大花园并不是唯一引起曾浩辉注意的建筑。迄至此时，卫生署的流行病学家也在搜查京华国际酒店。3月12日，首次有迹象表明这家酒店可能与疫情有关。当时，新加坡当局通知香港卫生部门，最近在新加坡因 SARS 住院的 3 名年轻女性曾入住过京华国际酒店。后来人们才知道其中一名女子，23 岁的前空姐莫佩诗（Esther Mok），曾到香港购物，且当时就住在与刘剑伦同一层的客房。2 月 28 日，她入住新加坡陈笃生医院，引发了一场疫情，该医院 21 名医务人员被感染。其中一人是著名的传染病医生梁浩楠，他后来前往纽约参加一个会议，同行的还有他怀孕的妻子以及岳母。在返回新加坡的途中，梁浩楠医生在法兰克福机场被带下飞机，成了欧洲第一个正式确诊的非典患者。[26]

截至 3 月 18 日，曾浩辉又获悉另外两个曾住在京华国际酒店的病例：一名在温哥华住院的 72 岁加拿大男子和 78 岁的加拿大华裔女子关水珠。关女士和她丈夫在新年期间去香港看望儿子，按航空公司提供的配套服务，他们的客房就在京华国际酒店，住宿时间也正好是刘剑伦医生入住的时间。返回多伦多两天后，关女士病倒，并于 3 月 5 日去世。其间，她将 SARS 传给了 4 名家庭成员，包括她 44 岁的儿子。后者又将 SARS 传播到了多伦多士嘉堡慈恩医院（Scarborough Grace Hospital），引发了该医院历史上最严重的流行病暴发。[27]

新加坡传来的信息促使香港卫生署重新审视了手头所有关于

SARS 病例的档案资料。截至 3 月 19 日，曾浩辉已查明了 7 例与京华国际酒店 9 楼有关的 SARS 病例，其中包括将 SARS 传播到河内，感染了卡洛·乌尔巴尼医生的华裔美籍商人约翰尼·陈。曾浩辉和同事花了好几天细细排查京华国际酒店的线索，从地毯、家具、电梯、通风口和厕所中取样。可能是约翰尼·陈在 9 楼走廊经过时，刘剑伦冲他打了个喷嚏；也可能是他们乘坐了同一辆电梯；又或者，和费城贝尔维尤-斯特拉福德大酒店里军团病的传播方式一样，病原体是通过酒店的空调系统传给约翰尼·陈和其他客人的。这些假设都存在可能性，但如果曾浩辉和他的团队不知道病原体是什么，不能对其开展检测，调查就很难有实质性的进展。

* * *

京华国际酒店是 SARS 向其他国家传播的源头，这一发现震惊了世界卫生组织高层。在"9·11"事件发生时，五角大楼预想不到恐怖分子会用商用客机发动袭击，这让美国国家安全机构措手不及；而在 2002 年，世界卫生组织确信自己已经建立了一套系统，能提前发现那些会引发流行病的新的生物威胁。这套系统便是全球疫情警报和反应网络（Global Outbreak Alert and Response Network，简称 GOARN）。GOARN 是世界卫生组织传染病部门负责人、流行病学家大卫·海曼的创意，他曾在美国疾病控制和预防中心工作过，经历过军团病和埃博拉疫情。GOARN 例行在互联网上搜索有关世界各地疫情暴发的电子"聊天"信息。它使用加拿大全球公共卫生情报网络（Global Public Health Intelligence Network，简称 GPHIN）和新发传染病监测计划（Program for Monitoring Emerging Diseases，简称 ProMED）开发的系统。其设计理念在于，一旦收到可疑事件的警报，世界卫生组织的官员可以向相关卫生当局进行谨慎的问询，并派遣一个小组开展调查。这个电子监测网络本质上就是世界卫生组织的"9·11"求救电话，GOARN 就是派出的消防车和救护车。事实上，正是 GOARN 于 2002 年 11 月获得了有关广东省某场呼吸道传染病暴发的报告，才促使世界卫生组织官方开始了调查。但世界卫生组织当时以为病原体是禽流感病毒。因此当他们说服中国方面将广东的样本送到世界卫生组织实验室进行检测，但发现样本中只含有常规的流感病毒毒株后，就把样本丢弃了，没有人想到需要检查其他病原体。

最开始，裴伟士也认为广东和香港的呼吸道传染病暴发是由禽流感病毒的突变毒株引起的。"那时候，我们根本不知道自己正在寻找一种未知的病原体，"他说，"这种传染病的唯一异常之处就是医护人员的感染比例似乎特别高，但特别严重的流感也能够导致这种情况。"[28] 3 月的第二周，送到裴伟士实验室的两个样本改变了他的观点，也扫除了笼罩在专家们脑中的疑云。其中一个样本恰巧提取自刘剑伦的妹夫，他也曾在香港住院，在刘剑伦死后不久去世。在此之前，送到裴伟士实验室的样本大多取自大致符合世界卫生组织疾病定义的病例，未必是真正的 SARS，但刘剑伦的妹夫则不同，他肯定感染了 SARS。[29] 此外，由于取肺活检样本时他还活着，组织中很可能还存在活病毒。

裴伟士又一次安排他实验室和玛丽医院的技术人员用常规细胞培养来培养呼吸道病毒。像之前一样，他们又失败了。鉴于此，裴伟士提出可以试试其他细胞系，比如恒河猴胚肾细胞，之前的研究发现这种细胞适合用于培养肝炎病毒和人偏肺病毒（metapneumovirus），后者是儿童严重支气管炎的常见原因。于是，3月13日，玛丽医院微生物学实验室的高级研究员陈国雄博士向培养有猴胚肾细胞的培养皿中加入了刘剑伦妹夫的肺活检样本。两天后，在显微镜下观察时，陈国雄发现有一片细胞比其他细胞更亮更圆。然而，培养皿中的变化极其细微，所以他请裴伟士也来看一下。裴伟士也觉得这看起来"有点不寻常"。可惜又过了两天，培养的细胞没有进一步的变化，如果病毒在生长，按理说不太会这样。于是，裴伟士提议从那片细胞里刮出一点，将其转移到新培养的一批细胞中去。[30] 这一次，他们看到了更多圆圆的细胞，这说明猴胚肾细胞中肯定有某种生物体在生长。然而，细胞系污染（例如被支原体污染）或者医院给病人用的某些药物也可能产生同样的效果。为了搞清楚，裴伟士委托他的同事、病理学家约翰·尼科尔斯（John Nicholls）用高倍电子显微镜检查这些细胞。在医院病理科的一个房间里，尼科尔斯和裴伟士清楚地看到了电镜下的颗粒。裴伟士现在确信培养的细胞中有病毒在生长，但它究竟是什么病毒呢？要怎么才能确定它就是SARS的病原体呢？

微生物学家们一向谨慎，裴伟士也不例外。为了确定他已分离出了SARS的病原体，他需要确认该病毒也存在于其他SARS病例中。要做到这一点，最简单的方法是用血清学检测——1977年麦克达德就是用这种检测证明了军团病的病原体就是军团菌。如果他们分离出的病毒是SARS的病原体，那么SARS患者的血清中就会含有与它起反应的抗体。而如果更进一步，病毒能与感染晚期患者的血清发生反应，那将会是最有力的证据。为使检测尽可能严格，裴伟士委托公共卫生实验室的林薇玲给他送来疑似 SARS 患者的"成对"血清样本，也就是从患者感染早期和晚期分别采集的样本。此外，他还索取了没有感染 SARS 的患者的血清样本，并指示林医生别告诉他哪些是来自 SARS 患者的。当他们将血清样本加入病毒中后，他们观察到了明显的抗体反应。重要的是，加入未感染 SARS 的患者的血清不会引发这种反应。此外，他们还用一种间接的免疫荧光法证实了血清转化的现象，*可以看到采自患者病程晚期时的血清样本反应更强，这是 SARS 患者体内抗体水平上升的明确迹象。

现在裴伟士确信他已经找到了 SARS 病毒。3 月 21 日，他给世界卫生组织的克劳斯·斯托尔发去电子邮件，分享了这个消息。然而，由于裴伟士仍不知道病毒属于哪一类，因此他要求斯托尔对这一发现保密，以保他能有时间完成鉴定。可是这时，加拿大、香港、越南和新加坡已有数十例疑似病例报告，其中很多人都是医务人员，世界卫生组织迫切需要积极的消息。不知怎么搞的，消息就泄露了，裴伟士不得不在 3 月 22 日对外公开他的发现。

到这时，好几个与世界卫生组织合作的实验室的研究者都声称他们分离出了 SARS 的病原体，它看起来像是一种副黏液病毒（paramyxovirus），与引起流行性腮腺炎和麻疹的病毒是同一类。但是，这些研究者都没有在培养的细胞中培养出病毒，也没有人用确

---

* 血清转化指血清试验从阴性转为阳性的变化，这里指血清中形成了病毒的抗体。——译者注

诊的 SARS 患者的血清对其进行过测试，所以他们的声明实属过早。为辨明病毒类型，裴伟士需要将其与国际基因库（GenBank）中存储的序列进行比对。国际基因库是由美国国立卫生研究院管理的数据库，其中包含了所有已知病毒的基因序列。"但你必须要知道你所研究的病毒的序列，才能去基因库中搜索比对，而我们却并不知道 SARS 病毒的序列。"裴伟士解释说。[31]

他们别无选择，只能尝试用随机引物*从被感染的细胞中"钓"取病毒基因片段。裴伟士曾委托他的同事潘烈文用这种技术直接检测样本。现在，潘烈文将其用于感染病毒的细胞，希望能找到病毒的基因序列，以便与国际基因库里的已知序列进行比对。在前 35 次实验中，潘烈文都"钓"出了基因片段，但每次搜索比对的结果都是猴细胞的 DNA 或其他无用的"垃圾"片段。到第 38 次实验时，潘烈文已经不太抱希望了。但在第 39 次实验中，他发现了部分匹配的片段。"匹配并不是很完美，但结果似乎是一种冠状病毒。"裴伟士如是说。如果实验结果可信，这将是个震惊世界的消息。冠状病毒通常是兽医才会关注的病原体。它于 1937 年被首次分离出来，长期以来被认为与猪、啮齿动物、鸡和其他动物的致死性肠道感染和呼吸道感染有关。但在人中，它们通常最多导致流鼻涕和轻微的呼吸系统疾病。简言之，冠状病毒就是病毒界的"灰姑娘"，闲来无事观察一下很是有趣，但完全不值得专门花工作时间

---

* 引物是一些短的 DNA 片段，被用于 PCR 反应，以便扩增出目标 DNA 片段，也就是下文中说的 "'钓'取病毒基因片段"。——译者注

来研究。

为确保结论无误，裴伟士把含有病毒的液体放入高速离心机中，将底部浓缩的病毒颗粒交给林薇玲，让她在电子显微镜下观察。每个病毒颗粒都有一个带小尖刺的光环环绕，就像戴着一顶皇冠，这也强烈表明这是一种冠状病毒。裴伟士现在能确信 SARS 病毒是一种冠状病毒了。他推测，同源性比对结果不太完美的原因在于，它很可能是一种新型冠状病毒，最近才从动物宿主跳跃到人身上，因此尚未被国际基因库分型记录。[32] 利用病毒的部分基因序列，裴伟士和同事们设计了一种 PCR 检测方法来检测这种病毒，并在 3 月 28 日将方法提供给了香港的医院和世界卫生组织。他解释说："我们通常不会这么做，但现在已经刻不容缓了。"[33]

事情的进展开始加速。在世界卫生组织收到上述消息的 3 天内，另外两个实验室也报告发现了冠状病毒。3 月 25 日，美国疾病控制和预防中心将该病毒的图像上传到了世界卫生组织的一个加密网站，裴伟士的团队随后也上传了他们所获得的图像。尽管如此，仍有一些研究人员坚持认为 SARS 是由副黏液病毒或人偏肺病毒引起的。因此，有人猜测 SARS 是这些病毒协同导致的：冠状病毒削弱了人体的免疫系统，使其他病毒得以定殖在呼吸道，从而引发了 SARS 的独特病理反应。然而，在检查 SARS 患者的样本时，裴伟士并没有发现偏肺病毒感染的证据，只发现了冠状病毒。而在检查未感染 SARS 的患者的样本时，他又没有检出冠状病毒或冠状病毒抗体。因此，他确信这种新的冠状病毒是导致 SARS 的原因，而且是新近才感染人类的。他向英国的医学杂志《柳叶刀》提交了一篇论文，论述了这一观点。[34] 荷兰鹿特丹伊拉斯姆斯大学（Erasmus

University）的研究人员通过对猕猴进行实验，最终解决了争议。他们让一组猕猴感染冠状病毒，第二组感染人偏肺病毒，第三组同时感染两种病毒。只有感染冠状病毒的猴子最终完全表现出了 SARS 的症状。相比之下，偏肺病毒组只出现了轻微的鼻炎，而同时感染两种病毒的猴子的症状也不及第一组严重。因此，新的冠状病毒就是感染 SARS 的充分必要条件。[35]

科学家们花了两年多的时间才发现艾滋病的病原体并研发出相应的诊断实验，花了 5 个月才证明军团病是由军团菌引起的。而裴伟士和其他微生物学家如此迅速就识别出了引发 SARS 的病毒，并初步研发出了一项可用的诊断实验，可谓进展神速。现在他们能区分哪些人感染了这种疾病，哪些人没有感染，继而可以辨明谁会对公众构成威胁，从而应该被隔离以防止疾病进一步传播。*在香港恐慌不断升级的时刻，这是一项重大成就，有助于卫生当局获得公众的支持，以便推行隔离检疫和其他强力的公共卫生举措。不幸的是，每天都有数以百计的样本涌入裴伟士的实验室，他没有足够多的工作人员来开展测试，而当他登出广告招聘技术人员时，几乎无人回应。"从根本上看，人们害怕从事与 SARS 病原体有关的工作，以免被意外感染。当时的情况真的是噩梦一般，我们只能勉力支撑。"[36]

如果说实验室技术人员因病毒而担惊受怕，那么其他医务人员

---

* 裴伟士检测的第一批样本中就有一个来自淘大花园。结果检出冠状病毒抗体阳性，这确认了该公寓群的疫情暴发就是 SARS 病毒引起的。——原注

也是如此。没有任何地方比多伦多士嘉堡慈恩医院感染 SARS 的风险更高了。[37]关水珠的儿子于 3 月 7 日到达医院，在急诊室等了 20 个小时，其间只有一层薄薄的窗帘将他与其他病人隔开。第二天，他终于得以入院，但病情已十分严重，需要被紧急送入重症监护病房插管。主治医生怀疑他患有肺结核，因此将他隔离。不幸的是，在急诊室期间，他吸了氧并接受了雾化药物治疗。一周后，一名躺在附近病床上的病人因类似症状重返士嘉堡慈恩医院。他立即被隔离并被转移到重症监护病房，医生穿着长袍，戴着外科口罩、眼罩、手套给他插了管。但是，感染控制措施没有起效，几天后，这位医生感染了 SARS，随后是插管时同在监护室中的 3 名护士。更糟糕的是，患者的妻子那时已经被感染，并且很快就将病倒，但她的暴露风险被忽视了，因此可以在医院的走廊上自由行走。于是，在这位女士到访士嘉堡慈恩医院期间，共有 6 名医护人员、2 名病人、2 名急救辅助医护人员、1 名消防员和 1 名清洁工被感染。

与此同时，3 月中旬，另一名曾与她丈夫有过接触的患者出现了心脏病的症状，并伴有轻度发热，被转移到多伦多约克中心医院（York Central Hospital），他在那里成了另一轮 SARS 暴发的源头。最终大约有 50 人被感染，当局被迫关闭了医院。3 月 23 日，士嘉堡慈恩医院也被关闭，任何在 3 月 16 日之后进入过该院的人都被要求在家中隔离 10 天。此时，医院入口处已经安插了警卫，城市的负压病房也即将供不应求。为了安全地照顾病人，西公园医院（West Park Hospital）在以前用来安置肺结核病人的病房中重新设置了 25 张床位。在知晓 SARS 会通过飞沫传染后，医务人员被告知要采取严格的感染控制措施，如洗手、穿长袍、戴手套和戴 N95 口罩等。可惜尽管采取了这些预防措施，截至 3 月 26 日，安大略省仍有约 48 人因"疑似"SARS 而入院，此外还有 18 人被确诊，这导致该省各地的医院都被隔离，并进入"橙色"预警状态*。在多伦多，除了必要的医疗服务之外，医院其他业务全部暂停。

到这时，SARS 已经占满了新闻版面，纸媒和电视台竞相对疫情进行全方位报道。多伦多陷入了恐慌。惊慌失措的制片人们担心自己的健康，也担忧剧组人员一旦感染 SARS 后要花费的医疗费用，纷纷取消电影和电视拍摄。唐人街变成了鬼城，食客们都被 SARS 源于中国的传言吓到了，不敢来茶餐厅和面馆就餐。任何出现可疑呼吸道症状的人都被建议在家中隔离，当士嘉堡慈恩医院一名护士的女儿出现了 SARS 症状时，学校生怕她会感染其他孩子，将她拒之门外。然而，SARS 却仍在蔓延。

公共卫生官员们别无选择，只能做最坏的打算。安大略省法医官兼公共安全专员詹姆斯·杨（James Young）后来回忆道："我们不知道疾病潜伏期有多长，不知道它是通过液滴还是空气传播，没有可靠的诊断实验，没有疫苗，也没有治疗方案。"的确，穿梭于多伦多城中，杨不禁想到了"生物恐怖"袭击，区别是当炸弹引爆时，街道上会留下血迹残肢，而 SARS 却没造成"明显的破坏"。他的同事们担心这可能是大流行的前兆，然而"我们意识到，我们对 SARS 知之甚少，甚至都无法判断这是不是一场'大的'流行"。[38] 自 1918 年以来，人类已经取得了许多所谓的医学进步，但在应对

---

* 此处的"橙色警报"意味着医院停止所有的非必需医疗服务。——译者注

SARS 时，卫生官员们却依然只能寻求 18、19 世纪有效遏制鼠疫和其他传染病蔓延的隔离检疫手段。

到 4 月时，官员们一度乐观地估计危机已经结束，但在复活节前不久，多伦多一个天主教教派中又出现了一连串新病例。作为应对，安大略省卫生部门要求神职人员在分发圣餐时不要将其放在会众口中，而改为放在手里。同时建议牧师们在聆听忏悔时不要进入忏悔室。但在复活节的那个周末，桑尼布鲁克医院（Sunnybrook Hospital）有不止一名医护人员在为一名病人插管时感染了 SARS。3 天后，世界卫生组织发布了第二次旅行警告，提醒游客除非绝对必要，否则不要到访多伦多。安大略省卫生局局长愤然飞往日内瓦，试图说服世界卫生组织官方改变主意，却无济于事。4 月底，世界卫生组织取消了旅行警告。可到 5 月时，多伦多又有 4 家医院惊现 26 例患者，因此世界卫生组织再次发布了旅行警告，警告直至 7 月 3 日才最终被取消。在多伦多和温哥华，SARS 共导致了 250 人感染和 44 人死亡。和每年死于癌症和慢性肺部感染的人数相比，这其实并不算多。但从心理和经济方面看，SARS 影响甚巨。据安大略省 SARS 顾问科学委员会（SARS advisory scientific committee）的一名委员回忆，在危机最严重的时候，他会满身大汗地惊醒，坚信"多伦多和金斯顿已被 SARS 吞没，沦为废城"。[39] 酒店的预订量下降了 14%。多伦多的电影业也同样遭受重创。2001 年，多伦多电影业曾创下纪录，吸引了近 10 亿加元的制作资金，但历经此事之后，直到 2010 年翻拍阿诺德·施瓦辛格的电影《全面回忆》（Total Recall），并在加元贬值的推动下，多伦多电影业才恢复到 2001 年的水平。[40]

如果说对多伦多来讲，SARS 是一场横祸，那对香港来说，它绝对是场灾难。自 3 月底政府官员突击检查淘大花园以来，公众的焦虑情绪不断攀升。警察用金属路障和隔离胶带围住了住宅区。从电视上，公众看到身着生化防护服的医护人员把守着高楼入口。卫生官员在挨家挨户地通知淘大花园居民，告知他们已被隔离，在接下来的 10 天内不能走出公寓。这些恐怖的画面传遍全球，许多人也正是在这时才第一次听说了 SARS。次日，也就是 4 月 1 日，一个 14 岁的男孩决定玩一把愚人节恶作剧，他在当地一家报纸的网站上发布了一条假消息：香港即将被宣布为"疫港"，恒生指数崩盘了，特区行政长官也已辞职。人们惊恐万分，冲到杂货店囤积大米和其他必需品，然后锁上自家公寓的大门，打电话或发短信通知那些还没听到这个"消息"的人。当天下午，陈冯富珍紧急召开新闻发布会，试图安抚公众。可惜的是，她的努力在第二天因世界卫生组织的一份警告而付之东流，这份警告告诫人们，如非必要，请勿前往香港。4 月 2 日之前，香港机场曾是全世界最繁忙的机场之一，每天有近 10 万名旅客入境。短短几周内，旅客人数下降了三分之二，到月底，每天只有 1.5 万人次抵港。美国有线电视新闻网（CNN）报道说："香港已被恐惧笼罩。这个城市的命脉是旅行、贸易和国际商务，它曾将自己标榜为'生命之城'，现在却被称为疾病之地。"[41]

恐惧情绪的影响颇为深远。在英国怀特岛（Isle of Wight），就读于一所寄宿学校的香港儿童们被告知，复活节假期后他们将被隔离在岛上。加州大学伯克利分校禁止香港学生及其家人出席毕业典礼。与此同时，在瑞士，卫生官员们发布了一项法令，宣布 3 月 1 日后曾在中国香港、新加坡、中国大陆或越南停留的任何人，将被禁止参加在巴塞尔和苏黎世举行的世界珠宝钟表博览会，而在往常，香港代表团是仅次于瑞士的第二大代表团。香港方面威胁要提出法律诉讼，但瑞士拒绝让步。一家香港公司于是在离开前在空摊位上竖了一个牌子，上面写道："深恐染上瑞士恼怒呼吸综合征（Swiss Aggravated Respiratory Syndrome，首字母缩写也是 SARS），我们回家了。"[42]

对于香港的经济来说，SARS 来得太不是时候了。香港刚刚开始从 1998 年亚洲金融危机中复苏过来。2002 年，香港实际生产总值增长了 2%，政府预计 2003 年的实际生产总值将增长 3%。然而在世界卫生组织发布旅行警告的几周内，商店零售额减半，酒店入住率下降了 60%，预计实际生产总值只得下调。[43] 购物中心空无一人，汇丰等银行也要求证券交易员待在家中。在曾经摩肩接踵的香港街道上，此时唯一可见的活跃生意人便是 N95 口罩推销员。恐慌的气息四处蔓延。一位刚到香港的律师兼电影制作人回忆说："恐惧之源不再是动物流感，而是'严重急性呼吸综合征'——一种听起来更城市化的病毒性疾病。"[44]

到这时，几乎可以确定 SARS 是通过呼吸道飞沫传播的，但它是否也可以通过其他方式，比如被病毒污染的粪便传播呢？此外，如果这种疾病的传染性如此之强，为什么京华国际酒店的工作人员都没有感染呢？这些问题让人回想起近 30 年前美国疾病控制和预防中心的调查人员调查费城贝尔维尤-斯特拉福德大酒店时所面临的流行病学难题。好在裴伟士鉴定出了冠状病毒，并设计出了诊断实验，否则 SARS 研究人员们依然无法回答这些难题。现在，他们可以从京华国际酒店和淘大花园的不同地点采集样本，送去裴伟士的实验室分析。4 月下旬，加拿大卫生部一支环境卫生专家小组抵达香港，协助香港卫生署开展调查，并在 5 月 15 日报告了结果。他们集中调查了京华国际酒店的 9 楼，因为酒店大多数患者都曾住在这里。在收集的 154 份样本中，有 8 份检出了 SARS 病毒的遗传物质。刘剑伦的房间——911 号客房——内没有发现病毒的痕迹。但从 911 号客房和隔壁两个房间外的地毯和门槛上，专家小组采集到了 4 份阳性样本，这表明刘剑伦可能是在走出房间后发生呕吐，或是在走廊咳嗽时传播了病毒。此外，专家小组还从通达 9 楼的电梯的进气扇中采集到了 4 份阳性样本，这表明刘剑伦进入电梯时体液雾化成了气溶胶，同时意味着，在他之后不久乘坐 9 楼电梯的任何人都暴露在了感染的风险中。不过，调查人员驳斥了病毒是通过接触电梯按钮、门把手或扶手传播的理论，因为若是如此，酒店的其他客人及工作人员也应该被感染才对。

尽管从淘大花园收集了 143 份样本并完成了检测，但调查人员未能从中找到任何 SARS 病毒的遗传物质。不过，他们注意到就在疫情暴发前，一名肾病患者住进了淘大花园。这名患者此前一直在威尔斯亲王医院接受透析治疗，后来患上了"流感"（医院当时是这样认为的），出院后在其姐夫位于淘大花园的家里住了几晚。除了发热和咳嗽症状外，该男子还伴有腹泻，裴伟士的团队后来发现，大约 10% 的 SARS 患者会出现这种症状。SARS 病毒能在粪便中存活至少两天，调查人员估计该男子体内的病毒载量*很高，因而

---

* 病毒载量指感染者体内单位体积体液中的病毒含量，是一种衡量病毒感染严重程度的指标。——译者注

推测他的粪便可能是淘大花园 SARS 暴发的源头。调查人员注意到，许多卫生间的排气阀门已经干涸或被拆除，而很多住户购买的排气扇功率极大，是其居住的小空间所需的 6~10 倍。他们认为，带有病毒的粪便颗粒可能是人们洗澡时通过下水道系统被倒吸入浴室的。又或者，含病毒的液滴从浴室通风口进入了天井，又从敞开的窗户中进入了上层和下层的公寓。另一个促进病毒传播的可能因素出现于 3 月 21 日晚，当时为了修复破裂的管道，E 座停了 16 小时水。在此期间，许多居民用桶打水冲厕所，这可能导致水花飞溅，增加了传染风险。[45] 总体上说，流行病学证据表明，SARS 主要是通过飞沫传播，当患者咳嗽或打喷嚏，将传染性颗粒喷出超过 3 英尺时，传染风险最大。从很多方面来看，这是一个好消息，因为这意味着 SARS 病毒与流感病毒不同，不能在空气中长时间存留，不太可能造成大流行。而且，尽管关于医院超级传播者的报道引发了恐惧，但 SARS 病毒气溶胶的传播并不高效，这意味着它不太可能为恐怖分子所用。话虽如此，当患者出现症状时（通常在感染后 2~7 天），他们具有高度传染性，一个患者可以感染多达 3 个人，而且如果感染控制不到位，或者像患者和护士之间那样经常接触，就可能感染更多人。之前在医院里发生的大范围 SARS 传播便是如此。不仅如此，SARS 还能在大型建筑，如京华国际酒店和淘大花园内有效地传播。显然，在城市环境中，这种病毒颇具威胁。

* * *

一旦科学家破解了 SARS 病毒的遗传密码并确定它是一种冠状

病毒，下一个势必要问的问题就是它究竟从何而来。之前已知能够感染人的冠状病毒有两种，分别属于主要感染鸟类和其他哺乳动物的亚类。然而，SARS 病毒似乎不属于这两个亚类中的任何一个。但 SARS 仍有很大可能是人畜共患病，其动物宿主或许存在于最早的病例出现地——广东。由于最早的病患中有几个都是厨师和海鲜商人，因此要寻找 SARS 病毒的根源，必定要去为餐馆供应野味的农贸市场追查一番。

2003 年 5 月，裴伟士的同事管轶背起装着注射器、棉签和样品瓶的背包，动身乘火车前往深圳东门市场。在那里，管轶与深圳市疾病预防和控制中心合作，找到了动物商贩，要求采集动物的鼻腔样本和粪便拭子。他们向不愿配合的商贩做出许诺，如果有动物因此死亡，商贩将获得最高 1 万港元的赔偿。不过大部分商贩都愿意合作，管轶得以顺利地将动物麻醉，当场采集样本。可以想见，东门市场里有各种各样的动物出售，比如貉、鼬獾、河狸、中国野兔和果子狸等。两天后，管轶已经收集了 25 份样本。检测显示，6只果子狸中有 4 只携带冠状病毒，该病毒在基因上与人冠状病毒有99.8% 的同源性。此外，一只貉也携带了与果子狸相同的病毒，而一只鼬獾则携带有病毒抗体。对动物身上的冠状病毒进行测序后发现，与人冠状病毒相比，它们多出了一个长为 28 个核苷酸的基因片段。管轶和同事们因此推想，正是由于这段序列的缺失，或者可能由于一次随机突变，使病毒变得易于在人与人之间传播。此外，接受血液测试的 40% 的动物商贩和 20% 的屠户都携带有果子狸身上那种冠状病毒的抗体，这表明该病毒可能已经在动物和动物贩子之间传播了一段时间，却没有引发疾病。尽管其他研究人员还无法很快重复验证管轶的发现，中国仍然叫停了 54 种野生动物的销售，同时在其他市场开展了进一步检测。接着，人们在果子狸商贩身上进一步发现了 SARS 病毒抗体存在的证据，这表明该病毒在中国南方常常从动物传到人。然而，这并没有回答该病毒存在于自然界中的什么地方，也没有说明为什么深圳市场上一些果子狸携带的 SARS 病毒与人 SARS 病毒相比有细微的差异。一种解释是，这些果子狸是被其他野生动物传染的，或者是在饲养它们的农场里被感染的。管轶和同事们写道："果子狸、貉和鼬獾很可能都是从另一种未知动物那里感染病毒的，这种动物便是病毒在自然界中真正的宿主。"换句话说，中国市场上常见的果子狸和其他动物可能只是"中间宿主，增加了病毒传染给人的机会"。[46]

自那时起，不断有进一步的证据支持这一假设。2005 年，研究人员发现中华菊头蝠携带的 SARS 病毒与人 SARS 病毒有 88~92% 的同源性。但这种病毒缺少一种与人类细胞表面受体结合的关键蛋白，这意味着中华菊头蝠身上的病毒不能直接感染人，必须先感染其他动物宿主，然后才可能感染人类。2013 年，来自中国、澳大利亚和美国的科学家报告了另一项发现：在中国南方昆明市的一个中华菊头蝠栖息的洞穴中，他们发现了两株新的冠状病毒。与以前从蝙蝠身上分离的病毒株不同，这些病毒株含有上述那种关键蛋白，能够感染哺乳动物的细胞，包括人肺细胞。[47] 虽然这尚不足以作为 SARS 病毒直接从蝙蝠传给人的确凿证据，但这说明，和其他蝙蝠病毒（如会导致人类疾病的尼帕病毒和亨德拉病毒）一样，中华菊头蝠身上的冠状病毒也存在感染人的可能。"我认为人们应该停止猎杀蝙蝠，也别再进食蝙蝠了。"该论文的作者之一、美国生态健康联盟（EcoHealth Alliance）主席彼得·达萨克（Peter Daszak）评论说。[48]

同样，果子狸最好也端下餐桌。值得称赞的是，在鉴定出果子狸感染了 SARS 后，中国官方禁止了农贸市场的果子狸贩售，果子狸养殖场也实施了严格的感染控制。然而，似乎没有什么能阻止中国人对野味的口腹之欲，很快，市场需求就将果子狸的价格炒到了 200 美元。可能无论官方采取什么行动，餐厅还是会把果子狸摆上餐桌。[49] 为什么呢？中国人认为果子狸是一种美味，整只烧烤、炖煮或做成汤皆为佳肴。此外，据说它们富含阳气，根据中国传统的理念，阳气能使人在冬日里保持温暖。*

* * *

如果说艾滋病给全世界预演了一场危机——食用野味和更加快速的国际交通给了动物病原体新的机会，使其能够感染人并在全球传播，那么 SARS 则是进一步宣告了，21 世纪的我们在享受更快的国际航空和追求野味时，面临着怎样的风险。被称为"千禧年第一种喷气式飞机病"的 SARS 通过搭乘飞机这样简单的伎俩，便传到了世界上 30 个国家。[50] 而它所做的只是等待毫不知情的中招者把它带上航班，飞往新加坡、河内、多伦多等国际目的地，便可坐享其

---

* 中国民间有"山中好吃果子狸，水里好吃白鳝鱼"的说法，南方很多地方把果子狸当成"壮阳野味"。——译者注

成。在这次事件中，京华国际酒店的老板可谓倒了大霉，他的酒店成为 SARS 病毒找上人类携带者的场所，而事实上，香港任何一家接待国际商务旅客和观光团游客的酒店都可能抽到"头彩"。病毒的空气传播一旦开始，便能通过纵横交错的航路（比如汉莎航空公司的航线）以指数级的速度传遍全球。这种状况前所未有，令人恐慌，它提醒人们：国际领空可不像物理地界，人员和病原体极易跨越国境。在"9·11"事件和炭疽邮件事件后，SARS 向人类发来警告，用裴伟士和管轶的话来说："'自然'才是最大的生物恐怖威胁。"[51]

仰赖于执行大规模隔离检疫和修建新的治疗机构（中国人几乎在一夜之间完成了这一壮举），SARS 才没有酿成大祸，但当真可谓千钧一发。中国共计报告了 5 327 起 SARS 病例，比其他任何国家都多。所幸的是，绝大多数病例都在北京和广州。如果病毒在贫穷并且缺乏先进医疗设施的农村地区传播，结局可能就完全不同了。[52]

疫情暴发的前 3 个月，SARS 在广东蔓延，广州市和广东省政府一直没有发布相关讯息，以免引起民众恐慌。由于接收到错误和不完全的信息，世界卫生组织的官员们认为疫情是由禽流感引起的。但另一方面，一旦世界卫生组织发布国际警报并将 SARS 列为罪魁祸首，机场的筛查措施就足以防止疾病进一步输入。而且，只要认识到超级传播者的危险并推行严格的感染控制制度，医院内的 SARS 传播也会立即得到控制。尽管全球有 8 422 起 SARS 感染病例和 916 例死亡，但该病不需要疫苗或特定的治疗措施便得到了控制。只可惜，世界卫生组织警报所激发的恐惧就没有这么容易控制了。在一个新闻全球化的互联网时代，相关新闻的传播速度远快于病毒本身，加剧了人们对疫情的恐惧。随着机场关闭，以及面色紧张的香港通勤者的图像传遍全球，旅游、航空和服务行业遭受了巨大的经济打击。据估计，SARS 在全球范围内造成了 500 亿美元的经济损失。[53]

好的方面是，对世界卫生组织来说，GOARN 的运作方式令人鼓舞。SARS 事件首次考验了科学家和临床医生，证明他们可以抛开学术竞争，以共享关于病毒和最有效治疗策略的信息的方式，为公共利益而合作。国际实验室合作网络成型的一个月内，科学家们就确定了 SARS 的病原体是一种冠状病毒。不久后，他们完成了病毒核酸测序，并开始追踪它的动物宿主。海曼总结道，SARS 是"GOARN 有效性的证明"。同时，他意识到世界卫生组织此次也"算是幸运"，因为疫情是在香港发生的。"如果 SARS 是在卫生系统不太发达的地区暴发，可能至今仍在传播，"他评论道，"在那种情况下，全球防疫就算能够开展，也一定困难得多。"[54]

* * *

在伦敦的英国皇家学会（Royal Society）对 SARS 的一次事后分析中，帝国理工学院校长、国际知名流行病学家罗伊·安德森也持同样的谨慎态度。他写道，虽然世界卫生组织对 SARS 的处理使人们对联合国组织重拾信心，但这次只是"侥幸"。SARS 传染性很低，加之中国和其他亚洲国家能够采取"相当严厉"的公共卫生措施，如家庭隔离和大规模隔离检疫，因此灾难才得以避免。安德森预测，这类公共卫生措施在北美会遇到更大阻力，那里的人往往更爱诉诸法律，西欧也是类似，虽然阻力可能会比北美稍小一些。在动物宿主中持续发现 SARS 感染，也意味着将来的 SARS 暴发仍不可避免。与此同时，真正的全球威胁并不是 SARS 病毒，而是一种具有全新抗原性变异的、高致病性的、高传播性的流感病毒。*安德森总结说："这次对 SARS 的有效控制也带来了隐患，其中最主要的一个便是自满。那种认为'我们曾经成功过，我们就还能再成功一次'的情绪可能令人蒙蔽双眼，忽视真相。"[55]

---

* 作者文中只是提到了全新抗原性变异的流感病毒（antigenically novel influenza virus），为通顺语义和便于理解，译者根据罗伊·安德森的原论文（*Epidemiology, transmission dynamics and control of SARS: the 2002–2003 epidemic*）增补了高致病性、高传播性的定语（安德森的原文为"Many informed observers feel that the real threat in the future is an antigenically novel influenza virus, of both high pathogenicity and transmissibility"）。——译者注

EBOLA AT THE BORDERS

第八章

跨越国境的埃博拉

"这次疫情暴发……既恐怖，又出乎意料。
世界各国，包括世界卫生组织，反应太慢了，
眼前发生的事情令我们措手不及。"

—— 陈冯富珍博士
埃博拉执行委员会特别会议
2015年1月25日于日内瓦

　　2013 年 12 月，在几内亚东南部偏远的农村梅连度，一群孩子聚集在一棵空心的老树周围，用棍棒向树洞内戳探。孩子们都知道，这棵树内常有一种当地称为"洛里贝罗"（lolibelo，一种以虫为食的犬吻蝠）的蝙蝠寄居。他们最喜欢逗弄这些隐藏在树洞里的灰色哺乳动物。对于孩子们来说，这可不只是闲来无事的玩耍。在缺少黑猩猩和其他野味的地区，安哥拉犬吻蝠是一种重要的蛋白质来源。可以说，对于梅连度的孩子们而言，村子水坑里的树桩像是他们的汉堡摊，而安哥拉犬吻蝠就相当于巨无霸。[1]

　　我们不知道那天早上孩子们捕获并煮食了多少只蝙蝠。近年来，为获得更多的棕榈油，梅连度周围越来越多的森林被砍伐，空出的地被用于栽种棕榈树。在村民用泥土和木板搭建的简陋房屋的屋檐下，飞来了流离失所的"洛里贝罗"。它们在此栖居筑巢的身影逐渐成为居民们日常生活的一部分。那群孩子在树桩旁玩耍后不久，其中一个名叫埃米尔·乌尔穆诺（Emile Ouamouno）的 2 岁男孩出现了发热症状，并伴有呕吐和血便。他的父亲给他喂食了一些汤粥，希望能够缓解他的肠胃症状，但却无济于事。男孩的病情持续恶化，并于 12 月 6 日死亡。不久之后，他妊娠 7 个月的母亲也病倒了。紧接着是他 3 岁的姐姐。她们的病情伴随着更严重的出血症状。12 月 13 日，埃米尔的母亲与未出世的胎儿一同死去了，他的姐姐也紧随其后。[2]

像几内亚东南部森林地区的其他村庄一样，梅连度是疟疾和拉沙热（一种由老鼠传播的出血性传染病）流行的地区。埃米尔以及他母亲和姐姐的症状与这两种疾病都很相似，因此没人怀疑他们是死于什么新的病原体，更没人想到要去追究"洛里贝罗"。如果梅连度位于森林深处，这件事可能会就此画上句号，但人们沿着村外的土路行进仅 6 英里，就能到达繁忙的贸易城镇盖凯杜（Guéckédou），几内亚与塞拉利昂和利比里亚的边界也都近在咫尺。同时，盖凯杜还有一条路况不佳的公路向北通往基西杜古（Kissidougou），随后并入通向几内亚临海的首都科纳克里的 N1公路。

对于基西族（Kissi）和戈拉族（Gola）等当地主要民族来说，贸易是他们赖以生存的命脉。"戈拉"这个词据说源于一种俗称"可拉"（kola）的坚果，因其具有兴奋作用而驰名整个西非。有观点认为，这两个民族在 14 世纪左右就定居在了上几内亚的森林地区，他们是从现在的科特迪瓦一带向西迁移到这里的。基西族人数较多，约有 22 万。但这两个民族与居民以穆斯林为主的科纳克里相对隔绝，因此很难获得确切的人口普查数字。他们聚集在跨越多国边境的森林地区，据推测，几内亚境内的森林地区中聚居着多达 80 000 人，利比里亚和塞拉利昂境内还有 140 000 人（相比之下，戈拉族更多集中在利比里亚西部）。基西族以血缘、传统和共同语言为纽带，他们不在意殖民时代划分的国境线，家族成员间时常相互走访，要么是沿未铺砌的土路骑摩托往来，要么是乘坐独木舟穿越马诺河（Mano River，利比里亚和塞拉利昂之间的天然国界）。[3] 所以，盖凯杜出现的神秘疾病在几周之内便蔓延到了城界之外——西至马森塔（Macenta），东至基西杜古，南至利比里亚的福亚（Foya）——丝毫不令人意外。

继埃米尔一家之后生病的人是一名助产士，她曾被埃米尔的外祖母找去救助埃米尔的母亲及其腹中的胎儿。她于 1 月 25 日住进了盖凯杜一家医院，并在 8 天后（即 2014 年 2 月 2 日）死亡。不幸的是，在住院之前，她传染了她的亲属，在几内亚边境城镇引发了一系列新的感染病例。在那时，埃米尔的外祖母也已死去。按照传统的丧葬习俗，需要对遗体进行一定处理。可能是因为这个原因，这名助产士的妹妹和几位送葬者在葬礼上受到了感染。随后，2 月 10 日，盖凯杜的一名卫生工作者在马森塔的一家医院引发了新疫情，导致包括当地医生在内的 15 人死亡。于是，几内亚卫生部于 3 月 10 日发出了疫情警报。[4]

最早响应的机构之一是非公立医疗慈善组织无国界医生（Médecins Sans Frontières，简称 MSF）。无国界医生于 2010 年在盖凯杜建立了监测哨点，以便监测疟疾的发病率。知悉此次疫情后，他们想当然地认为是疟疾这种可致命的虫媒病再次来袭。但当无国界医生的工作人员进一步向医务人员了解疫情后，他们发现虽然许多患者表现出典型的疟疾症状，例如严重的头痛、肌肉酸痛和关节痛，但同时还出现了大量出血、呕吐和剧烈腹泻等症状，可是疟疾患者通常不会出现这些症状。此外，还有许多人伴有呃逆。无国界医生的医务人员最初怀疑是拉沙热，而当报告被转交到该组织布鲁塞尔总部的资深病毒性出血热专家迈克尔·范赫普（Michael Van Herp）医生手上时，呃逆症状引起了他的注意。他想起了之前诊视过的一位伴有呃逆的病人，而该病人的病因是埃博拉病毒感染。[5]

* * *

埃博拉出血热是人类已知最致命、最恐怖的疾病之一。起初，患者会发热、头痛、嗓子疼，很快便会出现腹痛、呕吐和腹泻。随着病情恶化，许多患者还会表现出反应迟钝、呆滞和紫色皮疹，并伴有呃逆症状。呃逆很可能是由于控制横膈膜的神经受刺激所致。最令人震惊的症状发生在患病数天后，被埃博拉病毒感染的细胞会侵袭血管内部，导致血性液体从口腔、鼻子、肛门、阴道，甚至眼睛中渗出。埃博拉病毒对肝脏的损害尤其严重，会破坏肝脏细胞，影响它产生凝血蛋白和其他血浆中的重要成分的能力。最终，患者血压急剧下降，导致休克和多器官衰竭，从而回天乏术。[6]无怪乎一位作家将埃博拉病毒描述为"一种完美的寄生物……它几乎将身体的每个部分都消融为一摊被病毒啃食后的黏液"。[7]

感染埃博拉病毒后的景象相当可怖，在这方面，或许唯一能与之相提并论的就是黄热病了。黄热病的急性病例会出现口腔、眼睛和胃肠道出血，并呕出黑色黏液。然而，尽管埃博拉病毒令人恐惧，却只有大约一半的患者有出血症状，更常出现的症状是腹泻。与 HIV 和 SARS 比起来，埃博拉病毒的传播性不算太强。患者只有在出现症状后才具有传染性（通常在暴露后的 2~21 天），一名埃博拉病毒的感染者平均可以传染 2 人。相比之下，HIV 和 SARS 的平均传染人数为 4 人，而真正的高传播性疾病，例如麻疹，平均传染人数能达到 18 人。

不过，范赫普知道，在刚果民主共和国等中非国家先前的疫情暴发中，埃博拉的死亡率高达 90%。时值 2014 年，没有疫苗，也没有任何获批的治疗药物。医生的唯一选择是给患者输液，防止他们脱水，直到患者的免疫系统能击败病毒为止。问题是，尽管埃博拉病毒传播性不是很强，传染力却很高——1 立方厘米的血液中含有 10 亿个病毒——而静脉液路会导致不可控的血液外渗。鉴于患者的呃逆症状，范赫普高度怀疑这次几内亚森林区的疫情是由埃博拉病毒引起的。如果真是如此，就必须立即隔离患者及其接触者，以及接触患者尸体的所有人，并在医院采取严格的隔离防护措施。但是还有一个问题：一旦无国界医生怀疑出现了埃博拉疫情的消息传出去，整个地区就会陷入恐慌，尤其是在盖凯杜的无国界医生工作人员中，因为他们都没有应对埃博拉疫情的经验。另一方面，范赫普知道，除了 1994 年科特迪瓦的一起病例报告外（患者是一位瑞士动物学家），西非从未出现过埃博拉疫情。范赫普认为在确诊测试结果出来之前，还是谨慎为上。"经过进一步检查，我对同事们说：'我们面对的这种疾病肯定是一种病毒性出血热。尽管该地区从未出现过埃博拉疫情，我们还是要做好应对准备。'"[8]

范赫普说的没错，几内亚从未出现过埃博拉疫情，但他却错误地认为之前没人怀疑过西非出现过埃博拉病毒感染。1982 年，德国科学家检测了利比里亚农村地区拉沙热疫区数百名利比里亚人的血液样本。他们不仅检测了拉沙热病毒，还使用了"间接免疫荧光实验"（indirect immuno-fluorescence，一种快速且廉价的显微镜下检验）来探查埃博拉病毒，以及另一种与它相关的丝状病毒（filovirus）——马尔堡病毒 *（该病毒于 1967 年首先在德国马尔堡镇分离，故有此名）。他们在 6% 的样本中发现了埃博拉病毒抗体，而几内亚和塞拉利昂的样本中也有类似的检出比率。但由于这种实验方法的结果不易解读，需要有经验的研究者才能完成，有时还会出现假阳性，故而专家们一般都不会完全相信其检测数据。⁹随后在 1994 年，一位瑞士的动物学家感染了埃博拉病毒。当时科特迪瓦与利比里亚接壤处的塔伊国家公园（Tai National Park）中出现了一只死去的黑猩猩，她很可能是在对这只猩猩进行尸检时感染了病毒。不过这次感染没有进一步扩散，她在飞回瑞士接受治疗之后便康复了。而后，2006 年，在塞拉利昂东部临近几内亚边境的凯内玛总医院（Kenema General Hospital），医学研究人员发现了另一个值得关注的现象。如同对利比里亚人的那次检测，他们收集了因拉沙热而住院的患者的血样，进行快速抗体检测。在先前的拉沙热病毒检测中，有三分之一的患者呈阴性，因而研究人员怀疑这些患者感染了

---

* 丝状病毒，属于丝状病毒科，名称源于拉丁语 filum，意为"丝状的"，以此指称它们纤长的细丝状病毒结构。——原注

另一种出血热，或是诸如登革热或黄热病那样的蚊媒病毒性疾病。而检测结果出乎他们的意料：在 2006 年至 2008 年间采集的 400 个样本中，有将近 9% 埃博拉病毒抗体呈阳性。不仅如此，当他们进行更精密的检测时，研究人员发现其中大多数抗体是扎伊尔型埃博拉病毒（Zaire ebolavirus）的抗体。扎伊尔型埃博拉病毒是五种埃博拉病毒株中毒力最强的一种。之前，仅有刚果民主共和国、刚果共和国和加蓬三个国家发现了扎伊尔型埃博拉病毒。塞拉利昂位于其流行中心西北 3 000 英里之外，那么这种毒株是如何出现在此处的呢？研究人员一时无法解答。但不管怎样，他们认为这个发现值得发表，便于 2013 年 8 月向美国疾病控制和预防中心的期刊《新发传染病》提交了一篇论文。该研究是美国陆军传染病医学研究所与杜兰大学的合作项目，研究的领导者罗纳德·J. 绍普（Ronald J. Schoepp）信心十足地认为论文必将被接受。然而，在等待了将近一年之后，论文被拒稿了，最后一名审稿人告诉他："我不相信西非有埃博拉病毒。"[10]

　　3 月中旬，来自盖凯杜的报告震惊了无国界医生在日内瓦的高层领导，他们派出了三支医疗团队奔赴该地区。其中一支队伍来自塞拉利昂，是病毒性出血热防控的专业团队。他们于 3 月 18 日抵达盖凯杜，并立即着手控制该地区的疫情。范赫普很快就加入了他们的行列，开始走访附近的社群，以追踪被感染者并让大家提高警惕。不幸的是，几内亚并无可以开展埃博拉病毒检测的实验室，更不能完成检测丝状病毒的复杂测试，因此血液样本都必须被运送到里昂的巴斯德研究所进行检测。研究所的出血热专家西尔万·贝兹（Sylvain Baize）曾在非洲工作，他负责在安全等级为 4 级的生物安全实验室中对送来的样本进行关键检测。*3 月 21 日，一些血液样本中检出了埃博拉病毒。此时，尚不能肯定是哪一种埃博拉病毒株引发了此次疫情（想要确定这一点，需要对五种病毒株逐一使用特定的检测方法进行更复杂的测试），但巴斯德研究所的发现足以说服几内亚政府承认埃博拉疫情的存在。[11]3 月 22 日，几内亚卫生部公布了这一消息，世界卫生组织也于次日宣布，已获悉一场"发展迅速的埃博拉疫情出现在几内亚东南部的森林地区"。[12]

对于世界卫生组织而言，这一事件实在是来得不合时宜。在成功遏制 SARS 疫情后，由于 2008 年开始的全球经济衰退，联合国组织的预算遭受了大幅度削减。到 2014 年，其全球疫情警报和反应网络已经裁员 130 人，世界卫生组织只剩下极少的成员来应对突发状况。而此时，世界卫生组织已经在同时监测中国的禽流感疫情、沙特阿拉伯的由冠状病毒导致的中东呼吸综合征（Middle East Respiratory Syndrome，简称 MERS）疫情，以及战乱中的叙利亚的脊髓灰质炎疫情。此外，非洲之角†和萨赫勒地区‡的军事冲突和人道主义危机仍在持续。相比这些问题，几内亚某偏远森林地区暴发的导致 23 人死亡的埃博拉疫情，对于日内瓦的官员来说只是疥癣之疾。另外，正如世界卫生组织新闻发言人格雷戈尔·哈特尔（Gregor Hartl）在 3 月 23 日的推特中所说："埃博拉最严重的疫情

---

* 生物安全等级为 4 级的实验室是安全等级最高的实验室。——译者注

† 非洲之角（Horn of Africa）是非洲的一个半岛，位于亚丁湾南部，向阿拉伯海延伸数百公里，是非洲大陆的最东端。地域包括吉布提、厄立特里亚、埃塞俄比亚和索马里。——译者注

‡ 萨赫勒（Sahel）地区是非洲北部撒哈拉沙漠和中部苏丹草原地区之间的一条总长超过 5 400 公里，最宽达 1 000 公里的半干旱草原地带。——译者注

也不过就是几百例感染。"两天后，哈特尔更进一步，坚称："埃博拉始终不过是地方性事件。"[13]

并非所有人都和哈特尔一样自负。第二天，在与日内瓦总部应急事务管理层的紧急电话会议中，世界卫生组织非洲区域办事处（Africa Regional Office）的工作人员发出预警，称几内亚森林地区疫情的蔓延速度超出了所有人的预期，"极有可能出现跨国传播"。他们担心，医务人员的死亡表明医院的隔离防护措施不到位，疫情有扩散的危险，因此建议将世界卫生组织发出的警报等级提高到 2 级，也就是仅次于最高等级的预警。然而，日内瓦的高层官员还是决定维持 1 级预警，同时派遣了一个由 38 人组成的多学科调查小组前往几内亚，指导当地的感染控制措施，并协助进行疫情监控和病例追踪。此时，无国界医生也已听闻利比里亚北部边境城市福亚出现了疑似病例。紧接着，科纳克里出现了一例病例报告。范赫普认为，埃博拉病毒出现在盖凯杜以西 400 英里处的几内亚临海的首都，无疑是该病毒正在"史无前例"地跨地域传播的明确证据。[14] 但他的言论激怒了几内亚卫生部长雷米·拉马（Rémy Lamah）上校。于是拉马指示官员们只准记录实验室确诊的病例，而疑似病例及其接触者统统被漏报了。由于几内亚官方数据显示 4 月最后一周感染病例数下降，世界卫生组织也被迷惑了，疫情观察员们以为最坏的情况已经过去。[15]

* * *

没人能确定蝙蝠到底是不是埃博拉病毒的天然储存宿主。迄今为止，唯一从蝙蝠体内发现的活丝状病毒是马尔堡病毒。但在加蓬、刚果共和国的埃博拉疫区展开的调查中，人们在三种果蝠体内都发现了埃博拉病毒的抗体或 RNA 片段。其中一种是锤头果蝠（*Hypsignathus monstrosus*），常被猎杀后作为高蛋白食品。加上人们从埃及果蝠（*Rousettus aegyptiacus*）身上也分离出了马尔堡病毒，这更加证明了蝙蝠是病毒的天然宿主和人类感染的主要来源。但同时，大猩猩和黑猩猩有时也会感染埃博拉病毒和马尔堡病毒，严重时甚至会死亡，因此它们也可能将病毒传染给人。例如，1967 年，从乌干达运至德国和前南斯拉夫的疫苗研究实验室的一批非洲绿猴引发了马尔堡出血热疫情，导致 37 人感染，其中 7 名实验室工作人员死亡。1994 年，在科特迪瓦的一位瑞士动物学家感染了埃博拉病毒，基本可以确定感染源是一只死在森林中的猴子。1996 年，加蓬马依布村（Mayibout）有 19 个人在森林里发现了一只倒在地上的黑猩猩，他们屠宰并分食了它，从而染上了埃博拉病毒。此外，刚果共和国记录的几次人群中类似的疫情暴发，也是在黑猩猩和大猩猩大量死亡之后发生的。不过另一方面，猿类的高病死率，加上它们种群的生存空间不断缩小，表明它们很可能是埃博拉病毒的终端宿主*，而不是主要的储存宿主。

迄今为止，科学家已鉴定出了 5 种埃博拉病毒，每一种均以其首次分离的地点来命名。最先分离出的两种是扎伊尔型埃博拉病毒和苏丹型埃博拉病毒（Sudan ebolavirus）。1976 年，扬布库和苏丹几

---

* 终端宿主或终结宿主，又称偶然宿主、溢出宿主。寄生生物可以例外地感染终端宿主，但很难通过其维持长期存在或继续感染其他类型的宿主。例如，老鼠是狂犬病病毒的终端宿主，狂犬病病毒偶尔会感染老鼠，但不能在鼠群中长期存在，也很难通过老鼠再传染给人或其他动物。——译者注

乎同时暴发了疫情，这两种毒株就是在那时被分离鉴别出来的。苏丹的疫情可以追溯到一个棉花厂的一名工人；而扬布库的指示病例是一所比利时天主教教会学校的男教员，他在去往扬布库的路上买了新鲜的羚羊肉和猴肉，这表明疫情是从动物传染给人的。次年，一名9岁女童在扎伊尔的坦达拉教会医院（Tandala Mission Hospital）死于埃博拉病毒，但她家中没有其他人被感染，病毒也没有进一步传播。1989年，在美国弗吉尼亚州雷斯顿的灵长类动物检疫隔离中心暴发了疫情，第三种埃博拉病毒——雷斯顿型埃博拉病毒——被分离鉴别出来。疫源是一批野生猴子（食蟹猕猴），它们被从菲律宾进口到美国，用于动物研究。尽管此次疫情导致4名实验室工作人员出现亚临床感染，但没有人死亡，这表明雷斯顿型毒株不会使人表现出病症。第四种毒株是科特迪瓦型埃博拉病毒，正是前文所述1994年瑞士动物学家在塔伊国家公园中感染的那种。第五种——也是最后一种——是本迪布焦型埃博拉病毒，因2007年乌干达西部本迪布焦地区的一次小规模疫情暴发而得名。该次暴发只导致了30人死亡（相比之下，7年前乌干达古卢暴发的扎伊尔型埃博拉病毒疫情造成了425人感染，224人死亡）。此外，1995年，在扎伊尔共和国，拥有40万人口的城市基奎特（Kikwit）也暴发了扎伊尔型埃博拉病毒疫情。[*16]

埃博拉疫情的零星出现，加上不同亚型之间的遗传变异，对于病毒生态学家来说既是难题，也是挑战。平均而言，埃博拉病毒

---

* 在本文的翻译过程中，又有一种新型埃博拉病毒被发现。2018年，塞拉利昂卫生部宣布，加州大学戴维斯分校和生态健康联盟的研究人员从塞拉利昂北部邦巴利（Bombali）的犬吻蝠体内发现了一种新的埃博拉病毒，命名为"邦巴利型埃博拉病毒"。——译者注

不同亚型的基因组间有 30%~40% 的差异，这表明这些亚型是在不同的动物储存宿主中进化，或占据不同的生态位的。此外，由于没人知道两次埃博拉疫情之间病毒躲在何种储存宿主身上，也无人知晓不同病毒株的进化史，因此无法判断为什么有些亚型的病毒（例如扎伊尔型埃博拉病毒）对人类尤其致命，而其他亚型的病毒（例如本迪布焦型埃博拉病毒）造成的死亡率却低得多。关于埃博拉病毒的诸多信息仍然笼罩在迷雾之中，因而，关注那些已知会增加感染风险同时又可控的因素就显得十分重要。其中一个因素便是食用野味，另一个则是社会行为和文化习俗。在西非的文化传统中，也许没有什么比死亡、服丧和安葬的仪式更重要了。这些仪式有的源于基督教和伊斯兰教的宗教信仰，有的则出自某些社会团体或秘密社团。这些秘密社团很少接纳外来者，但可以确知的是，社团成员崇拜古老的丛林精灵——它们居住在森林中，形象通常为一个蒙面角色，身体一部分是鳄鱼，一部分是人。例如，在"波罗"（Poro，一个传统的男性社团）的入社仪式上，小男孩会被带入森林中，让那个戴面具的丛林精灵"吞噬"他，随后进行割礼和献祭仪式。而女性秘密社团"桑德"（Sande）的入社过程中也有类似的献祭仪式，有时甚至还有针对女性的割礼。[17]

　　不过，入社仪式的重要程度可能远不如那些融合了信仰和实践的仪式，譬如旨在让死者在另一个世界中与祖先团聚的丧葬仪式。对于基西族、门迪族（Mende）和科努族（Kono）等信仰本土宗教的民族来说，所谓"祖先的村落"与基督教的天堂和地狱的概念不同，人们在现世中的行为不会影响他们在死后世界的境遇。相反，死者在彼世的处境取决于生者是否为他们举行了得当的丧葬仪式。

这包括清洗尸体两次并为其更衣：第一次为死者穿上精致的衣服，第二次则换上下葬穿的服装（通常会用相对便宜的布料）。丧葬仪式也包括制备供品与牺牲，以驱散怨灵，或施行"魔法"或"巫术"。当一名埃博拉患者在偏远的农村病倒，被转运至距离家乡数英里的埃博拉诊疗所（Ebola Treatment Unit）时，这些仪式引起的问题就更加严重了。因为在信众看来，如果丧葬仪式没有按照指定的方式进行，或其中关键的步骤被省去，那么死者就会滞留徘徊，不得安宁，并对家族和社群施加诅咒——对于活着的人来说，这是比埃博拉更加可怕的事情。[18]

此外，当地人在生病的时候，通常会向部落巫医*或当地传统的女性治疗师寻求帮助。这些治疗师有时会用草药治疗病人，有时则会触摸患者，施加"魔咒"，以驱逐被视为病痛根源的"邪灵"。不难想象，就埃博拉疫情而言，这种做法带来了极大的传染风险。清洗和触摸死者的尸体也同样危险。研究表明，埃博拉病毒在患者死亡后，仍可在其血液和器官中存活长达 7 天。[19]

* * *

说起这些传统的重要性及其对非洲农村埃博拉疫情管控的挑战，也许没有人比让-雅克·穆延贝-塔姆弗姆（Jean-Jacques

---

* 此处原文所用词为"zo"，是一种在当地卓有影响力的巫医，通常使用草药或巫术仪式为患者进行身体及精神疗愈。在应对埃博拉疫情时，利比里亚等国政府曾下令限制他们行医，但收效甚微。——译者注

Muyembe-Tamfum）更有见地了。穆延贝是个身材矮小、活力四射的人，似乎随便什么事都能把他逗乐。他担任金沙萨国立生物医学研究所（National Institute for Biomedical Research）主任，可以说是当世参加过最多次埃博拉疫情防控的科学家。在他的祖国，人们都叫他"埃博拉医生"。穆延贝指出，野味是非洲的传统饮食，因此，在刚果民主共和国，与其禁止人们食用野味，倒不如培训猎人们安全地屠宰和制备它们。他还对一些埃博拉疫情防控措施——例如强制性火化和禁止丧葬仪式——提出了批评意见。他解释道："这些措施管控了逝者的尸身，却伤害了人们的灵魂。"[20]

1976 年扬布库埃博拉疫情暴发期间，穆延贝第一次遭遇这种疾病。当时，和在比利时天主教教会医院参与应对疫情的其他人一样，他也并不知道自己是在应对一种新的丝状病毒。他后来回忆道："我们听说很多人命在旦夕，传教的修女们也没能幸免。卫生部长命令我前去评估情况。"那时，扎伊尔的统治者是约瑟夫·蒙博托，而穆延贝尚是金沙萨医学院的一名年轻的微生物学教授。穆延贝接到通知，蒙博托为他准备了私人飞机，他意识到自己别无选择。他从距离目的地最近的停机点下了飞机，又乘坐吉普车经过四个小时的艰难跋涉，终于在深夜到达了教会医院。他发现所有的工作人员都已逃离，病房里只剩下一名病童。"孩子的母亲说小孩得了疟疾，但这个孩子当晚就死了，所以我认为可能是埃博拉病毒感染所致。"第二天，穆延贝一早醒来，看到医院里满是焦虑的村民，其中许多人都发着烧。

有消息说我们从金沙萨带来了药品。我以为这些村民得了伤寒，所以让他们排队抽血。但当我将针头拔出时，针孔处血流不止，我惊呆了。我的手上满是鲜血，却只能用水和肥皂清洗。

1995 年，穆延贝第二次经历了埃博拉疫情暴发。间隔将近 20 年后，扎伊尔型埃博拉病毒再次出现在刚果民主共和国的一个城市——人口约 40 万的基奎特。基本可以确定的是，疫情起始于 1 月，最初暴发于城市附近的森林地区。刚开始，人们以为是伤寒暴发。但在 3 月，基奎特总医院（Kikwit General Hospital）的一个外科手术团队冒险为一名实验室技术员做了手术，术中医生们没有采用特殊的防护措施，术后整个手术团队都病倒了，穆延贝被派去调查。直到此时，他才意识到可能是埃博拉病毒流行。他将血液样本转送至亚特兰大的美国疾病控制和预防中心进行检验。基奎特疫情最终导致了 315 例感染和 254 例死亡。若非政府关闭了通往金沙萨的高速公路，情况可能会更糟。[*21]

正是在那次疫情暴发中，穆延贝与大卫·海曼再度携手。两人第一次在扬布库相遇时，海曼还是流行病情报服务处的一名年轻调查员。而到了 1995 年，他已经是世界卫生组织新发及其他传染病部门（Division of Emerging and Other Communicable Diseases）的主任，负责协调应对基奎特疫情的国际合作。海曼负责与刚果民主共

---

* 不幸的是，政府并未封锁机场，一名 31 岁的女性患者乘坐客机飞往了刚果民主共和国首都。好在一下飞机，这名患者就被送往一家私人诊所迅速隔离，并进行了严格的疾病监控，阻止了病毒向金沙萨其他地区扩散。——原注

和国的官员和全球媒体接洽，而穆延贝则主要拜访当地酋长，争取地方社群的合作。海曼讲述道："穆延贝告诉当地人，那些被感染者整个人都被恶灵占据了，在试图逃跑时，这些恶灵会四处散播疾病。他还解释了为什么他会带一些外国人来：因为这些恶灵极为强大，他需要寻求外援。随后，疫情很快就得到了控制。"[22]

但不幸的是，在西非疫情暴发早期的关键几周里，这些经验似乎被遗忘了。相反，抵达几内亚森林地区的医疗队引发了暴力冲突，当地社群怀疑这些穿着白色防护服的外国人意图不轨。例如在 4 月，有流言称埃博拉病毒是被故意投放到几内亚的，愤怒的人群冲击了无国界医生在马森塔的办事处，向工作人员投掷石块。无国界医生被迫疏散了工作人员，并关闭设施一周。到了 7 月，由于对"埃博拉事件"的愤怒情绪加剧，盖凯杜的 26 个基西族村落毁坏了桥梁，并砍倒树木阻拦医疗队的救援通路。同时，如果某位村民被看到协助了外国人员，那么此人会被指控为"叛徒"并遭到殴打。红十字会的尸体掩埋小队也是被攻击的目标，在几内亚全国范围内，该组织平均每月都会上报 10 起袭击事件。在福雷卡里亚（Forécariah），抵抗尤其强烈，当地人反对掩埋小队带走血样进行化验。喷洒氯水等消毒措施也容易引起误解。一个常见的谣言是，这些喷雾剂是用来传播埃博拉病毒，而非控制疫情的。最不幸的事件发生在恩泽雷科雷（Nzerekore）省的沃梅县（Womey），愤怒的暴民袭击了由医务人员和政府官员组成的代表团。有八名代表团成员被挟持并杀害，尸体被丢弃在茅厕中。[23]

这种抵抗不只出现在几内亚，而是遍布西非的埃博拉疫区。最常见的一种谣言是，该病毒是美军制造出来的，或者是政府为了吸引外国援助所布下的阴谋。当地人尤其不信任埃博拉诊疗所——考虑到许多进入诊疗所的人再也没有回来，这种不信任也并不奇怪——人们担心诊疗所的帐篷里进行着窃取器官或血液的勾当。一些谣言无疑反映了人们与政府官员打交道以及参与医疗项目时的普遍经历，另一些则是基于民间关于奴隶贸易、殖民剥削压榨的历史记忆。在很多时候，外国医疗队走的都是 17、18 世纪奴隶贩子所走过的道路。19 世纪，殖民地政府也通过这些道路从森林中掠夺橡胶。随后，在 20 世纪 90 年代和 21 世纪初期利比里亚及塞拉利昂的血腥内战中，反政府军也通过这些道路运出钻石，运入枪支。而最近，又有了攫取自然资源的新方式：大片森林被砍伐用作木材，林地被种植上了木薯等经济作物。这些行为对农村贫困人口的打击尤其严重，特别是在几内亚，森林地区的居民长期以来拒绝被占据该国人口大多数的穆斯林群体所同化。而在塞拉利昂东部的凯内玛和利比里亚的洛法县（Lofa County），情况也类似。当地人民不信任城市的政治精英，比起西装笔挺、来自弗里敦或蒙罗维亚的公务员，他们更愿意听从当地酋长的话。

也许正是无国界医生在几内亚遭遇到的这种敌意，使它第一个发出警告，提醒全世界，当地人对前来遏制病毒扩散的外国医疗队的不信任会引发危险。2014 年 5 月，在伦敦举行的疾控政策专家会议上，刚从科纳克里出任务归来的无国界医生的急救医师阿曼德·斯普雷彻（Armand Sprecher）发表讲话，告诫人们国际卫生界面临着"营销问题"：

> 我们最好的应对办法是……找到一些好的宣传者，一些可以

传达他们在诊疗所内部见闻的疾病幸存者，来告诉大家，我们确实是在真心为他们考虑，我们是在努力地拯救人民。但问题是，我们要先有患者，才能有幸存者。而为了招来患者，我们首先又需要幸存者。多么不幸，我们陷入了二十二条军规的困境。*24

对埃博拉诊疗所的恐惧带来了不利的后果，其中一个是埃博拉病例数据被进一步扭曲。4月中旬，官方根据科纳克里诊疗所的病例得出数据，确诊或疑似埃博拉的病例人数降至新低，许多专家以为世界已经逃过了这次埃博拉疫情。但在科纳克里的病例数下降的同时，无国界医生却发现盖凯杜的死亡率急剧上升。斯普雷彻说："突然之间，一些走投无路的病人主动入院了，他们已无法掩盖身上的疾病。那些人病得如此严重，如此明显，再也无力在社群中隐藏自己和躲避我们的调查了。这绝非疫情得到控制的迹象。"后来，斯普雷彻将4、5月份科纳克里数据中观察到的病例数下降称为"未吠之犬"†。25

这个问题不易被察觉，且日益严重，受其困扰的国家不只是几内亚。2014年3月上旬，一位名叫露易丝·卡马诺（Luisey

---

* 典出约瑟夫·海勒（Joseph Heller）的长篇讽刺小说《第二十二条军规》（Catch-22）。在书中，第二十二条军规是一系列导向逻辑悖论的规则。比如，一个人若是疯子，就不需执行飞行任务，但他必须主动提出申请才能免除任务，而一旦他提出申请，就证明他不是疯子。在引申义中，"第二十二条军规"常用来形容陷入悖论的窘境。——译者注
† 典出阿瑟·柯南·道尔（Arthur Conan Doyle）《福尔摩斯探案集》中《银色马》（The Adventure of Silver Blaze）一文。在故事中，马夜窃当晚，看门犬没有吠叫。福尔摩斯由这样一个反常事件，推断是熟人犯案。由此，"未吠之犬"就用来形容应发生而未发生的事件本身包含重大线索。——译者注

Kamano）的年轻女子来到几内亚与塞拉利昂边境，请求一名渔民带她渡河。卡马诺刚刚目睹了她的母亲、外祖母和两个姨妈死于埃博拉，害怕自己将被强行遣送至埃博拉诊疗所。她说："有人告诉我，白人们正在找我，想把我带到盖凯杜。有人说他们一针就能杀掉我。因此我逃跑了。"[26]

世界卫生组织官员警告当地政府，露易丝可能携带埃博拉病毒，但一到塞拉利昂，她就轻易地躲过了当地政府的调查。躲过的不止露易丝一个。到 3 月下旬，其他照顾过生病亲属的人也跨越边境，逃往他乡。他们中有许多人逃到了科因杜（Koindu）——一个坐落在凯拉洪（Kailahun）区连绵的深山和钻石矿深处的小村落。人们去找一位名叫芬达·门蒂诺（Finda Mendinor）的传统治疗师，认为她具有法力，可以驱逐引起他们病痛的恶灵。我们不知道有多少人接受了门蒂诺的治疗，也不知道她是如何治疗的——她极有可能给予了患者一些草药，一边触摸患者的额头和身体的其他部位，一边念诵咒语。然而可以确定的是，她的治疗对埃博拉没有任何作用，很快，她也染病了。门蒂诺于 4 月底去世，人们为她举办了为期一周的哀悼仪式，并招来更多的人到科因杜参加她的葬礼。当地妇女清洗了她的尸体，为她更衣以备下葬；其他的人团团围在尸体四周，亲吻她的遗体。这场葬礼带来了严重的后果：门蒂诺逝世后的一个月里，塞拉利昂境内报告了 35 起实验室确诊病例，以及至少 5 条活跃的疾病传播链。受这一阶段疫情暴发影响最大的是凯内玛总医院——一年前，研究人员正是在这家医院储存的拉沙热患者血清样本中检测到埃博拉病毒抗体的。

＊ ＊ ＊

凯内玛位于这个钻石大国的心脏地带，却俨然一座边陲小镇模样。沿着由中国新建的高速公路，一个急转弯，进入城市边界外沿的红色土路，就能抵达这个小镇。小镇吸引着探矿者们取道于此，到周围的山丘和谷地中寻找蕴含丰富钻石的冲积层。遥想小镇繁华之时，主广场上挤满了商人，时刻准备着用现金收购钻石。但与其他地区一样，小镇也没有幸免于恐怖的战争。20 世纪 90 年代初，凯内玛被革命联合阵线（Revolutionary United Front）占领，联阵由前塞拉利昂陆军下士福戴·桑科（Foday Sankoh）领导，而他最擅长截肢酷刑和绑架儿童充当士兵。桑科以钻石交换武器，一直进军至首都弗里敦，曾间断占领弗里敦长达数年之久，最终于 2002 年被英国支持的联合国维和部队击退。随着内战停歇，钻石产量增加了 10 倍，凯内玛重回美好时光。但军事冲突给塞拉利昂的医疗系统造成了沉重的负担，许多医生都逃离了塞拉利昂。谢赫·胡马尔·汗（Sheik Humarr Khan）是为数不多的归国医生之一。

1975 年，汗出生在与弗里敦隔着海湾相望的小镇隆吉（Lungi），那里恰是塞拉利昂国际机场的所在地。汗生长在一个赤贫之家，在家中 10 个孩子里排行最末。尽管出身卑微，他仍在 1993 年以班级第一的成绩毕业，并在首都一所享有盛誉的医学院中获得了一个职位。[＊]他

＊ 根据能够查到的资料，汗在 20 世纪 90 年代末入读了塞拉利昂大学（Sierra Leone University）的医学和专职医疗科学学院（College of Medicine and Allied Health Sciences），并于 2001 年获得了学士学位。——译者注

希望成为一名拉沙热领域的专家，但在 1997 年，联阵封锁了弗里敦，他被迫逃往科纳克里。他的好几个兄弟姐妹已在美国定居，家人也敦促他申请美国签证。然而在 2004 年，当他得知凯内玛拉沙热项目负责人安尼鲁·康特（Aniru Conteh）不小心因被针头刺伤而去世时，他决定申请继任该职位。他的申请被接受了。

那时，中国还没有在这里援建高速公路，想要从弗里敦到凯内玛，需要沿着未经铺设的土路艰难行驶 8 个小时。到达目的地后，汗欣喜地发现，那家公立医院在科学上不再是与世隔绝的落后之地，而是与杜兰大学合作建立了一个顶尖的实验室。研究人员现在可以筛查拉沙热患者并当场治疗。汗奔波于实验室和产科病房，很快赢得了护理人员的尊敬，并迅速成了小镇的知名人物。尤其是在他最喜欢的足球队 AC 米兰参加欧洲冠军联赛的夜晚，总能听到他在当地酒吧的常坐位置大声加油助威。

而当汗得知几内亚暴发了疫情后，便提醒护士们做好准备，以防埃博拉疫情袭击凯内玛。在塞拉利昂，只有一个实验室配备有PCR 仪，正是医院与杜兰大学合作建立的这个实验室。因此就算没有患者前来，也很可能会有疑似埃博拉患者的血样被送来化验。汗不幸言中了，5 月 24 日，他检明了第一例阳性血样，血样来自一名参加了门蒂诺葬礼的护士。然而此时已经太迟了，已有一名感染埃博拉病毒的孕妇住进了产科病房，医院的工作人员却未能察觉。几天后，这名妇女流产，病毒被传播给了其他患者。

为了应对这一状况，汗在医院门前设立了一个分诊区，试图让工作人员们重视防护规范：每当进入红色区域（医院为埃博拉患者划定的区域），应避免接触血液、呕吐物和其他液体。当杜兰大学的一位研究同行带着外科手套和个人防护装备抵达时，汗向工作人员们展示了脱下手术服和手套并用氯水消毒的正确程序。不幸的是，仅在数周之内，医院就因大量新增埃博拉病例而不堪重负，患者中许多人都参加过门蒂诺的葬礼，而护士们在巨大的压力下常常忽视操作规范。为了遏制疫情，汗奔赴凯拉洪，会见村子的酋长，试图宣讲埃博拉病毒给当地居民带来的危险。然而许多社群的领导者都否认这个观点，并拒绝了汗提出的将疑似患者转移到凯内玛医院进行化验的恳求。有一次，一名地方首领扣押了政府给汗配备的丰田汽车长达一夜，警告他远离凯拉洪。抵制最为强烈的是科因杜，那里的人们竖起路障，扔石头砸碎了汗的汽车挡风玻璃。奔赴凯内玛协助汗的杜兰大学研究人员罗伯特·加里（Robert Garry）回忆说："有流言说我们是来散播这种疾病的。他们声称，人被我们带走之后，就再也不会回来了，全然是一副'不要你们管'的态度。"[27]

接到埃博拉疫情已越过边境的消息后，弗里敦的政府管理层手忙脚乱。接下来的几天里，汗接到了总统办公室和卫生部打来的电话，一通比一通紧急焦躁。到此时，总部位于西雅图的非营利组织迈塔生物（Metabiota）——凯内玛实验室的筹建方之一——也已确认塞拉利昂出现了埃博拉病毒，并且收到了蒙罗维亚的增援请求，那里的新克鲁镇（New Kru Town）也出现了埃博拉疑似病例。然而，世界卫生组织在当地的官员却矢口否认，并告诉当地的非政府组织，"埃博拉病毒不会在城市里流行"，也不会蔓延至弗里敦。[28]据美联社获得的世界卫生组织日内瓦高层间沟通的备忘录和电子邮件来看，世界卫生组织从下至上都持这种否认态度。6月2日，在给世界卫生组织总干事陈冯富珍的内部简报中，负责卫生、安全与环境事务的助理总干事福田敬二警告说，将埃博拉视为国际紧急事件的举措"会被视为一种不友好的行为……并且可能妨碍世界卫生组织和受影响国家之间的合作关系"。[29] 世界卫生组织流行病和大流行病预警与反应司（Pandemic and Epidemic Diseases Department）司长茜尔维·白里安（Sylvie Briand）对此表示赞同："此次暴发必须被视作一个亚区域的公共卫生问题。"她在 6 月 4 日给同事发送的电子邮件中写道："我认为，在现阶段就将其界定为'国际公共卫生紧急事件'（Public Health Emergency of International Concern，简称 PHEIC）*对抗击该流行病没有什么益处。宣布 PHEIC 就意味着不得不提出行动建议，而这些行动建议可能会损害相关国家的利益，且无益于该国公共卫生事态……我认为［宣布 PHEIC］是不得已的最后手段。"结果，直到 7 月下旬，陈冯富珍才将紧急情况等级提升到 3 级。而直到 8 月 8 日，碍于国际压力，加之忧虑这场埃博拉疫情已经"完全失去了……控制"（引自无国界医生的原话），陈冯富珍才最终宣布埃博拉疫情为 PHEIC[†]。[30]

不幸的是，这一宣告对汗来说太迟了。为了控制疫情，塞拉利昂卫生部决定将所有疑似病例从弗里敦转移到凯内玛。完成一次

---

* "国际公共卫生紧急事件"是世界卫生组织对某些涉及国际传播的紧急公共卫生事件的判定，不局限于传染病，也包含生化危机、核危机的情况。做出判定之后，世界卫生组织的紧急事务委员会（Emergency Committee）将对总干事和成员国提出应对危机的行动建议。这些建议需要每 3 个月重新评估一次。迄今为止，共有 6 次疫情被宣布为 PHEIC，分别是：2009 年猪流感疫情、2014 年野生型脊髓灰质炎病毒疫情、2014 年西非埃博拉疫情（即此段所讨论）、2016 年巴西寨卡病毒疫情、2018—2019 年刚果民主共和国埃博拉疫情，以及 2020 年中国新型冠状病毒感染的肺炎疫情。——译者注

† PHEIC 通常读作"pike"（/paɪk/）或"fake"（/feɪk/）。——原注

转运，需要医护人员和患者在极其闷热的急救车里艰难跋涉 4 个小时。一方面，这项政策是合理的，尽管先前处理的只是拉沙热，但凯内玛是该国为数不多的有出血热诊治经验的医院之一。但另一方面，凯内玛地区也是反对派——塞拉利昂人民党——的大本营。于是，随着载有埃博拉患者的救护车开进凯内玛总医院，谣言四起，宣称此次埃博拉疫情是执政的全国人民大会党布下的阴谋，病房的护士会故意用埃博拉病毒感染患者，目的在于招徕外国援助，以便弗里敦的政治精英们获益。7 月初，一名女子在凯内玛的集市上登台宣讲，声称自己之前是医院里的护士，目睹了汗毒害病人的经过。紧张的气氛达到顶峰，一群愤怒的暴民在她的煽动下围攻医院。汗只好锁紧医院大门，命令工作人员撤离，同时，警方发射了催泪瓦斯来驱散人群。

这些谣言自然是胡说八道。最容易感染埃博拉病毒的不是其他患者，而是汗和他的同事。那年 6 月，英国护士威尔·普利（Will Pooley）刚刚取得从医执照，他主动申请到埃博拉病房工作，据他回忆，医院里"一片混乱"。早晨上班时，常常能看到 5 个或更多的患者横尸厕所，周围遍布着呕吐物和血便。到处是蛆和苍蝇。穿戴上个人防护装备后会酷热难耐。让普利感到恐惧的是，许多护士在无法忍受防护设备内的闷热时，就会脱掉它们。还有人只将防护服草草清洁，就摘下面罩洗脸。最令人惊恐的是，他经常看到员工们共用饭碗，刚从埃博拉病房出来的人可能将手伸入到同一个饭碗，却无人在意。"所以我一般会离开医院到外面吃饭。"普利如是说。[31]

在医疗团队中，第一个病倒的成员是汗的同事亚历克斯·莫依格波（Alex Moigboi）。汗一贯小心谨慎，这次却失了规范，他将手伸向莫依格波的面部，去检查他的瞳孔。而在此过程中，他无意中接触了莫依格波的皮肤。不久，莫依格波被确诊埃博拉感染，并于 7 月 19 日死亡。到此时，医院中备受爱戴的护士长穆巴鲁·J.方妮（Mbalu J. Fonnie）也发烧了。汗无法接受方妮也染上了埃博拉病毒的事实，即便她的血样化验已显示埃博拉病毒阳性，汗依然让她在"疑似"患者的住院配楼中住了很久。方妮接受了抗疟药和静脉输液治疗，但除此之外，汗实在束手无策。7 月 22 日，方妮也去世了。到这时，汗也感到了身体不适。以防万一，他主动与同事们保持了距离。当他得知自己的血样化验结果为埃博拉病毒阳性时，他担心这会在凯内玛的患者和医务人员中造成恐慌，于是决定离开，转去无国界医生在凯拉洪的医疗设施里治疗。然而对于他来说，这是一个悲剧性的决定。在凯内玛，治疗的标准方案是给患者静脉输液，但无国界医生认为，输液穿刺有造成出血死亡的风险，这种风险大于输液可能带来的益处。因此，他们给予汗标准化的口服治疗方案——用对乙酰氨基酚缓解疼痛，用抗生素和补液盐来对抗腹泻。此外，无国界医生还考虑给汗试用一种名为 ZMapp 的实验药物，该药在猴子身上的实验治疗效果显著，但尚未开始人体试验。就在那年 6 月，加拿大公共卫生部门的研究人员带了 3 个疗程的药物来到凯拉洪，以测试该药在热带环境中的活性，药瓶就存放在汗所住病房旁边的冰箱中。到底该不该给汗服用这种药物，无国界医生百般纠结。一方面，ZMapp 可能会挽救汗的生命；但另一方面，如果他不幸去世，人们可能会指责无国界医生加速了他的死亡，或者更糟糕的是，人们会认为无国界医生毒死了他，从而进一步削弱人们对无国界医生医疗人员的信任。最终，无国界医生决定不使用这种药物。汗当时正处于病危阶段，显然未被告知 ZMapp 之事。当他出现白细胞计数下降后，医疗人员曾商议用救护直升机将他转院。在离他家乡不远的隆吉机场，一架飞机正在候命，可以将他送往欧洲。可是，关于如何执行这样高风险的转运行动，还没有现成的规范。而且，考虑到汗虚弱的身体情况，很多人对他能否耐得住前往机场的颠簸路程表示怀疑。没等到人们讨论出最终决定，汗就于 7 月 29 日与世长辞了。不过，发生在他身上的事唤起了人们的注意，大家意识到有必要制定一个标准流程，如果将来有其他医疗人员（特别是那些为非政府组织或世界卫生组织工作的外国公民）需要被空运到安全地点，这个流程就会派上用场。事实证明了这一点。8 月，威尔·普利接触了一名患儿，孩子最初化验呈埃博拉病毒阴性，其父母却均因感染埃博拉病毒病故，威尔·普利也不幸被传染了。得益于新的转运流程，英国皇家空军的救护机将他空运到了伦敦。普利被转送到伦敦的皇家自由医院（Royal Free Hospital）的高级别隔离病房中，并在正压密闭帐中接受了 ZMapp 治疗。他幸存了下来。大约同一时间，在位于蒙罗维亚的撒玛利亚救援会"永恒的爱赢得非洲"（Eternal Love Winning Africa）的治疗中心，也有两名照顾患者的美国传教人员病倒了。在一番商讨后，治疗中心决定将他们——肯特·布兰特利（Kent Brantly）和南希·莱特博尔（Nancy Writebol）——空运至佐治亚州亚特兰大的埃默里医院（Emory Hospital）进行紧急治疗，并首先给他们用了 ZMapp 来稳定病情。他们也幸存了下来。

汗与美国传教士所受到的不同对待，让汗的哥哥 C- 拉伊

(C-Ray)难以释怀，他想知道"既然美国人可以获得这样的待遇，为什么我的弟弟不能？"[32]许多专家赞同他的观点。他们担心，同样是感染了埃博拉病毒，如果外国医疗人员的救治结局更好，可能会进一步削弱当地人对埃博拉诊疗所的信任。为此他们提出，应该用治疗的"胡萝卜"引导民众，而不是用强制隔离的"大棒"威慑。[33]汗的去世还产生了另一个重要影响，他的死在塞拉利昂医疗界掀起了轩然大波，甚至波及首都弗里敦。在一个医生与居民人数比为1：45 000的国家（在美国，这一比例是1：410），失去汗这样一位抗击埃博拉的象征人物，一位塞拉利昂总统欧内斯特·巴伊·科罗马（Ernest Bai Koroma）博士口中的"国家英雄"，实在令人难以接受。因而在汗去世后的第二天，科罗马就宣布全国进入紧急状态，并成立了总统特别工作组，来监管全国对埃博拉疫情的应对行动。

* * *

人们可以通过马诺河轻易跨越国境，这为埃博拉病毒的传播创造了有利条件，而这不仅是塞拉利昂所面临的问题。利比里亚也面临这个问题。对于从几内亚传入的埃博拉疫情，利比里亚的医疗机构毫无防范，医务人员没能从以前的疫情中吸取教训，而是重蹈覆辙。位于洛法区的福亚博马医院（Foya Borma Hospital）就是一个典型的例子，一般认为利比里亚的指示病例就来自这里。美国疾病控制和预防中心的流行病学家将埃博拉病毒的传入追溯到一名女子身上，该女子在4月初从盖凯杜抵达福亚。那时，利比里亚还没有能对埃博拉病毒进行酶联免疫吸附实验检测的实验室，更没有能开展 PCR 检测的机构。由于该女子有严重腹泻，主诊医师认为她得了霍乱。第二天，她开始出现出血症状，医生依然没有考虑到埃博拉，而是以为她合并了拉沙热。缺乏诊断设备不是埃博拉病毒能在福亚扎根的唯一原因。这里的护理人员所受的感染控制培训也十分有限，他们没有口罩和橡胶手套，缺乏自来水，而早在几十年前，埃博拉专家们就曾提出这些是抗击埃博拉的基本需求，但由于利比里亚对医疗卫生的投入长期不足，很明显，这些需求也无法满足。因此，几天之内，就有数名医务工作者和患者染上了埃博拉病毒。而一旦埃博拉病毒进入了福亚，当局基本上无力阻止它向利比里亚首都蒙罗维亚蔓延。据悉，埃博拉病毒是由一名前往市郊凡士通（Firestone）治疗中心的患者引入蒙罗维亚的。在乘坐摩的去往治疗中心的途中，他还传染了摩的司机等人。截至 4 月 7 日，利比里亚共报告了 21 起埃博拉病例，其中 10 人死亡。然而自 4 月 9 日到 5 月底，没有再出现新的病例报告。到了 6 月，世界卫生组织确信利比里亚已经没有埃博拉疫情了——该国已经历经了两个完整的潜伏期（每个潜伏期 21 天），而没有出现任何新的病例。

可是与几内亚的情况一样，后来的事实证明，官方公布的病例数是错误的。埃博拉疫情远没有停息，而是转入了地下。事实上，回顾性系统发生分析表明，当时至少有 3 株相关病毒株在三国边界地区同时传播。[34] 6 月初，利比里亚新克鲁镇出现了 6 起病例，这是埃博拉疫情复燃的第一个苗头。不久，该国唯一的转诊医院——约翰·肯尼迪医学中心（John F. Kennedy Medical Center）——也出现了感染病例。在利比里亚旷日持久的内战期间，这家医院遭受了严重的破坏，缺少隔离病房和个人防护装备。结果，与凯内玛一样，医生和护理人员很快被传染，当局不得不于 7 月中旬关闭了这家医院。于是，蒙罗维亚可治疗埃博拉的机构就只剩下宣教团体撒玛利亚救援会的"永恒的爱赢得非洲"医院（以下简称 ELWA 医院）。ELWA 医院很快人满为患。随后，在 7 月 22 日，肯特·布兰特利病倒了。如前文所述，经过一番商讨之后，他与同事南希·莱特博尔于 7 月底被转运到亚特兰大。但利比里亚人却无法享受这种特权。面对这种不公，一名被激怒的利比里亚人在 7 月下旬冲进政府的急救调度中心（Emergency Operations Center），投放了一颗燃烧弹，用于追踪埃博拉病例的计算机在爆炸中被毁。此时，撒玛利亚救援会已经关闭了 ELWA 医院，在隔壁建设了新设施——ELWA2 号医院。可惜，床位仍严重不足，患者不得不在外面安扎帐篷。一些重病患者在等待床位期间倒在路上，反映这些惨状的照片本应该改变事态，使世界卫生组织认识到无国界医生早前发出的西非疫情失控的警告的严重性。然而，尽管日内瓦的世界卫生组织官员承认疫情严重，却仍想把它当作区域性健康危机对待。

导致世界卫生组织改变态度的，可能是利比里亚裔美国律师帕特里克·索耶（Patrick Sawyer）的到来。索耶于 7 月 20 日乘飞机飞往尼日利亚昔日首都、非洲人口最多的城市之一拉各斯。他是安赛乐米塔尔（ArcelorMittal）矿业公司的职员，当时据说是作为利比里亚财政部的代表前往尼日利亚南部的卡拉巴尔（Calabar）参加会议——反正索耶抵达拉各斯穆尔塔拉·穆罕默德国际机场（Murtala Mohammed International Airport）时，给出的是这套说辞。但实际上，索耶几天前一直在蒙罗维亚照顾生病的妹妹，已经感染了埃博拉病毒。有种说法是，他认为他在尼日利亚可能会得到高质量的医疗照护，所以不顾一切想去那里。糟糕的是，在飞往拉各斯的航班上，索耶就开始出现呕吐和血便症状，危及了其他乘客。被送往拉各斯第一会诊医院（First Consultant Hospital）后，索耶一开始否认他有任何感染接触史，并坚持要出院，继续前往卡拉巴尔。最初，护理人员认为他可能得了疟疾，但是随着他的病情恶化，一名顾问医师感到可疑，决定对他进行埃博拉病毒检测。发现化验结果呈阳性后，她迅速实施了隔离护理措施，并提醒当局追踪同一航班上的其他乘客。索耶一共传染了 19 人，幸好有那名顾问医师的迅速判断，疫情才没有进一步扩散。但是，她却无法阻止病情进展，5 天后，索耶死了。8 月，这名医生也倒下了，成为埃博拉惨剧中牺牲的又一名医务人员。

索耶一事为人们敲响了警钟。作为回应，利比里亚总统埃伦·约翰逊·瑟利夫（Ellen Johnson Sirleaf）下令封锁国界，禁止外交官出国访问。紧接着，美国也发出了旅行警告，建议其公民远离利比里亚，远离这片曾经用于安置被解放的美国黑人奴隶的前殖民地。* 与此同时，那两名撒玛利亚救援会传教士抵达亚特兰大的消息传了出来，当时还是纽约地产开发商的唐纳德·特朗普在推特上写道，"应该阻止埃博拉患者进入美国"，"美国不能允许感染埃博

---

* 利比里亚曾经是美国殖民地。在奴隶解放运动中，美国殖民协会（American Colonization Society, ACS）提出，解放的黑人奴隶在非洲会比在美国生活得更好。从 1822 年至美国内战结束，共有超过 15 000 名被解放的黑人奴隶及其后代，以及 3 198 名非裔加勒比人被运送至利比里亚。——译者注

拉病毒的人回国。跑那么远去帮忙的人是很伟大，但必须要承担后果！"[35] 随着恐慌蔓延，包括英国航空（British Airways）和法国航空（Air France）在内的几家大型航空公司都取消了往返于利比里亚、几内亚和塞拉利昂的航班，仅剩下布鲁塞尔航空（Brussels Air）和摩洛哥航空（Air Maroc）两家公司，继续向西非来往运送卫生工作者和重要救援物资。彼得·皮奥感叹道："让我们面对现实吧。西非发生了埃博拉流行，而我们这里出现了第二场流行病——大规模的歇斯底里。"[36]

发生了这些事件之后，陈冯富珍仍坚持此次暴发不足以让世界卫生组织提升应对等级。但到这时，很明显埃博拉病毒的传播速度和距离已然超出了世界卫生组织的预期。8 月 6 日，瑟利夫宣布利比里亚进入紧急状态，这一事件对陈冯富珍造成了不可抗拒的压力。于是在 8 月 8 日，迫于国际压力，她终于宣布埃博拉疫情为"国际公共卫生紧急事件"。无国界医生的国际主席廖满嫦稍后讽刺道，与其说陈冯富珍的决定是出于对非洲日益严重的人道主义危机的关心，倒不如说是担心埃博拉距离美国或欧洲的大都市只有一趟航班之隔。廖满嫦说："当人们意识到埃博拉病毒可以跨越海洋时，就无法再拿缺乏国际政治意愿作为借口了。埃博拉成为国际安全威胁之日……世界终于开始醒悟了。"[37]

糟糕的是，此时的疫情发展已经达到了无国界医生的医疗和人道主义救援能力的极限。在 3 月疫情暴发初期，无国界医生尚有几名对抗过埃博拉的人员可供调配。从那时起，他们召集了所有出血热方面的专家，以及经验丰富的医疗和后勤人员，并给 1 000 名志愿者进行了埃博拉疫情控制的速成培训。同时，他们着手在蒙罗维

316

亚建设 ELWA3 号医院，当年 9 月下旬该医院全面投入使用后，成了世界上最大的埃博拉诊疗中心。然而，美国传教士的撤离带来的直接影响是抗疫系统陷入瘫痪。撒玛利亚救援会迅速关闭了其在蒙罗维亚和福亚的两个埃博拉控制中心，在当时，它们是该国仅有的埃博拉诊疗中心，这导致只剩下无国界医生在危机中孤军奋战。另一边，在世界卫生组织宣布疫情为公共卫生紧急事件后，也没有吸引来其他人道主义援助组织的大规模直接帮扶（像在 2010 年海地地震和 2013 年台风"海燕"袭击菲律宾时那种规模的帮扶）。相反，在短期内，它使局势进一步恶化。廖满嫦说："虽然我们不想这么说，但事实就是，每个人都拖拖拉拉，不愿伸出援手。"[38]

造成抗疫系统瘫痪的原因之一是恐惧。自从《纽约客》(New Yorker) 记者理查德·普雷斯顿 (Richard Preston) 撰写的畅销书《血疫》于 1994 年出版后，埃博拉就成为公众想象中的恐怖事物。基于 1989 年弗吉尼亚州雷斯顿灵长类动物检疫隔离中心的疫情，以及对扬布库疫情幸存者的采访，普雷斯顿在书中着重描写了埃博拉感染最惊悚、最具视觉震撼的症状，例如疾病末期的患者有时会"流血不止"，即血液或血性体液从眼睛、鼻子和肠道渗出。因此普雷斯顿把埃博拉病毒称作"分子鲨鱼"[39]，虽然值得庆幸的是这种症状十分罕见，但却助长了公众对埃博拉的刻板恐怖认知。该书扉页富有想象力地画着生物公害警告标志，加上大段大段关于雷斯顿事件的描写，普雷斯顿强化了埃博拉病毒可以作为潜在生物武器的印象。病毒随时可能从非洲丛林或疯狂的恐怖分子的实验室中冒出来，威胁人类的未来，造成恐慌。普雷斯顿警告说："它的遗传密码发生一个微小的变化，就可能会通过咳嗽传播，在全人类中蔓延。"[40] 不过，专家们随后得出结论，这种担忧被过分渲染了，埃博拉病毒不会如此轻易地突变成某种以气溶胶形式传播的病毒。尽管如此，暴发疫情的雷斯顿与美国首都华盛顿如此临近，突显了埃博拉病毒作为生物安全威胁的潜能。因此在檀香山举办的美国热带医学与卫生学会（American Society of Tropical Medicine and Hygiene）会议上，大会选择用它来进行虚拟的应对演练。*[41] 更重要的是，雷斯顿事件促使医学研究所将埃博拉与艾滋病一起，列入了美国医学研究所 1992 年著名的《新发传染病》目录中。

* * *

到了 8 月中旬，尸体在蒙罗维亚的街道上不断堆积，瑟利夫越发绝望了。一时恐慌之下，她下令将埃博拉患者转移到西点（West Point）地区一所宗教学校的临时收容中心。那里是蒙罗维亚的一片贫民区，大约有 50 000 名居民，其中大多数人极度贫困。结果，西点地区的人们洗劫了收容中心，导致 17 名埃博拉患者逃到了贫民区。4 天后的 8 月 20 日，瑟利夫命令警察和士兵封锁所有出口道路，并将整个社区隔离。

西点地区是反对党的据点。不久，就有谣言称埃博拉是个骗局，瑟利夫的真正动机是平息武装叛乱。随着食品价格飞涨，被囚

---

*　此次演练惊人地预言了 2013—2016 年的埃博拉疫情。演练中疫情暴发于三个虚构的赤道国家的边境，由于先前的内战，一大批难民聚集在边境的营帐中，人口密集程度达到了危险的水平。——原注

禁的贫民区居民走上街头抗议。随后，当政府特派员试图在武装警卫的护送下将瑟利夫的家人带离西点时，愤怒的人群冲垮了路障。警察和武装士兵用警棍和盾牌驱赶他们。但是当骚乱者开始投掷石块时，警察和武装士兵开枪射击，打伤了两名年轻人。其中一个名叫萨克·卡马拉（Shakie Kamara）的 15 岁男孩不幸身亡。卡马拉的死出乎意料地触动了瑟利夫，10 天后，她下令解除隔离。然而事已至此，覆水难收，公众越发不信任卫生举措了。

8 月下旬，美国疾病控制和预防中心主任汤姆·弗里登（Tom Frieden）对西点地区警察的野蛮做派感到震惊，前往西非评估局势，并与瑟利夫等西非领导人会晤。尽管弗里登对传染病的暴发并不陌生，但他还是觉得利比里亚的情况"难以置信"。他访问了蒙罗维亚赶工建起的无国界医生诊疗中心，惊骇地发现那里平均每 120 名患者只有 1 名医生。

> 有人……正在死亡线上挣扎，旁边就倒着病死者的尸体……可如果要移动死者，必须要 6 个穿着全身防护装备的人，而那里根本没有足够的人手来做这些……让我印象尤为深刻的是，我走进了一顶帐篷，看到地上有 8 张床，准确地说是 8 张床垫。有一名女子面朝下趴着，她编着美丽的玉米辫，当我更加仔细观察时，我意识到她已经死了。苍蝇在她的腿上盘桓，而她也成了无法被移动的尸体之一。如此多的死者，甚至都来不及掩埋，实在令人恐惧。[42]

弗里登提醒瑟利夫，情况已经十分糟糕，而且"很快还会变得更加糟糕"。如果想控制这次流行，必须施行专业化的埃博拉疫情防控。鉴于短时间内无法供应更多的床位，他建议瑟利夫与当地社群合作。弗里登回到美国后，向奥巴马总统做了简要汇报，告知奥巴马疫情比他原想的还要严重。随后他向记者发表了一份声明，说世界卫生组织对埃博拉的不利应对，就宛若艾滋病暴发早期他所目睹的那些拖延懈怠。在这时，廖满嫦也决定采取进一步行动。她于9月2日在纽约向联合国发表了一番激昂的讲话，谴责他们是"不作为联盟"，并警告说，那种切断与受灾国家的联系，寄希望于流行病自生自灭的做法不能解决问题。

> 为了遏制这次流行，各国必须立即从民间和军队系统调派有生物危害控制经验的专家……要想扑灭大火，我们必须冲入燃烧的建筑中。[43]

到这时，利比里亚已有将近 1 400 起疑似和确诊埃博拉病例，近 700 人死亡。每隔 15 到 20 天，利比里亚的新发感染病例就增加一倍，塞拉利昂也紧随其后。美国疾病控制和预防中心的疾病建模人员预测，到 9 月底，两国可能会有多达 16 000 起病例。基于人们现有的行为模式，疾病控制和预防中心推测，若没有其他干预措施，下一年将会出现灾难性的后果：利比里亚和塞拉利昂各地将会有多达 55 万起病例，考虑到漏报的情况，修正后的数值将为 140 万例。[44] 无国界医生的阿曼德·斯普雷彻在 8 月对《纽约时报》的记者说："蒙罗维亚的情况是前所未有的。我们从未在城市环境中见识过这种程度的疫情暴发。"[45]

就在人们以为利比里亚的情况已经跌至谷底，无法更糟时，更糟糕的情况发生了。8月是当地的季风时节，雨水冲刷着埃博拉死者的坟地，草草掩埋的尸体开始浮出地面。腐烂的尸体激起了民愤，瑟利夫只得推行强制性火化。尽管利比里亚文化十分抵触火化，但这次，人们默许了。美国疾病控制和预防中心利比里亚特派团负责人凯文·德科克（Kevin De Cock）说："人们接受了火化，没有引起任何骚动。虽然存在一些阻力，但火化基本上得以推行。"

随后又有了另一项令人惊喜的进展：人们不再互相碰触了。起初，这种突然的行为变化令德科克等西方观察者们大吃一惊，但后来他们想通了。一如世界卫生组织负责脊髓灰质炎和应急管理的助理总干事布鲁斯·艾尔沃德（Bruce Aylward）指出的那样，在蒙罗维亚，危机已至极端，世界卫生组织又彻底失败，所以才会首先在这里发生行为上的改变：

> 突然间，整个蒙罗维亚都明白了：埃博拉是真实的——埃博拉会导致死亡，除非我做出一些改变，否则就会被埃博拉杀死。人们非常恐惧，他们不理解埃博拉是什么东西。他们分不清细菌、病毒以及其他病原体，但他们知道必须要做些改变……在这种压倒性的恐惧中，人们的第一反应是躲避，之后，他们自己改变了行为，降低了疫情的传播速度，减缓了病魔的脚步。[46]

大约在同一时段，塞拉利昂也出现了类似的自发行为转变，尤其是在凯拉洪和凯内玛——这两个地区受到埃博拉病毒的侵袭最早，疫情也最严重。然而在其他地方，对埃博拉防控措施的抵制仍然存在。在包括弗里敦及其城市周边的西部区（Western District），以及面积达 2 000 平方英里，遍布沼泽和河川的洛科港（Port Loko，位于弗里敦以北），居民们尤其不配合。例如在 2015 年 3 月，利比里亚医院中最后一名埃博拉病人出院前不久，一名感染了埃博拉病毒的渔民躲开了政府的病例接触者追踪员，并说服 3 名同行将他运送到罗姆贝（Rohmbe）沼泽地区的一个偏僻岛屿上，而岛屿就在隆吉机场的视线可及范围之内。在那里，他咨询了一位传统治疗师，随后乘船前往弗里敦郊区的阿伯丁（Aberdeen），在坦巴库拉（Tamba Kula）码头下了船，此处距离该市首屈一指的豪华酒店——约克夫人丽笙酒店（Radisson Blu Yammy）——仅一箭之遥。在这时，这名渔民已成为一枚行走的病毒炸弹。下船之后，他直奔乐施会（Oxfam）修建的厕所，呕出血性液体。结果，坦巴库拉的 20 名村民感染了埃博拉病毒，当局对阿伯丁实施了 21 天的隔离。从理论上来说，这应该足以终结病毒传播链了，可惜，尽管工作人员尽了最大努力追踪病例的接触者，还是有一个与那名渔民同乘的船客逃脱了。此人搭乘摩托车去了距离弗里敦仅 3 小时车程的城镇马克尼（Makeni）。他在那里又传染了 3 人，其中包括一名当地的治疗师。最终，工作人员追踪到了这 4 人，并将其带到附近的埃博拉诊疗中心。然而到那里后，他们拒绝医疗服务，认为医务人员试图用治疗师称为"埃博拉枪"的东西谋杀他们，实际上那只是用于测量患者体温的手持电子温度计。

为了消除最后的感染源，政府发起了一场公共卫生运动，用克里奥尔语打出口号："一起终结埃博拉。"与此同时，官员们会见了当地的重要酋长，让他们利用对村镇领导的权威向村民宣讲，号召大家上报疑似感染人员。尽管这个报告系统在该国的许多地方都取得了成功，但在洛科港，仍有一些村镇领导藏匿埃博拉病人，纵容秘密举办的葬礼仪式。结果，在塞拉利昂，没有出现利比里亚那样自发的行为改变和病例数的大幅减少。相反，疫情一直持续到了2015年夏天。

最终，带来决定性改变的还是国际社会动员的外来资源。2014年9月19日，考虑到疫情持续所带来的安全威胁，联合国秘书长成立了联合国埃博拉应急响应特派团 (United Nations Mission for Ebola Emergency Response)，以加大应对力度，协调向埃博拉疫区输送后勤和技术方面的支持。在历史上，这是第二次在联合国就传染病暴发进行讨论，第一次是1987年关于艾滋病的讨论，两次都产生了类似的正面作用。美国总统奥巴马承诺向利比里亚派遣3 000名士兵，到2014年年底，美国国会已经批准了54亿美元的紧急资金用于抗击埃博拉，这比给以往任何新发传染病的拨款都要多。这些举措带来了良好的结果，到2015年3月，英国、法国和美国都派遣了大量军队医疗专家，还有来自20多个国家的数千名卫生工作者和接触者追踪员前往西非，协助非洲"向零病例迈进"。[47] 不过，人们仍然花费了一年的努力，才为这场流行画上句号。2016年，世界卫生组织最终确认疫情结束。在这场疫情中，埃博拉病毒共引发了将近29 000例感染，其中11 300例死亡。这是有史以来最严重的埃博拉疫情暴发，累及5个西非国家，所幸人们最终阻止了这场瘟疫带来的"末日审判"。

* * *

　　与 SARS 类似，埃博拉疫情展示了这个日益密切相连的世界面临的风险：也许某些地区曾经看来远在天边，但如今，那里出现的新病原体可以将风险带给整个世界。在 20 世纪 90 年代初，美国医学研究所就曾警告，越来越多的国际航空旅行和商贸往来增加了新发传染病扩散的危险，而西非的此次疫情恰是对此的印证。帕特里克·索耶携带着病毒抵达拉各斯，第一次让美国人意识到了危险。随后在 2014 年 9 月，另有一名感染了埃博拉病毒的利比里亚公民到得克萨斯州的一家医院就诊。这名患者 42 岁，名叫托马斯·邓肯（Thomas Duncan），他于 9 月 25 日走进达拉斯长老会医院（Dallas Presbyterian Hospital）的急诊室，主诉腹痛和恶心。尽管他告诉工作人员，他最近去过利比里亚，却没人想到要筛查埃博拉病毒。医生给他开了泰诺和一个疗程的抗生素，就让他回家了。邓肯在达拉斯一位朋友的公寓里躺了 3 天，其间一直在发热，直到 9 月 28 日，才被急救人员送到医院。到那时，医院才想到给邓肯做埃博拉病毒化验。糟糕的是，此时的他已经有严重的呕吐症状，具有极高的传染性。他在 10 天后去世，其间传染了 2 名护士。[48]

　　和"9·11"恐怖袭击一样，邓肯的例子暴露了美国领空防御漏洞百出，面对外来病原体时十分脆弱——由于发达的航空业，病原体可以在 72 小时内到达全球任何一个城市。[49] 因此，早在唐纳德·特朗普呼吁禁止感染埃博拉的患者和从外国归来的卫生工作者进入美国之前，质问的声音便出现了。大多数人都指责世界卫生组织。在疫情暴发一年之际，无国界医生布鲁塞尔分部主任克里斯托弗·斯托克斯（Christopher Stokes）总结道，联合国组织的最高层显然缺乏方向，出现了"领导层真空"。"世界卫生组织应当更早地意识到此次暴发需要更多的人员部署……而不是仅仅提供咨询协助。"[50] 埃博拉疫情中期评估小组（Ebola Interim Assessment Panel）主席、负责审查世界卫生组织危机应对能力的独立专家小组主席芭芭拉·斯托金夫人（Dame Barbara Stocking）也持同样的严厉看法。她指出，埃博拉疫情暴露了世界卫生组织在职能运作和执行《国际卫生条例》方面的缺陷，人们需要总干事和秘书处能"独立和果敢地决策"，而这些却在危机出现的最初几个月中明显"缺席"。[51]

不过话说回来，如果说世界卫生组织有过错，其他组织也是五十步笑百步。例如，美国疾病控制和预防中心于 2014 年 3 月向几内亚派遣了埃博拉方面的顶级专家之一皮埃尔·罗林（Pierre Rollin）。作为疾病控制和预防中心特殊病原体分部的副主任，罗林曾多次参与埃博拉疫情防控。他是一名友善的法裔学者，擅长将丝状病毒的科学原理用通俗的话解释给大众。弗里登希望说法语的他能与几内亚总统阿尔法·孔戴（Alpha Condé）建立友好关系，劝说其邀请美国疾病控制和预防中心协助监控疫情。罗林没有让同事们失望，他迅速地说服了孔戴，让他确信美国疾病控制和预防中心的帮助是必要的，而封锁几内亚则会事与愿违。接下来，他建立了一个信息管理系统，记录病例并追踪可能暴露于病毒的接触者。在几内亚停留的 5 个半星期内，为了更好地监测东卡医院（Donka Hospital）的病例，罗林大部分时间都待在科纳克里。但他也会抽空去巡视首都附近的辖区，并派工作人员去盖凯杜，回报疫情中心的状况。到 4 月底，科纳克里已有超过一周未见新增病例，罗林也注意到几内亚森林区的病例数有所下降。同时，塞拉利昂尚未报告任何病例，而利比里亚也有四周未见新增病例。罗林认为他的工作已经完成，就于 5 月 7 日回到了位于亚特兰大的美国疾病控制和预防中心总部。他日后回想起自己当时的想法："不论从哪方面看，此次疫情都与先前疫区的常规暴发没什么两样。"[52]

然而到了 2014 年秋天，埃博拉疫情蔓延到了利比里亚和塞拉利昂，政府只得封锁边境，惊慌失措的航空公司也叫停了国际航班。罗林备受打击。他在 12 月对《纽约时报》说："这是一场史无前例的暴发，之前从未有过如此严峻的事态。在当时，我们对许多事情都一无所知。没有人能想象它会演变成现在的结果。"[53] 曾参与过最初的 1976 年扬布库埃博拉疫情防控的专家、伦敦卫生学与热带医学学院（London School of Hygiene & Tropical Medicine）院长兼全球卫生方向教授的彼得·皮奥，也因埃博拉疫情而百感交集。2015 年 1 月 21 日，也就是瑞士忽然宣布取消对瑞士法郎汇率的上限设定，允许瑞士法郎与欧元汇率浮动的两周之后，在达沃斯举行的世界经济论坛上，皮奥对全球卫生政策制定者说："正如瑞士法郎事件一样，埃博拉疫情可能也是过去 12 个月中发生的'黑天鹅事件'，它们完全出乎意料，我们无法根据前 37 年的经验来预测会发生什么。"[54]

那么，这些专家为什么会对几内亚森林区的疫情风险视而不见呢？又是为什么，甚至到了埃博拉疫情跨越塞拉利昂和利比里亚边界，城市内疫情已在暴发边缘之时，卫生机构的反应仍如此缓慢？

这些问题可以从几个方面来看。一方面，虽然埃博拉病毒曾在医院设施中大肆传播，偶尔也引发过城市内的疫情，但通过严格的隔离护理方法和隔离接触者等措施，那几次疫情都得到了快速遏制。另一方面，虽然《血疫》这样的书籍加深了大众的印象，使人们知道埃博拉病毒是一种具有高度变异性和致死性的病毒，但到了新千年，对于埃博拉病毒可能变异为"仙女座菌株"*的担忧在不断消退。这是因为尽管我们不知道病毒的储存宿主是什么，但已鉴定出的五种埃博拉病毒亚型均显示出高度的遗传稳定性。此外，虽然扬布库疫情的死亡率高达 90%，基奎特疫情的死亡率为 78%，但在第二年的加蓬疫情中，死亡率仅为 57%。[55] 显然，尽管埃博拉病毒的毒力令人担忧，但并不是所有的感染都意味着死亡。事实上，在 2013 年之前非洲暴发的 24 次埃博拉疫情中，总共仅造成了 2 200 例感染，而且没有任何一次疫情的死亡人数超过 400。[56] 与艾滋病或流行更广的热带疾病（例如疟疾）相比，埃博拉与其说是紧急公共卫生威胁，更多只能算是一种安全隐患。

可惜，专家们忘记了社会行为与根深蒂固的文化习俗（例如食用野味和遵循传统的丧葬仪式）的重要性。他们也不曾考虑到，生活在三个国家边界的当地人口具有很大的流动性，以及新修的高速公路大大缩短了前往城市地区的时间。他们还没有想到，对外国人和政府精英的普遍不信任影响了疫区人民对埃博拉的认知：人们不一定会相信埃博拉是真实存在的，而是有可能认为这是一场骗局。当然，除了这些，还有其他一些原因，例如在流行早期，西非缺乏

---

* 仙女座菌株（Andromeda strain），出自迈克尔·克莱顿 1969 年出版的小说《天外来菌》（又译《人间大浩劫》、《死城》或《天外细菌》），该书被不止一次改编成同名电影搬上荧幕，描述了一场由"仙女座菌株"引发的席卷全球的大瘟疫。——译者注

能够检测埃博拉病毒的实验室。这一点的影响至关重要，因为几内亚政府坚持只统计实验室确诊的病例。此外，尽管抗埃博拉病毒的疫苗和药物在实验动物身上颇有成效，但医学研究机构和制药公司却没有太多兴趣对其进行安全性研究，更不用说去争取获批药物许可证。ZMapp 等实验性医疗药物被搁置在生物技术公司的架子上，无人问津。[57]

另外，缺乏训练有素，有能力应对埃博拉的医务人员和相应装备，加上长期投入不足和内战造成的支离破碎的卫生系统，使局势雪上加霜。不过西非埃博拉疫情给我们的最大教训也许是，扎伊尔型埃博拉病毒很可能已经在三国边界流行多年而未被发现。事实上，引发疫情的病毒株——玛可拉变异株（Makona variant）——与先前中非疫情中分离出的病毒株完全相同（用病毒基因组学的术语表述，这两个亚型具有 97% 的同源性）。此外，系统发生分析表明，此次暴发是由一次外溢事件触发的。这一发现与流行病学证据和报告相符，即指示病例来自梅连度，于 2013 年 12 月出现。这里还有另一个值得注意的发现：玛可拉变异株大约 10 年前才从其他扎伊尔型埃博拉病毒中变异产生。这意味着它最近几年才在西非出现。[58] 难怪 2013 年，当医学研究人员发现当地一些拉沙热患者携带着埃博拉病毒抗体时，没人太在意这个发现。

问题在于，扎伊尔型埃博拉病毒是如何一路到达几内亚的？它为什么会在盖凯杜暴发？由人类旅行者带入的可能性似乎很小：盖凯杜和中非之间很少有定期的旅行或贸易往来，而且它距离科纳克里、弗里敦或蒙罗维亚最近的国际机场都需要 12 小时车程。罪魁祸首更有可能是果蝠。除了锤头果蝠之外，最有可能的候选对象还包括无尾肩章果蝠（*Epomops franqueti*）和小领果蝠（*Myonycteris torquata*）。这些蝙蝠在撒哈拉以南的非洲（包括几内亚）都很常见，其中一些据说能够长距离迁徙。也许是一只行踪无常的果蝠将病毒带到了几内亚森林区，并传染了当地的蝙蝠种群，包括躲藏在梅连度树桩里的安哥拉犬吻蝠群落。至于为什么发生在盖凯杜，倒不难理解，只需看看这片曾经的森林地带是怎样被伐木工和农民夷为平地的，便可推知一二。尤其是砍伐造成了毁灭性的影响，蝙蝠不得不离开栖息地，在距离人类居所越来越近的地方安家。

最后还有一个问题：为什么疫情暴发在 2014 年而非更早的时候？由于尚未开展进一步的生态学调查，也没有更好的理论来解释埃博拉病毒的传播模式以及病毒在两次暴发之间的藏身之处，我们很难给出答案。不过，有几位研究者指出，疫情的出现恰逢几内亚森林区旱季开始，因此人们猜测干燥条件可能以某种方式影响了该地区被感染的蝙蝠的数量或比例（当然，是在假设蝙蝠就是埃博拉病毒的储存宿主的前提下），以及它们与人类接触的频率。或者可能是，埃米尔和他的朋友们只是不走运，偏就抓到了携带病毒的那一只"洛里贝罗"。

Z
IS FOR
ZIKA

第九章

终篇：寨卡

"最理想的状态是从全球着眼，从地方着手。"

——勒内·迪博

《绝望的乐观主义者》，《美国学者》

1977年

巴西东北部的累西腓是一座两极分化的城市。在整修过的港区，沿着四向辐射的豪斯曼*风格的大道漫步，你恍若置身巴黎。当你登上卡比巴贝里河上的双体船，驶过城市历史中心圣安东尼奥水岸两旁色彩明亮的巴洛克式建筑时，这种错位的感觉越发强烈。累西腓的运河网、华丽的教堂和修道院可以追溯到殖民地时代，这座城市自诩为"南半球的威尼斯"，可谓恰如其分。以17世纪蔗糖贸易的利润为基础，累西腓逐步拔地而起，堪称一座纪念碑，昭示着初代葡萄牙和荷兰移民的聪明才智和远见。不过，第一印象可能会

---

* 豪斯曼，即乔治-欧仁·豪斯曼（Georges-Eugene Haussmann），1853年至1870年期间，拿破仑三世委任他领导了对巴黎的城市改造。中世纪的社区被拆毁，道路变得笔直而宽阔，同时，建成了具有新古典主义风格的大型广场、剧院、名人纪念碑、火车站、政府大楼等，可以说，今天的巴黎市中心的街道规划和外观主要是豪斯曼改造的结果，当然，这场改造也毁损了代表巴黎文化的街区，重创了巴黎的市民社会，遭到了当时民众的激烈反对。——译者注

产生误导，当你背对镀金奢华的金色礼拜堂，向西前往博阿维斯塔时，会进入一个由现代公寓楼和超大购物中心构筑的世界，而在它们中间的夹缝和裂隙中，则是穷人们的家。

与巴西其他城市一样，累西腓因其棚户区和城市贫民窟而声名狼藉。它们包绕着与海岸平行的高速公路，蚕食着汇入卡比巴贝里河的运河和其他支流，这些支流的发源地曾是一片巨大的红树林沼泽。累西腓最大的一座贫民窟是热博阿陶，位于海滨度假胜地博阿维亚任以南，后者是一片 5 英里长的优美海滨，海岸上有许多国际酒店和豪华公寓。

2015 年，正是在这里，巴西人警醒到，他们陷入了一个恐怖的新现实中。那年 8 月，来自博阿维亚任和邻近社区的几名妇女生下了畸形的婴儿，这些婴儿患有罕见的先天性异常。他们眉毛以下的脸庞尚属正常，但几乎没有前额，儿科医生测量他们的头围时，发现其远小于正常值，还不到 32 厘米，某些婴儿头围甚至仅有 26 厘米，而标准的新生儿头围是 35 厘米。许多患儿哭闹不止，仿佛一直身处痛苦之中，只有温水浴或让他们趴在瑜伽球上才能安抚他们。还有一些患儿很难把注意力集中在母亲的脸庞上，而病情最重的患儿则饱受癫痫发作和痉挛的折磨，还并发有四肢畸形和马蹄内翻足。

瓦妮莎·范德林登（Vanessa Van Der Linden）是首批发现这种新发先天异常的医生。她是小儿神经科医生，祖籍荷兰，在累西腓东北部的公立医院卢塞纳男爵医院执业。8 月初，范德林登检查了一对双胞胎。其中一个男孩患有严重的先天性小头畸形。范德林登为他安排了 CT 扫描，她惊诧地发现，孩子的大脑并不像正常大脑那样呈核桃型，而是平滑、苍白，大脑皮层可见钙化斑块。她说："我从未见过这样的病例。"[1] 据男孩母亲回忆，怀孕的第一个月，她出现了皮疹，但没有什么特别值得担心的情况。范德林登深感困惑，安排对患儿进行了风疹、梅毒和弓形虫病检测。弓形虫是一种在巴西非常常见的猫寄生虫，弓形虫病和风疹、梅毒都是先天性出生缺陷的常见原因。然而，患儿所有测试结果都是阴性的。接下来，范德林登又做了遗传学检查，如患儿是否患有唐氏综合征，但测试结果也是阴性。

范德林登很担心，但这对双胞胎只不过是每月在累西腓医院出生的数百名儿童中的一对，不足以代表什么。然而两周后，她在产科常规查房时，又遇到了 3 个患有小头畸形的婴儿，再之后的一周，又遇到了 2 个。她无法解释这种神经系统病变的病理，感到茫然，便向同为儿科医生的母亲安娜·范德林登倾诉忧虑。"出事了，"她对母亲描述了她的见闻，"情况很不对劲。"[2] 她的母亲也表示认同，并告诉女儿，她自己也已经遇到了 7 个类似患儿。很快，范德林登母女在累西腓的医院里发现了 15 个病例。正常情况下，伯南布哥州全州一年大概会出现 5 个小头畸形病例。现在的情况不可能是巧合。[3]

范德林登母女立即通知了伯南布哥卫生局，并请求他们核查其他新生儿神经畸形的病例报告。据统计，全州医院共登记了 58 起病例，其中大多数都是在过去 4 周内登记的。除了风疹、梅毒和弓形虫病外，医生们还检测了巨细胞病毒、艾滋病病毒和细小病毒，结果都是阴性。伯南布哥卫生局无法解释这种情况，便做了他们唯一能做的事情：找来了疾病侦探卡洛斯·布里托（Carlos Brito）。

布里托留着一头粗硬的头发，身材苗条，精力充沛。他是一名专攻传染病的临床医生，最享受的事就是解析流行病学数据，或在笔记本电脑上"奋笔疾书"。布里托第一次参与疫情控制是在 1991 年，当时巴西卫生部邀请他在霍乱流行期间为医生起草诊断指南。从那时起，他曾数次为巴西的疫情暴发提供咨询，尤其是针对虫媒病毒性疾病登革热和基孔肯雅热。此外，他还与巴西首屈一指的公共卫生及医学研究机构奥斯瓦尔多·克鲁斯基金会有密切合作。2014 年 8 月，在世界杯决赛后不久，布里托受邀来到巴伊亚州。巴伊亚州毗邻伯南布哥州，以椰林树影的海滩和宜人的气候而闻名，首府萨尔瓦多人口众多。几周前，萨尔瓦多以北 60 英里的费拉迪圣安娜暴发了基孔肯雅热疫情。卫生部很担心，认为医生需要更好的指南来帮助他们诊断和识别这种蚊媒疾病。后来的事实证明，经此一役，布里托积累了大量经验，正是两年后调查伯南布哥州神秘小头畸形病例的理想人选。

* * *

虫媒病毒是南美洲的流行病毒。最致命的虫媒病毒——黄热病病毒——大约于 17 世纪末传入巴西。当时，来自西非的奴隶船将奴隶劳工运抵累西腓和其他沿海港口，这些奴隶将在甘蔗种植园中做苦力。奴隶船还同时带来了埃及伊蚊（*Aedes aegypti*），它是黄热病、登革热和基孔肯雅热的主要传播媒介。埃及伊蚊是一种黑色的小蚊子，有着白色的弦琴状斑纹，蚊腿上有条纹，在缺乏日常公共供水和完善公共卫生体系的地区很常见。20 世纪 50 年代，由于

DDT 和其他杀虫剂的使用，这种蚊子几乎从巴西绝迹，然而到了20 世纪 70 年代，它们又卷土重来，逐步侵袭了巴西那些快速扩张的城市，尤其是城市的贫民窟和棚户区。于是，埃及伊蚊如今在累西腓和其他巴西城市无处不在，而且种群密度远胜过去。

蚊子喜欢在淡水中产卵（在奴隶贸易期间，伊蚊幼虫会在甲板下的饮用水桶中繁殖，桶旁边就坐着被锁链束缚的奴隶，他们成了成年蚊子的吸食对象）。理想情况下，伊蚊会寻找阴凉处一个大开口的无盖容器，但它们并不挑剔，从花盆到水碗，再到汽车轮胎和被丢弃的塑料瓶，幼虫随处可见。雄蚊只吸食花蜜，雌蚊却需要血液才能产卵，它们在日出后和黄昏的 2 小时内非常活跃。伊蚊喜欢从后面偷偷靠近猎物，展开攻击，将锋利的口针插入脚踝、肘部，或膝盖。坏消息是，通常它只需叮咬一口，就足以传播其体内藏匿的任何病毒。与库蚊等蚊子不同，伊蚊是一种"啜饮型"吸食者，它喜欢一次又一次地叮咬猎物。但或许伊蚊最重要的特点是，它们经常出没在屋子里，一旦在哪间建筑中成功觅食，就很少离开。

埃及伊蚊传播的最可怕的病毒是黄热病病毒。虽然大多数人感染后只会出现轻微的头痛、发热和恶心，但大约五分之一的患者会进入深度中毒阶段，出现高热、严重黄疸（疾病也因此得名"黄热病"）、口腔和牙龈出血，以及呕出由于胃壁出血而产生的黑色呕吐物。发展到这一阶段，病情几乎都会致命。所幸，我们已有黄热病疫苗，只要注射一次就可获得终身免疫。可惜的是，我们还没有登革热疫苗。登革热是一种令人极为痛苦和虚弱无力的疾病，其病原体登革热病毒有 4 个彼此关系极为密切的血清型。我们也没有基孔肯雅热疫苗。到目前为止，这两种疾病没有获批的可以大规模使用的疫苗，也没有任何治疗方法。

登革热的症状通常在感染 3~7 天后出现。大多数患者都会出现高热、剧烈头痛以及严重的关节和肌肉痛。那种感觉就像是有人在用大锤砸你的胳膊、腿和脖子，因此登革热又俗称"断骨热"。在发热 2~5 天后，病人的面部和四肢有时会出现皮疹。大多数患者都会在患病 4~7 周后康复。不过，一些人可能会并发登革出血热，这是一种罕见的并发症，特征是高热、鼻腔和牙龈出血，以及循环系统衰竭。最严重的病例可能会发展为大量内出血、休克，甚至死亡。

基孔肯雅热的症状几乎与登革热完全相同，主要区别在于该病毒致死率很低，潜伏期较长（1~12 天）。此外，疾病特有的皮疹通常在症状发生后的 48 小时内出现，几乎可见于身体的任何部位（躯干、四肢、面部、手掌或脚部）。登革热的患者常有肌肉痛，而基孔肯雅热患者的疼痛多发于关节，晨起时还可能会有明显的关节肿胀或水肿。这种关节疼痛可能会转变为慢性疼痛，特别是当患者是老年人或患有其他基础疾病时。[4]

自从 1981 年罗赖马州暴发登革热疫情以来，登革热就一直在巴西反复出现。1986 年和 1990 年，里约热内卢都出现过重大疫情。截至 2002 年，包括圣保罗（美洲人口最多的城市）在内的 16 个州的城市都有过登革热疫情报告。2008 年，巴西有 73.4 万起疑似登革热病例和 225 起因登革热导致的死亡。2010 年，巴西的登革热病例首次超过 100 万，疫情的严重性一直在增加。[5]最令人担忧的是，现在全部 4 种登革热病毒血清型都很流行，每隔 2~3 年就会有疫情暴发，有时是一种登革热病毒血清型流行，有时是两种或两种以上血清型流行（虽然感染一种登革热病毒血清型后，患者会获得终身免疫力，但不同血清型之间的交叉免疫都是部分和暂时的。而且，感染一种血清型后再感染另一种，会增加患登革出血热的风险）。无怪乎泛美卫生组织*会将控制登革热作为地区优先事项，而世界卫生组织也一直在力促疾病流行地区尽早将赛诺菲·巴斯德公司开发的实验性疫苗投入使用。[6]

正是在这种对登革热和虫媒病毒的传播日益关注的背景下，布里托被派往巴伊亚州评估费拉迪圣安娜的基孔肯雅热疫情。在那里，他经人介绍认识了另一位医生——专门研究虫媒病毒感染的克勒贝尔·卢斯（Kleber Luz）。卢斯的工作单位在累西腓以北 200 英里的北里奥格兰德州首府纳塔尔。最近，马提尼克岛刚暴发了一场大规模的基孔肯雅热疫情，卢斯刚从那儿回来，故而十分精通该病的鉴别诊断（即将一种疾病或病症与具有相似体征或症状的疾病区别开的过程）。截至 2014 年 9 月底，费拉迪圣安娜已有 4 000 多起病例，卢斯担心基孔肯雅热即将蔓延到包括纳塔尔在内的邻近州市（2015 年，基孔肯雅热最终在巴西各地引发了 2 万例感染）。然而，次年 1 月，当病人出现在纳塔尔的诊所，开始主诉发热、皮疹和眼部发红、发痒时，卢斯发觉他们的症状既不是基孔肯雅热，也不符合登革热，他向布里托讲了他的担忧。布里托解释说："这些患者

---

* 泛美卫生组织（Pan American Health Organization）是联合国系统下的一个国际公共卫生机构，致力于改善美洲人民的健康和生活水平。——译者注

仅有轻度发热，而登革热患者发热时体温通常很高。大约 40% 的患者主诉关节疼痛，但却并不严重，这一点与基孔肯雅热不符。相比之下，有许多患者出现皮疹，这在登革热中很少见，也并非基孔肯雅热的典型症状。"到此时，布里托和卢斯做出了一个关键决定。与其提交一份报告，然后等待它流传到感兴趣的人手中，不如直接使用社交软件 WhatsApp，这样他们就可以即时地与其他志同道合的医生分享想法。受早期前往巴西的耶稣会传教士的启发，他们将创建的 WhatsApp 小组命名为"使命：基孔肯雅热"。[7]

到此时，累西腓也出现了类似的病例。3月，萨尔瓦多和东北部另一座城市福塔莱萨又暴发了疫情，记者们开始谈论这种"神秘的出疹疾病"。卢斯和布里托开始疯狂地在医学文献中寻找线索。最终，卢斯在医学教科书《菲尔兹病毒学》(Fields Virology) 中虫媒病毒的章节发现了关于某种病毒的简短报告，其症状似乎与他在纳塔尔的患者身上观察到的相符。这种病毒名为"寨卡"(Zika)，上一次有关它致病的报道是在 2013 年，发生在南太平洋上的法属波利尼西亚，那里距离智利海岸 5 000 英里。与纳塔尔的患者的情况类似，那里的患者也出现了轻度发热、发痒的粉色皮疹、眼睛充血、头痛和关节疼痛。法属波利尼西亚总计有 18% 的人口被感染，但无人死亡，疫情很快就被遗忘了。巴西出现的神秘疾病有没有可能是寨卡病毒引起的？

卢斯越来越确信他的想法，他在 WhatsApp 上给布里托发了一条信息："肯定是寨卡病毒。你看，这里每个人都染病了……只能是寨卡病毒。"信息发送的时间是 2015 年 3 月 28 日 21 点 19 分。布里托说，他之前从未听说过寨卡病毒。他清楚地记得，当时他正在一家餐厅和家人共进晚餐，看到消息后立即在搜索引擎中键入了"寨卡"二字，搜索结果里有几条显示了法属波利尼西亚的疫情，还有 2007 年发生在密克罗尼西亚的一起规模较小的疫情。尽管密克罗尼西亚位于西太平洋，比法属波利尼西亚距离南美洲更远，但布里托的兴趣被激起来了。他举起盛有葡萄酒的酒杯向卢斯遥遥致敬，回答道："我明天一早就开始研究它。"[8]

布里托并不是唯一从未听说过寨卡病毒的人。除了少数虫媒病毒专家之外，几乎没人知道寨卡病毒。大多数寨卡病毒感染都很轻微，很少会被诊断出来，需要住院的病例就更少了。因此，自从这种病毒在 70 年前第一次被描述后，从未有过死亡病例的报道。更糟糕的是，寨卡病毒尚无可靠的动物模型。研究病毒特性的唯一方法是用其感染专门用于研究的小鼠，让小鼠再传染小鼠，但这样做的风险是，培养出的病毒会与自然状态存在差异。简言之，正如《纽约时报》科学记者唐纳德·麦克尼尔所说："专门研究寨卡病毒的病毒学家，估计很难申请到研究经费。"[9]

情况确实如此。随着布里托深入研究寨卡病毒的历史，他发现，对它的了解在很大程度上只是其他研究的副产品，寨卡病毒的相关知识来自对黄热病的历史研究和对伊蚊的实验室研究之中。1942 年，在苏格兰接受教育并且对蚊媒疾病很感兴趣的动物学家亚历山大·哈多（Alexander Haddow）来到非洲，在乌干达恩德培的洛克菲勒基金会黄热病研究所（现为乌干达病毒研究所）任昆虫学家。在那里，他与洛克菲勒基金会的另一位研究人员斯图尔特·F. 基钦（Stuart F. Kitchen）以及英国国立医学研究所的乔治·W. A. 迪克（George W. A. Dick）合作，寻找合适的地点诱捕蚊子。他们在寨卡森林中发现了合适的地点，那是维多利亚湖的一个沼泽湾，毗邻恩德培—坎帕拉高速公路。那里寄居着好几种伊蚊，其中包括乌干达黄热病的传播媒介非洲伊蚊（Aedes africanus）。三人在高出森林地面 40 米的钢塔上放置了捕蚊器，首先测量不同树冠层蚊群的密度和它们最活跃的时间。接下来，他们将猴子放在特定高度（在这一高度有大量伊蚊）的笼子里，让它们反复被蚊虫叮咬。之后，他们将测量猴子的体温，如果猴子生病了，就抽血看看它们是否感染了黄热病病毒或其他病毒。1947 年 4 月，哈多和他的同事们从其中一只猴子身上首次成功分离出了寨卡病毒。9 个月后，他们又从非洲伊蚊体内分离出了这种病毒。不过，5 年后，他们才证明了感染蚊子和猴子的是同一种病毒，这种病毒具有对神经组织的亲和性。* 10

如今，寨卡病毒被归类为黄病毒，这个名称源自拉丁语中的"黄色"一词（不过对于寨卡病毒来说，这个名字有点误导性，因为寨卡病毒与黄热病病毒不同，它很少引起黄疸）。在电子显微镜下，这两种病毒看起来都像二十面体，内部都包含一段单链 RNA。正是这段遗传物质入侵并"劫持"了动物细胞，包括人类细胞，引发了寨卡病毒感染的典型症状：凸起的红疹、头痛、结膜炎和肌痛。

20 世纪 50 年代，在首次出现人感染寨卡病毒的报告之后，几名研究人员试图证明，非洲伊蚊不是唯一的传播媒介，城市环境中

---

* 这里指这种病毒能够感染神经细胞。——译者注

常见的埃及伊蚊也可以传播病毒（为了完成研究，这些研究人员给自己接种了寨卡病毒，并让埃及伊蚊反复叮咬自己的手臂，如今的大学伦理委员会绝对不会允许开展这种实验）。不过，实验失败了，直到 1966 年才有研究者首次从埃及伊蚊身上分离出寨卡病毒。但是这次，病毒是在马来西亚分离出的，而不是在非洲。这个事实本应是给世界敲响的一记警钟：寨卡病毒的分布区域有所变化，它或许能够感染城市地区的人。20 世纪 80 年代初，寨卡病毒已经蔓延到印度和其他亚洲赤道地区，甚至向西远至印度尼西亚都有病例报告。然而，需要医疗护理的病例很少，对血清进行的流行病学筛查又发现，人群中有很多人都感染过该病毒，因此基本没有人为之担心。如今，研究人员回过头去看，他们怀疑 1947—2007 年之所以仅有 16 例人寨卡病毒感染的报告，可能是因为该病毒感染后与登革热和基孔肯雅热病情相似，因而被漏报了，此外，80% 的寨卡病毒感染者从未出现明显的症状，因此也不会去就医。[*][11]

第一次给医生和公共卫生专业人员留下印象的寨卡疫情发生在 2007 年的密克罗尼西亚，当时有 500 名雅浦岛的岛民突然病倒。起初，疫情被误判为轻型登革热，但当美国疾病控制和预防中心将样本送回美国进行检测时，结果显示寨卡病毒阳性。这着实令人震惊，因为雅浦岛距离非洲很远，而且岛上也没有猴子。从理论上讲，疫情可能是被携带病毒的蚊子叮咬引发的，而这些携带病毒的蚊子则可能是被风从印尼吹到雅浦岛的。但更可能的一种情况是，

---

[*] 还有可能是由于大部分亚洲人反复暴露于寨卡病毒，已经有了免疫力。——原注

病毒是通过感染者的血液或是某只搭船登岛的伊蚊携带到雅浦岛的。不管病毒从何而来，5个月内，它已感染了岛上7 000名居民中超过三分之二的人。*

接下来的一次重大寨卡疫情发生在2013年，当时法属波利尼西亚的塔希提岛和其他岛屿上的医生报告说，那里"暴发"了表现为发热、皮疹和眼睛充血的病症。[12] 起初，法国人怀疑是登革热，但到10月底，一半样本都检测出寨卡病毒阳性，而到12月，群岛的全部76个岛屿都有病例报告。此外，患者开始因不同程度的瘫痪而到急诊室就诊，之前的寨卡疫情中，从未出现或报告过这类情况。导致患者瘫痪的原因是吉兰-巴雷综合征，这是一种罕见的自身免疫性疾病，可能会导致永久性的神经和肌肉损伤，最严重的情况下，瘫痪会影响到膈肌，可导致患者死亡。随着人们对吉兰-巴雷综合征的恐惧蔓延开来，加上政府此时又加大了喷洒药物灭蚊的力度，谣言开始滋生流传，称杀虫剂溴氰菊酯才是致病的罪魁祸首。到次年4月疫情结束时，已有8 750人患病，42人被诊断患有吉兰-巴雷综合征。[13] 所幸大部分病例都随着时间的推移逐渐好转了，但可以说，这是另一次为世界敲响的警钟：寨卡病毒需要我们严阵以待。然而，事实却并非如此。寨卡病毒继续向西席卷太平洋，于2014年3月抵达新喀里多尼亚，并在不久之后到达智利领土拉帕努伊（即复活节岛）。而此时，全世界的注意力却被一种更

---

* 自2007年以来，雅浦岛未再出现过寨卡病毒感染暴发。很可能是因为岛上大多数居民已经获得了对寨卡病毒的免疫力。只有当群体免疫力减弱，易感人群足够多时，才可能暴发新的寨卡病毒感染疫情。——原注

引人注目的新发疾病威胁吸引住了：西非暴发了埃博拉疫情。当寨卡病毒于 2014 年某个时刻抵达巴西时，没有人注意到它。

* * *

截至 2015 年 4 月，布里托和卢斯已经越来越确信，寨卡病毒是巴西东北部一系列皮疹和发热病症的罪魁祸首，但为了让伯南布哥卫生当局和巴西卫生部相信这些病例不是"轻型登革热"，他们需要确凿的实验室证据。可惜，寨卡病毒的抗体会与登革热病毒以及其他黄病毒的抗体发生交叉反应，因此使用酶联免疫吸附实验或免疫荧光检测等传统血清学检测方法是不够的。要想确证寨卡病毒是病因，必须通过 RT-PCR（逆转录-聚合酶链反应）检测出寨卡病毒核酸。因此在 4 月，卢斯将 21 起疑似病例的血清样本寄送给了位于巴拉那州库里蒂巴的卡洛斯·查加斯研究所（Carlos Chagas Institute）的病毒学家克劳迪娅·努内斯·杜瓦蒂·多斯桑托斯（Claudia Nunes Duarte dos Santos）。其中有 8 名患者（包括 7 名女性）的样本经 RT-PCR 检测呈寨卡病毒阳性。这 8 个人都住在纳塔尔，都有亲戚表现出和他们相同的症状。大约在同一时间，萨尔瓦多巴伊亚联邦大学（Federal University Of Bahia）的另一组病毒学家也在 7 个病例中检测出了寨卡病毒的 RNA。这 7 名患者来自巴伊亚以南 650 英里的卡马萨里。此时，寨卡病毒的致病性已毋庸置疑了。5 月 14 日，巴西卫生部发布声明，确认巴西有寨卡病毒传播。然而，这份声明发布后，尽管泛美卫生组织因此发布了流行病警报，但它却没有采取进一步行动，巴西的医生群体及全球卫生界也没有因此而警觉。不过，到这时，布里托已经仔细研读了法属波利尼西亚的吉兰-巴雷综合征病例，并向 WhatsApp 小组的成员发出警告，提醒他们注意患者的神经症状。正因为如此，他得以知悉累西腓整复医院神经科主任露西娅·布里托（她与卡洛斯·布里托没有亲属关系）正在治疗一群患者。其中一些患者有视神经炎症，另一些人表现为脑炎和脊髓炎，还有一些人表现为吉兰-巴雷综合征。[14]

到这时为止，寨卡病毒和吉兰-巴雷综合征之间的关联还没有得到证实——它们只有时间上的关联，说不定只是巧合。病毒学家要想证明两者之间存在因果关系，就需要检测吉兰-巴雷综合征患者的脑脊液中是否有寨卡病毒。可惜在法属波利尼西亚寨卡病毒流行期间，没有人去做这种检测。简言之，布里托需要一位微生物学家来帮他串起这些线索。幸好，布里托认识一个完美的人选：累西腓克鲁斯基金会病毒学研究部的主管、登革热专家埃内斯托·马克斯（Ernesto Marques）。

马克斯的爷爷是累西腓的一名药剂师，马克斯从小在这座城市长大，一直以来都想用自己的知识回报家乡。怀揣着这种使命感，马克斯入读了累西腓的医学院，毕业后又到约翰·霍普金斯大学攻读药理学博士。他想要解决实际的健康问题，所以决定专攻登革热，开发一种工具来帮助医生预测感染患者的健康转归*。在 1999 年获得博士学位后，马克斯得到了一个很有社会地位的研究教职，但

---

* 转归，指疾病过程的发展趋势和结局。——译者注

他知道，想要研究登革热和其他蚊媒疾病，他需要待在受疾病影响最重的人群身边。因此在 2006 年，他离开巴尔的摩回到了累西腓，担任位于阿热乌·马加良斯研究所（Instituto Aggeu Magalhães）的克鲁斯基金会病毒学研究部的主管。布里托是他指导的第一批研究者之一。布里托对登革热的临床症状感兴趣，而马克斯则热衷于研究参与清除病毒的 T 细胞，以期鉴明病毒表面与抗体结合的部分，即"表位"，研究清楚表位有助于设计疫苗。两人很快成为莫逆之交，并发现彼此都热衷于"医学追凶"。

2009 年，马克斯获得了匹兹堡大学公共卫生研究生院的副教授职位，开始在匹兹堡和累西腓之间奔波。不过，他和布里托依然保持着联系，彼此交流信息，同时也继续为克鲁斯基金会病毒学研究部的登革热项目招募患者。在第一次听说累西腓有疫情暴发的时候，马克斯以为流行的神秘疾病是轻型登革热。2015 年 4 月下旬，布里托到访克鲁斯基金会病毒学研究部，提出了包括寨卡病毒在内的一系列可能的致病病毒，并提出了病毒与吉兰-巴雷综合征有关的可能性。马克斯在匹兹堡的办公室通过视频链接观看了布里托的这次会议，但他依然没打算改变观点。不过，他同意对寨卡病毒进行检测，并让他的实验室关注最近诊断出的吉兰-巴雷综合征患者。不久，实验室收到了露西娅·布里托的 30 名患者的生物学样本。到 5 月时，布里托和马克斯得知，其中 7 名患者的血液中检出了寨卡病毒。不仅如此，在这 7 名患者中，有些人的脑脊液也呈寨卡病毒阳性，这是证明寨卡病毒是吉兰-巴雷综合征病因的有力证据。

当巴西的其他实验室首次报告"轻型登革热"患者感染了寨卡病毒时，马克斯已经把信息分享给了匹兹堡的同事，其中包括公共卫生研究生院院长、虫媒病毒专家唐纳德·伯克（Donald Burke），卢斯 3 月份查阅的那本教科书中关于虫媒病毒的章节就是伯克写的。尽管这时人们尚认为寨卡病毒感染基本是良性的，但在听闻了马克斯的信息后，伯克同意发一封电子邮件给一名前同事，这个人目前在白宫生物安全部门工作。邮件写道："如果寨卡病毒真的已在巴西传播，这实在令人担忧，原因如下：第一，会给人们造成一定的困惑：到底是登革热还是寨卡病毒感染？这种疾病可以用疫苗预防吗？第二，寨卡病毒可能在美洲更广泛地传播；第三，寨卡病毒和登革热病毒之间可能有出乎我们预料的相互影响。"邮件最后敦促美国"尽快"开展对寨卡病毒的监测。[15] 而如今，由于有确凿的证据表明寨卡病毒可以引起吉兰-巴雷综合征，还可能引发其他神经系统病症，对监测的需求就显得更加迫切了。马克斯以为克鲁斯基金会病毒学研究部至少会发布一个声明，公布他们的发现。然而，当布里托向媒体通报情况时，基金会管理层力劝他务必慎言，随后又发表了一份声明，否认了布里托透露的情况。马克斯义愤填膺。不过，他已经向巴西卫生部提交了一份报告，他知道真相迟早会浮出水面。

事态进展很快。当范德林登注意到小头畸形的病例时，她告知的第一批人中就有医学院的老同学马克斯。很快，布里托也参与了进来。他做的第一件事就是找到了 16 名最近在伯南布哥州母婴研究所（Instituto Materno Infantil de Pernambuco）生下小头畸形婴儿的妇女，向她们分发了详细的问卷，询问她们最近是否出现过皮疹、结膜炎或水肿。我曾在马克斯位于阿热乌·马加良斯研究所的办公室里就此事采访过他，他对我说："由于已经在脑脊液中发现了寨卡病毒，加上在之前暴发的疫情中观察到的神经系统症状，布里托那时已经在怀疑，是寨卡病毒造成了婴儿们的小头畸形。"[16]

随着布里托扩大调查范围，向其他产科病房的女性分发调查问卷，他越来越确信自己的研究方向是正确的。所有的妇女都排除掉了会引起小头畸形的常见病因，而且她们都在怀孕前 3 个月内出现了皮疹和发热。此外，病例分布的范围太广了。布里托指出："不可能是风疹这样的由唾液传播的病毒引发了疫情，也不可能是孕妇们都突然出现免疫力下降，从而给巨细胞病毒流行提供了可乘之机。这么大范围的感染，病原体需要一个传播媒介。"[17]想到自己可能即将解开谜题，布里托激动不已，但他的兴奋中也夹杂着悲伤。他访问的许多女性都只有 14 岁，都还没有成年。"这是她们的第一个孩子，当她们失声痛哭时，我也忍不住会落泪。"[18]

到这时，卢斯也已经在纳塔尔找到了几名女性，她们都生下了小头的畸形婴儿，怀孕早期也都出现了寨卡病毒感染的特有症状。布里托越来越确信，寨卡病毒就是造成小头畸形婴儿增加的原因。2015 年 10 月，他向巴西卫生部和伯南布哥州主管卫生的高层官员报告了他的发现。恰在此关头，伯南布哥州又发现了 141 例小头畸形婴儿（而在 2014 年，伯南布哥州只有 12 例小头畸形）。北里奥格兰德州和周边其他州也报告了小头畸形病例和其他神经畸形婴儿的增多。尽管当局不愿接受寨卡病毒就是病原体，但很显然，确实存在着某种问题。因此，巴西卫生部在 11 月 11 日宣布全国进入公共卫生紧急状态，伯南布哥州卫生局发布命令，要求所有新出生的小头畸形病例必须上报。

一如既往，谣言四起。一些人推测，小头畸形病例之所以看起来增加了，可能是因为巴西有了活产报告系统，而且疾病监测系统也有了改善。其他人则坚持认为，这是由一批不合格的风疹疫苗引起的，或者是由杀虫剂诱发的。科学家需要从孕妇体内分离出活病毒才能证明一切，但塞卡病毒通常只能在症状出现后的 2~5 天内检测到，在那之后，它一般就会从血液中消失。*可惜，在 2015 年上半年（大约是孕妇感染塞卡病毒的最常见时间），巴西没有任何人料到会有塞卡病毒的威胁，所以没有人想到要在前述的关键时期检测孕妇的血液中有无塞卡病毒。此外，就算人们想到了，他们也无法检测：截至 2015 年 12 月流行病学家开始对新发的小头畸形患儿进行深入研究时，都还没有常规的塞卡病毒诊断检测方法，而另一种检测方法——PCR——又只能在像马克斯的实验室这一类的专业实验室里开展。当然，人们可以检测塞卡病毒的抗体，但抗体阳性并不能证明女性在怀孕期间感染了塞卡病毒，抗体也可能是怀孕之前暴露于塞卡病毒产生的。唯一的解决方法便是在孕妇的羊水中寻找病毒。但问题是，到哪里找合适的孕妇呢？

布里托和马克斯并不知道，就在他们为这些问题一筹莫展时，帕拉伊巴州一位专门研究高危妊娠的胎产医学研究员阿德里安·梅洛（Adrian Melo）正在治疗两名孕妇，她们的超声波检查显示胎儿大脑发育异常。第一位孕妇在怀孕第 18 周时出现过皮疹、发热和肌肉疼痛，在医生为她静脉注射了可的松后，她康复了。在怀孕第 16 周时，她的超声波检查显示胎儿一切正常，但在怀孕第 21 周和

---

* 而对于男性感染者，直到出现症状后 188 天依然可以在精液中检出塞卡病毒。——原注

27 周时，超声波检查却显示胎儿出现了小头畸形（后来，这名孕妇生下的婴儿头围只有 30 厘米）。第二名孕妇在孕期也出现了类似寨卡病毒感染的症状——她是在怀孕第 10 周出现感染的临床症状的，在怀孕第 25 周做的超声波检查显示胎儿有小头畸形。[19] 让梅洛格外忧心的是，这两个胎儿的小脑都有明显畸形。小脑是人脑中控制肌肉运动、听觉和视觉的部位，在以前的小头畸形病例中，很少有小脑出现问题的。* 几天后，梅洛收到了一条短信，内容是新生儿神经畸形可能与寨卡病毒有关。那一刻，她抓住了事件的要害，说道："这是唯一的解释。"[20]

11 月初，梅洛成功与里约热内卢克鲁斯研究所的一名研究人员取得了联系，在上述两名孕妇怀孕第 28 周时从她们体内抽取了羊水。两个羊水样本都检出了寨卡病毒。这正是布里托需要的证据，但巴西卫生部却依旧犹豫不决。11 月 28 日，帕拉州又有一个研究团队宣布，他们从一名患有小头畸形和其他先天性畸形的死产儿大脑中分离出了寨卡病毒。直到此时，巴西卫生部才同意发布声明证实科学家的发现。如今算是一锤定音了，在南美洲人口最多的国家巴西，蚊子叮咬这样一种看似无害的事件，可能会造成新生儿出现严重的神经系统异常；而曾经接触过寨卡病毒，尤其是在怀孕前 3 个月有过暴露史的孕妇，有产下小头畸形新生儿的风险。截至 12 月 1 日，已经有委内瑞拉、哥伦比亚、墨西哥等其他 9 个拉丁美洲

---

* 这些畸形和神经系统的缺陷后来被称为先天性寨卡病毒综合征（congenital Zika syndrome）。——原注

国家报告了本国的寨卡病毒病例。泛美卫生组织也采取了行动，向成员国发出了关于寨卡病毒的警告，建议各国建设好相应的卫生中心和产前检查中心，以备"可能增加的……处理相关神经综合征的需求"。截至此时，巴西正在调查 14 个州的 1 248 起小头畸形病例，其中包括 7 起死亡病例。在这次疫情中，小头畸形的发生率为每 100 000 名活产儿中出现 99.7 例——相较于 2010 年的发生率，这足足增长了 20 倍。[21] 问题是，这一增长到底在多大程度上是由寨卡病毒引起的？有没有可能情况正好相反，这种增长是人们对小头畸形的认识的提升以及巴西活产报告系统的成效的一种反映？拉丁美洲的其他国家是否也出现了小头畸形病例增多？2015 年岁末已近，这些问题却仍旧困惑着众人，尤其是当时的世界卫生组织总干事陈冯富珍，她需要评估寨卡病毒感染疫情的威胁程度，以及它是否构成了"国际公共卫生紧急事件"。

* * *

在日内瓦世界卫生组织总部的某个文件柜里，有一份文件列出了世界上最严重的传染病威胁。这份被称为"决策工具"的文件只有在紧急情况下才会被参阅，它为评估可能对公众健康构成"严重"威胁的疫情提供了逐步指导。排在文件最前端的是天花、脊髓灰质炎、大流行性流感和 SARS。这些病原体中任何一种暴发流行都自动构成"国际公共卫生紧急事件"。排在第二级的是霍乱、肺鼠疫和病毒性出血热（如埃博拉出血热和马尔堡出血热）。文件上还有黄热病、登革热和另一种虫媒病——西尼罗病毒病。但在 2015

年，文件中没有提到寨卡病毒。这不是因为公共卫生专家不知道这种病毒的存在——它早在 1947 年就被发现了——而是因为在巴西暴发疫情之前，没有人想到它会对孕妇和胎儿构成威胁，更没有人觉得它会需要国际社会的协同应对。

　　无论以什么标准衡量，寨卡病毒在微生物威胁排行榜上的上升势头都令人震惊。在世界卫生组织内部聊天时，一些官员提出寨卡病毒对人类健康的威胁可能比埃博拉病毒还要严重。对陈冯富珍来说，寨卡病毒疫情来临的时机非常不巧。在之前的几个月里，她对埃博拉疫情的处理饱受批评，还有很多质疑她领导能力的尖锐报道。到此时，疫情终于结束了，世界卫生组织外派官员们正从西非返回，准备和家人一起欢度圣诞。在埃博拉疫情的最后几个月里，世界卫生组织甚至取得了一项重大胜利——他们督导了一项实验性疫苗的试验，初步数据显示，该疫苗对埃博拉病毒具有完全的预防作用。现在，陈冯富珍作为总干事的任期只剩下 18 个月了，她再次面临一个关键决策，这次决策甚至可能对她在世界卫生组织的领导工作盖棺定论，一锤敲定她是成功还是失败。她不能再犯错了。可是，在应对寨卡病毒流行时，人们根本无法搞清楚什么是正确的做法。到彼时为止，没有证据表明是寨卡病毒导致了出生缺陷，二者只是在发生先后和空间分布上呈现联系。此外，任何关于寨卡病毒和出生缺陷的因果关系暗示都有可能让孕妇们陷入不必要的恐慌。另外，还有一个因素必须要考虑在内：奥运圣火正在前往里约热内卢的途中，8 月 5 日夏季奥运会就要正式开幕了。奥运会将吸引成千上万的观众和游客涌入巴西。他们当中绝大多数人都没有接触过寨卡病毒，所以几乎所有人都没有免疫力，这就造成了疫情进一步暴发的风险，而一旦奥运会结束，他们还可能将塞卡病毒传播到他们自己的国家。最后，还要考虑到运动员和巴西的经济。奥运会是超大型的赛事，巴西政府和企业赞助商投入了巨资。体育场的建设已经落后于原计划了，而针对政府清理城市贫民窟和"美化"其他棚户区的措施的批评也越来越激烈。一旦世界卫生组织宣布塞卡病毒疫情严重，为了避免自己和家人陷入接触病毒的风险，运动员们可能会退赛。

在面临棘手的决策时，没有什么比集思广益更加安全。为了权衡是否宣布埃博拉疫情为"国际公共卫生紧急事件"，陈冯富珍听取了13名专家的建议。而在塞卡病毒紧急委员会中，陈冯富珍招募了18名专家，还邀请了大卫·海曼担任主席。这是一个高明的选择。在2005年对《国际卫生条例》进行修订时，海曼是关键的提案人之一。他也曾在非公开场合批评过陈冯富珍对埃博拉疫情的处理，认为当世界卫生组织非洲办事处和成员国声称他们已经控制住埃博拉疫情时，陈冯富珍没能果决地提出质疑。海曼离开世界卫生组织传染病部门后，去伦敦卫生学与热带医学学院担任了传染病流行病学教授，同时还担任英国公共卫生部主席。英国公共卫生部是英国卫生和社会保障部的一个执行机构，负责监测和控制传染病。此外，海曼还担任皇家国际事务研究所全球健康安全中心的负责人，定期为《柳叶刀》和《新英格兰医学杂志》撰稿。因此，他拥有阐述全球健康问题的强大平台，并能与其他意见领袖建立联系。

从海曼的角度来看，担任塞卡病毒紧急委员会主席将使他有机会推行在SARS疫情期间成功运作的体系。在那时，世界卫生组织对各国专家的协作网络抱有信心，为他们提供了空间和安全保障来实现合作并共享机密的研究数据。尽管如此，在委员会开会的 4 天前，当海曼接到电话说他被选为主席时，他肯定感到过震惊。

在应对埃博拉疫情时，一旦召开紧急委员会会议，确定"国际公共卫生紧急事件"就相对容易多了。毕竟，截至 2015 年 8 月，埃博拉病毒已经导致西非数千人死亡，而且众所周知，埃博拉病毒的毒力很强。但面对寨卡病毒，关于病毒本身及其病理特点还有太多未知。而且，尽管病毒传播范围很广，很可能会影响美洲其他国家，但人们仍不清楚寨卡病毒在多大程度上构成了持续的健康威胁，更不确定它会不会构成"严重"的威胁，而是否构成严重威胁，是判定"国际公共卫生紧急事件"的第一条参阅条件。另一个问题是，尽管寨卡病毒和小头畸形之间的关系尚不明确，关于寨卡病毒本身却已有很多信息：它在 1947 年首次被描述，却被专家们斥为病毒学上的把玩品（用认识论的术语来说，这使它成为一个"未知的已知"）。此外，没有办法判定寨卡病毒在巴西的出现究竟真是"出乎预料"或"不同寻常"（而这正是确定"国际公共卫生紧急事件"的另一项条件），还是仅仅是由于有了更好的疾病监测系统，才导致寨卡病毒的影响显得如此严重。此外，早间新闻节目和推特上开始充斥着令人心碎的小头畸形婴儿的照片，美国疾病控制和预防中心最近也发布了一项旅行建议，建议孕妇推迟前往巴西和其他 12 个寨卡病毒流行的国家，这些无疑都给海曼和其他委员会成员增加了压力。

不过，在委员会开始对证据进行评估后，评估结果就足以打消海曼之前对宣告"国际公共卫生紧急事件"的犹豫。第一个令人震惊的证据来自法属波利尼西亚。资料显示，在 2014 年寨卡疫情中，神经系统病变（包括吉兰-巴雷综合征）的病例有增多，但当时没有相关报道。[22] 此外，当局还忽略了几例胎儿神经系统损伤的病例。患儿母亲们都不记得怀孕期间曾生病，但随后有 4 位母亲检出黄病毒抗体阳性，这表明她们可能有过隐性寨卡病毒感染。这些发现改变了人们的想法。正如陈冯富珍所言："现在人们知道，疫情波及的国家不再是'只有巴西'了。"[23]

另一个关键的决定因素是海曼意识到，需要对寨卡病毒感染并发小头畸形和神经系统病变"加强研究"。如果缺少这项研究，也没有用于加强寨卡病毒监测和诊断的快速诊断实验，就很难确定或者排除寨卡病毒和小头畸形及神经系统病变之间的因果关系。海曼推测，宣告"国际公共卫生紧急事件"会暂时性地产生激励作用，大大促进国际协作响应和疫苗研发。随后，出于警惕和避免更大的潜在危机，委员会裁定已经出现的小头畸形等情况是"非同寻常的事件"，并且对世界其他地区构成了公共卫生威胁。当陈冯富珍在 2016 年 2 月 1 日向全球新闻界宣布这一决定时，坐在旁边的海曼解释道："是否宣布本次疫情为'国际公共卫生紧急事件'，取决于验证那些已经出现的神经系统异常是否与寨卡病毒有关。"[24]

* * *

早在世界卫生组织宣布"国际公共卫生紧急事件"之前，有关寨卡病毒及其对妇女怀孕周期影响的猜测就已经在全世界范围引起了歇斯底里。而如今，歇斯底里的情绪又被大幅度渲染，里约热内卢奥运会组委会认为除了发布旅行警告之外已别无选择。2016 年里约热内卢奥运会医疗服务总监若昂·格兰热罗（João Granjeiro）站在一幅宣传海报前，海报上画着蚊子的红色禁止符，以及"关于寨卡的消息"的字样，他建议前来参加奥运会的运动员和游客使用驱蚊剂，关窗并使用空调，以最大程度地减少被叮咬的风险。但他无法向孕妇承诺安全。他重申了政府先前的倡议，建议打算前往巴西的准妈妈们三思而行。[25] 到这时，北起爱尔兰，南到澳大利亚，许多国家都在近期到过南美洲的旅行者中发现了输入型寨卡病例，美国也已证实在得克萨斯州发现了罕见的性传播寨卡病例。这些报告进一步加剧了歇斯底里。英国《每日邮报》在一篇文章中透露，超过 21 000 名哥伦比亚妇女感染过该病毒，惊呼"我们都有可能染上寨卡病毒"。[26] 另一篇文章中刊登了累西腓康复中心的妇女们怀抱小头畸形婴儿——《每日邮报》称之为"缩头病"的受害者——的照片，写道："生于寨卡流行时。"[27]

到 6 月时，墨西哥和加勒比地区也已出现寨卡病例，美国疾病控制和预防中心还在监测 279 名确诊或疑似寨卡病毒感染的孕妇，疫情导致的恐慌进一步加剧。切盼在波多黎各和哥斯达黎加度蜜月的新婚夫妇们纷纷取消旅程，连早已不用抚养孩子的退休人员们也在重新计划加勒比海游轮之旅。很快，寨卡带来的歇斯底里情绪也感染了运动员，世界排名第一的高尔夫球运动员杰森·戴伊（Jason Day）就是最早一批人之一。那时，他的妻子刚生下第二个孩子。他宣布出于对寨卡病毒的担忧而放弃参加奥运会，其他几位著名的高尔夫球手紧随其后。同时，英国奥运会跳远冠军、里约热内卢奥运会夺冠热门选手格雷格·拉瑟福德（Greg Rutherford）透露，为了以防万一，他已冷冻了精子（即使如此，他的伴侣苏茜和他们的儿子米洛也将不会来奥运会现场）。甚至一些素来稳健的社论员也公开表态，渥太华大学法律和医学教授阿米尔·阿塔兰（Amir Attaran）等100名公共卫生专家联名签署公开信，呼吁国际奥委会将此次奥运会改址或推迟。阿塔兰解释说："圣火已经点燃，但不代表我们就不能再对奥运会规划做任何改变。现在不是给局势火上浇油的时候。"[28]

到此时，又有55 000名巴西军人加入了喷雾消毒小队，他们奔赴里约热内卢和其他巴西城市，挨家挨户喷洒杀虫剂并发放宣传单，以说服人们清除积水。这是自20世纪30年代以来最大规模的扑灭伊蚊运动［20世纪30年代，巴西领导人热图利奥·瓦加斯（Getúlio Vargas）曾在洛克菲勒基金会的资助下，批准了一项捕杀蚊子幼虫的军事计划，以消除黄热病］。上一次，城镇居民如果不消灭蚊子的滋生场所，就会被罚款。但2016年，巴西已经是民主政权，当局无法强迫生活在奥运村附近的贫困社区与政府合作。相反，这些紧急采取的闪电行动加剧了阴谋论：疫情应归咎于杀灭蚊子和幼虫的药剂，导致疫情的罪魁祸首是医疗技术而非蚊子。[29]而在向北4 000英里的另一座亚热带城市迈阿密，由于美国疾病控制和预防中心在8月发布了旅行警告，建议孕妇避开迈阿密周围方圆1平方英里的区域，寨卡引起的喧嚣达到了狂热化的程度。在时尚的温伍德艺术区及其周围，已有14人在被蚊子叮咬后确诊寨卡病毒感染。尽管佛罗里达州州长里克·斯科特坚持迈阿密仍对商务活动开放，疾病控制和预防中心却对此提出异议。载有二溴磷杀虫剂的飞机加紧执行空中喷洒任务，温伍德的街道空无一人，宛如鬼城，紧跟着还引发了声讨"化学战"的抗议。[30] 迈阿密南滩及周边的酒店和赌场的经营者很快加入了抗议阵营，他们担心对寨卡的恐慌已经影响到夏季的游客预约。仅有的好消息是，恐慌触动了华盛顿的政界人士，已在美国国会僵持了数月之久的 11 亿美元寨卡资助计划终于获得了批准。尽管当国会在 9 月下旬批准该法案时，蚊虫滋生的夏季已近尾声，但相关部门迫切需要这笔资金，用于防控未来可能的寨卡病毒传播，以及同样重要的疫苗研究。

现今，人们对寨卡的恐慌已逐渐消退。里约热内卢奥运会如期举行，虽然一些运动员的病毒检测结果呈阳性，但没有人患上严重的疾病或神经系统并发症。9 个月后，也没有运动员的妻子生下小头畸形婴儿。这场流行病最终蔓延到了 84 个国家，寨卡病毒也在整个美洲四处扎根，但在撰写本书时，寨卡疫情已不再被认为是国际卫生危机。在对科学证据进行系统的分析后，世界卫生组织于 2016 年 11 月宣布撤销"国际公共卫生紧急事件"判定。相关的分析也令专家们确信，寨卡病毒正是导致包括新生儿小头畸形在内的先天脑部异常的病因（2017 年 5 月，巴西卫生部也宣布了这一结论）。[31] 目前，还有几种寨卡病毒疫苗正在研发中，但考虑到对孕妇进行试验存在伦理问题（这类疫苗的主要目标人群就是孕妇），加上疫苗本身有时会引发吉兰-巴雷综合征，很难区分哪些是感染所致，哪些是疫苗的后果，因此几年内不太可能有能够投入临床使用的疫苗。此外，巴西贫民窟的社会和环境条件没有改变，因此那里仍然是伊蚊等携带寨卡病毒的蚊虫滋生的地方，蚊子自然也不会停止吸血。

* * *

2017 年 7 月，我前往累西腓，去采访曾在抗疫前线的巴西医生、流行病学家和病毒学家。这时寨卡已经不再是头版新闻。在2017 年的前 6 个月中，美国疾病控制和预防中心仅记录到 1 起美国本地传播的病例。另外，由于也门暴发了大规模的霍乱，世界卫生组织的注意力再次坚定地转向了与也门距离较近的非洲地区。在入住累西腓博阿维亚任著名的珊瑚礁畔的酒店后，我发现新闻频道都被黄热病疫情报道占据了，此次疫情起始自米纳斯吉拉斯州，并已蔓延到了圣保罗和里约热内卢的周边地区。寨卡不再是紧迫的公共卫生问题，但关于它，仍然有许多问题悬而未决。

例如，尽管研究人员已经确定，2015 年引发巴西疫情的寨卡病毒和两年前导致法属波利尼西亚疫情的是同一种，二者都源自一种亚洲病毒株，但我们仍不知道该病毒是如何传播到巴西的。人们曾认为这种传播发生在 2014 年 6 月的里约热内卢世界杯期间。这种说法乍看上去有道理，特别是考虑到纳塔尔正是主办城市之一，直到有人指出，那次赛事并没有太平洋国家的球队参赛。下一个猜测是，病毒可能是在 2014 年 8 月里约热内卢举行的世界独木舟锦标赛期间传入的。这个猜测更有说服力，因为四个太平洋国家和地区(法属波利尼西亚、新喀里多尼亚、库克群岛和复活节岛) 都派出了独木舟队参加比赛。然而 2017 年 5 月《自然》杂志发表的一篇论文推翻了这个猜测。在论文中，一支国际科学家团队宣布，已从巴西和美洲其他国家收集了 58 种寨卡病毒分离株，并对其进行了基因组测序。通过系统发生分析对分离株进行分子钟追溯，这些科学家发现，所有毒株均来自 2014 年 2 月左右到达巴西东北部的祖先病毒株。如果这项分析是准确的，那么寨卡病毒在世界独木舟锦标赛 6 个月前，也就是巴西卫生部确认第一批寨卡病例 15 个月之前就抵达了巴西。此外，寨卡病毒与小头畸形的确切关系也是个难题。至今，我们仍不知道寨卡病毒是如何影响孕妇的，以及为何只有部分受感染的孕妇会生下小头畸形患儿，另一些则不会，而后者生下的看起来正常的新生儿会不会在童年出现发育问题，也是未知数。同样，也没人知道巴西被寨卡病毒感染的婴儿的长期预后，以及该病毒的性传播风险。

我很想知道布里托和马克斯对这些问题的意见，以及他们如何看待寨卡疫情在伯南布哥州暴发如此剧烈的原因（到这时，已经有发表在《柳叶刀》的论文表明，在第一轮疫情中，70% 的小头畸形病例都来自巴西东北部地区）。我还想参观位于累西腓大都会区的热博阿陶等贫民窟，并与调查蚊子繁殖模式和寨卡病毒传播动力学的昆虫学家们交谈。不过，我最想见到的是生下第一批小头畸形婴儿的母亲们。我想知道她们得到了哪些补偿，以及在世人已不再关注的当下，她们将如何应对遗留的问题。简而言之，我想看看寨卡再次被人们忽视之后，这种流行病的现况怎样。

马克斯的实验室在阿热乌·马加良斯研究所，我希望到那里能找到一些答案。阿热乌·马加良斯研究所坐落在累西腓东北部一片辽阔的校园里，布里托在这里首次提出寨卡与吉兰-巴雷综合征之间的关系，马克斯的同事、克鲁斯基金会流行病学家塞莉纳·图尔希（Celina Turchi）也是在这里开始将最初的调查重点集中到小头畸形上的。意识到问题严重性之后，图尔希在联络世界各地的研究人员以及游说当局发布公共卫生警告方面扮演了重要角色。研究所的所长将自己的办公室借给了图尔希，为她的工作提供支持。两年后，我在这里遇到了图尔希，她坐在一张宽大的玻璃面桌子旁，周围是忙着整理文件并回应公众询问的助手们。她说："即便到了今天，仍有人相信这种流行病是由于杀虫剂或风疹疫苗引起的。最新的阴谋论是，这种病毒正在通过转基因蚊子传播。"她翻了个白眼，补充道："我们别无选择，只能一个个地回应。"[32]

回想起看到第一轮小头畸形病例时的震惊，以及那些生下因寨卡致畸的婴儿的巴西母亲在财政日益紧缩、公共卫生项目经费被削减的大环境中，抚养严重残疾的孩子所面对的困苦，平素柔声细语的图尔希此刻不禁提高了声音，加快了语速。在流行初期访问产科病房"令人恐惧"，她说，"我记得有四五个婴儿没有前额，头骨结构异常奇怪。他们看起来与先天性小头畸形婴儿差别很大，大到连我祖母都可以识别出来。"

在布里托向她简要介绍了情况之后（"他已经把事情搞定了"），图尔希最先做出的举动之一是打电话给累西腓和国外的流行病学家，询问他们是否注意到小头畸形增加的类似情况，同时也询问了在法属波利尼西亚寨卡流行期间是否有小头畸形婴儿增多的情况。在随后对法属波利尼西亚的出生记录进行的回顾性研究中，科学家发现了17例神经系统畸形病例，但由于大多数妇女选择终止妊娠而非生下畸形儿，因此小头畸形的病例未达峰值。相比之下，在禁止人工流产的巴西，除非是能够出国手术的富裕人家，否则很难终止妊娠。

至此，图尔希开始担心，累西腓产科病房中的病例可能只是冰山一角。"我们不知道结果会怎样，但可以预见，这会演变成一件大事。"大约在这个时候，一些儿科医生开始敦促伯南布哥卫生当局修改小头畸形的上报标准。然而，巴西卫生部在 2015 年 12 月前将小头畸形的头围标准从 33 厘米降低到了 32 厘米，从而减少了可能被归为小头畸形的新生儿数量。[33] 这也表明小头畸形病例数量增加不是巴西引入了活产报告系统，因而能够收集到更多原本不会被发现的患儿的信息导致的。[34]

根据掌握的数字，峰值很明显不是由报告口径导致的。2015年，巴西总共记录了 4 783 起小头畸形疑似病例，其中 476 例死亡，而 2014 年则只有 147 例死亡。东北地区的发病率最高，并在 2015年 11 月达到峰值，平均每 10 000 例活胎中有 56.7 例小头畸形。这一发病率是巴西历史平均水平的 24 倍。相比之下，在寨卡疫情出现较晚且不太严重的东南部地区，发病率要低得多，每 10 000 例活胎中有 5.5 例，与美国观察到的比率相似[35]（巴西的总发病率为每10 000 例活胎中 18 例）。问题在于，这种发病率的增长有多少是寨卡而非其他协同因子导致的，以及为什么东北地区的峰值远高于巴西其他地区？

为了回答这些问题，图尔希在 2016 年与伦敦卫生学与热带医学学院的同事们发起了一项病例对照研究，对累西腓接受产前检查的妇女进行了寨卡病毒筛查。随后，他们对实验室确诊病例组以及两个病毒检测呈阴性的对照组进行随访。研究人员对婴儿进行了检查，以确认他们是否有小头畸形，或者表现出明显的先天性寨卡病毒综合征症状（对这些症状的评估有明晰的标准）。

在疫情流行时，有很多谣言说东北地区小头畸形发病率较高，可能是接触了用于控蚊的杀虫剂所致。另一个流传甚广的阴谋论认为，问题出在怀孕期间接种的疫苗。现在，已有的研究结果足以推翻这两种理论。研究人员发现，小头畸形的发病率与接触杀虫剂或疫苗之间的相关性没有统计显著性。相比之下，发病率与先前感染寨卡病毒的相关性概率是 95%。[36]

可惜的是，这项研究无法探知小头畸形的发病率与产妇社会经济背景之间的联系。长期以来，研究人员都在怀疑二者的关联，但这种研究需要更完备的寨卡血清阳性率数据，以确定作为统计样本的产妇是否能代表更广泛的人群。更大的问题是，寨卡疫情发生时尚未建立报告体系，因此无法确定 2015—2016 年感染寨卡病毒的孕妇所生的婴儿总数，也就无法确定东北地区的发病率是否真的像看起来那么高。伦敦卫生学与热带医学学院传染病流行病学教授、图尔希的密切合作者劳拉·罗德里格斯（Laura Rodrigues）怀疑，巴西东北部地区可能经历了一场由毒性较强的寨卡病毒株引起的快速暴发。但罗德里格斯也承认，这只是她的"直觉"，如果没有更好的数据支持，她也无法确定这一猜想的真实性。[37]

另一个悬而未决的问题是，较高的蚊子密度，以及社会行为和环境条件导致的更高的产妇暴露于寨卡病毒的风险，在多大程度上影响了小头畸形的发病率？气候科学家指出，南美洲在 2015 年出现了厄尔尼诺现象，因此巴西东北部地区降雨量高于一般水平，洪灾风险升高。再加上气候变化引起的气温上升，这些可能加快了伊蚊的繁殖周期，增加了蚊虫密度和病毒传播能力。图尔希说："我真的认为发病率与环境和社会条件有关。累西腓是一个高度城市化的地区，也是一座河流纵横、沼泽四布的城市，因此滋生了大量的蚊虫。加上天气炎热，人们不会遮掩身体，从而暴露在了蚊虫的环境中。"的确，在热博阿陶等贫困区，100 平方米的空间中常常生活着超过 1 000 人。许多住所没有纱窗，更不用说空调了，因此住户在一晚上常常会被同一批蚊子叮咬多次。自来水供应也时断时续，住户只得用瓶子和水桶在后院储水。每逢下雨，房子后面的河道就积满污水和垃圾，为蚊子提供了理想的繁殖场所。

此外，还有一个需要回答的问题：事先暴露于另一种虫媒病毒或接种黄热病疫苗是否会赋予人们对寨卡病毒的交叉免疫力，或者反之，使人们更易感染寨卡病毒？图尔希指出，在 2015 年寨卡疫情暴发前，伯南布哥州已经有多年没有经历过严重的登革热流行了，而在巴西中部和东南部，登革热则较为常见。并且，先天性寨卡病毒综合征在年轻女性群体中发病率最高，这一群体恰恰是没有接触过登革热或接种过黄热病疫苗的人群。另一方面，马克斯和同事使用孕妇血清进行的体外研究表明，登革热抗体的存在可使寨卡病毒感染情况更为严重。[38] 这在专业术语中被称为"抗体依赖性增强作用"（antibody-dependent enhancement）。用通俗的话来说，就是寨卡病毒会依附在登革热抗体上，并用其作为伪装，逃避免疫系统的追捕，从而更容易进入人体细胞。马克斯解释说："你可以将它理解为病毒的特洛伊木马。"疫情暴发后，由于对病毒检测的需求增加，马克斯的实验室成了公共参比实验室*。马克斯和同事随后开发出了一种针对登革热的快速诊断测试方法，使确诊登革热以及

---

* 参比实验室，能够对样本进行检验和分析，并得出明确结论的实验室。——译者注

区分登革热病毒感染和寨卡病毒感染更加容易。他现在的主要关注点是，抗体依赖性增强作用是否可以解释东北部地区小头畸形的高发病率，以及较高的登革热抗体效价＊是否可以预防寨卡病毒感染。但马克斯并不排除高发病率是由未知的环境协同因子引起的这一可能性，他承认："我们对寨卡仍然知之甚少，还需要数十年的工作才能得出答案。"

　　和图尔希一样，马克斯也高度评价了布里托的工作，我也十分期待见到布里托本人。我们之前曾通过 Skype 交谈，鉴于他蹩脚的英语和我糟糕的葡萄牙语，我担心在翻译的过程中可能会丢失很多信息。幸运的是，他带了正在医学院读二年级的女儿塞莉纳来充当翻译。我们最终在我酒店附近一家专营木薯食品的餐厅见面。木薯粉是伯南布哥州所有传统餐点的佐料，我们点了些木薯煎饼，开始进入主题：为什么在先前寨卡暴发期间，寨卡与小头畸形、神经失调症的关联被忽略了？在布里托看来，为什么之前无人发现这项关联？

　　塞莉纳说："我父亲说，当第一例小头畸形病例出现时，他一下子就意识到了与寨卡的关联，因为从一开始他就在追踪寨卡疫情的状况。自然而然地，他向这些产妇询问的第一个问题便是，她们是否记得在怀孕期间出过皮疹？"

　　产妇们的回答是确如出过皮疹，那么伯南布哥州的小头畸形病

＊ 抗体的效价（titer）是一种对体内抗体量的测度指标，用能够发生抗原反应的最大稀释量来表示。比如，如果抗体效价为 1:64，意味着血清最大稀释 64 倍时仍可发生抗原反应。——译者注

例为什么如此显著？换句话说，为什么是在伯南布哥州，而非其他地区？

塞莉纳翻译了我的问题，布里托皱起眉头，随即重重点头，解释道，这全是数字的问题。法属波利尼西亚的人口不到 30 万，而伯南布哥州的人口有 900 万，其中 400 万居住在大累西腓地区。伯南布哥州的出生率也很高，全州每年约有 17 万名婴儿降生在产科病房。另外，在法属波利尼西亚，小头畸形病例散布在整个群岛，而在伯南布哥州，病例则集中在累西腓及周边的少数医院。因此，不需要太高的小头畸形发病率，就足以引起儿科医生的注意。"如果一个星期之内，你在一间产房中就发现了 20 个病例，你肯定不会放过这个现象。这就是为何在这里更容易发现关联的原因。"

这是一个很好的答案，一个你可以预想到会从流行病学家那里得到的答案。后来我又反复思考了这个答案，这让我想起了图尔希的评论：就连"她的祖母"都能发现小头畸形病例。然而，这个答案没有解决更深层的因果关系问题：为什么贫困社区的产妇生下小头畸形婴儿的风险似乎要高得多？社会条件在其中起到了什么作用？在累西腓和巴西其他城市，充足的水源供应和下水道系统对寨卡的传播动力学有何影响？此外，这个答案也没有解决需要采取什么措施来阻止蚊子传播寨卡病毒，以及如何降低未来的寨卡感染风险等问题。最适合回答这些问题的是昆虫学家或者社会学家。

自 1948 年亚历山大·哈多和乔治·迪克从乌干达的非洲伊蚊中分离出寨卡病毒以来，人们一直认为伊蚊是寨卡病毒在野外的主要载体。在巴西和南美洲其他地区，大多数研究都集中在埃及伊蚊上。此外，寨卡病毒也可以通过"亚洲虎蚊"，也就是白纹伊蚊（*Aedes albopictus*）*传播，这种蚊子在北方夏季的活动范围能够向北直至芝加哥和纽约。不仅如此，研究人员还从数种库蚊中分离出了寨卡病毒，包括在巴西和亚洲都相当常见的致倦库蚊（*Culex quinquefasciatus*）。更重要的一点是，与更喜欢干净水域的伊蚊不同，致倦库蚊偏爱脏水，并乐于在下水道径流和填塞着垃圾的河道中产卵。

在距离图尔希办公室几扇门的另一间办公室里，克鲁斯基金会的另一位研究人员康斯坦西亚·艾雷斯（Constância Ayres）一直在深入研究库蚊，收集它可能在传播中起作用的证据。艾雷斯是一名身材苗条、精力充沛的女士，有着芭蕾舞演员的曼妙身姿。她从累西腓周边的不同地区捕捉库蚊和伊蚊，带回昆虫间饲养。接下来，她在实验室里用感染寨卡病毒的血液喂养这两种蚊子。一周后，她收集蚊子的唾液，进行寨卡病毒检测。两种蚊子均呈阳性结果。此外，艾雷斯还能从库蚊的唾液腺中分离出寨卡病毒——这是库蚊"胜任"病毒载体的必要条件。尽管取得了这些成果，许多专家仍拒绝接受库蚊可能是野生环境中寨卡病毒的传播媒介。因此在2016年，艾雷斯返回野外，用吸气机从住满寨卡感染者的屋子里收集了更多的蚊子。她将捕获的蚊子带回实验室检查，发现库蚊的数量是伊蚊的 4 倍。接着她将每种蚊子中的雌性分离出来，划分为多个组，进行寨卡病毒检测。结果发现有 3 组致倦库蚊和 2 组埃及伊蚊都呈寨卡病毒阳性。

---

* 白纹伊蚊同样也是西尼罗病毒的主要载体。——原注

与伊蚊不同，库蚊不是"少食多餐"者，它们通常每晚只进食一次。然而在小头畸形发病率最高的累西腓市区，它们的数量是伊蚊的 20 倍。在密克罗尼西亚和法属波利尼西亚，库蚊也十分常见。值得注意的是，在这些地区，研究人员在野生伊蚊中没有检测到寨卡病毒，但很遗憾，没有人想到检测致倦库蚊，因此无法确定它是不是寨卡病毒在该地区的传染媒介，但不能排除这种可能性。

如果艾雷斯是对的，那么对于减少寨卡等虫媒疾病的传播，她的发现具有重要的意义。目前实行的喷雾灭蚊法都是针对伊蚊的。考虑到伊蚊是登革热传播的主要媒介，这种措施可以理解，但对于当地卫生负责人将此作为累西腓没有再度暴发寨卡疫情的原因，艾雷斯感到愤慨："我们之所以没有再次遭遇寨卡疫情，是因为现在大多数人体内都有了抗体，而不是因为消除了传播寨卡病毒的蚊子。除非对库蚊采取杀灭措施，否则我可以预见，一旦人们的免疫力下降，寨卡疫情就会卷土重来。"

遗憾的是，没有人对这个警示感兴趣。相反，在我拜访累西腓的那一周里，一家德国的生物技术公司正准备将人工感染了沃尔巴克氏体（*Wolbachia*）细菌的埃及伊蚊释放到城市东北一带杂乱的科雷古·杜·热尼帕波（Corrego do Jenipapo）贫民区中。世界上60% 的昆虫体内都有这种细菌，但伊蚊却是例外。感染这种细菌会使蚊子的后代不育，从而可以减少伊蚊的数量及其传播寨卡等虫媒病毒的能力。在里约热内卢和哥伦比亚的麦德林，也有从事类似研究的人员在释放被沃尔巴克氏体感染的蚊子，类似的基因修饰技术也被应用于绝育传播疟疾的伊蚊。[39] 这些实验得到了大慈善家们的支持，包括华盛顿州西雅图市的比尔及梅琳达·盖茨基金会（Bill and Melinda Gates Foundation），以及伦敦的惠康基金会（Wellcome Trust）。这不仅是因为此类研究可以在不同的地理区域进行，还因为其效果较容易用科学手段进行量化——这是"自上而下"进行全球卫生干预所必需的措施之一。但另一方面，没有太多技术含量的自下而上的管理措施，诸如供应蚊帐和纱窗，以及向最贫困的、蚊虫滋生的社区提供垃圾管理与自来水供应服务的城市美化项目等，却被忽视了。

有一天，我陪同艾雷斯项目组的蚊子采集员前往热博阿陶社区进行了一次定期扫除的活动。我们计划探访贫民社区中的 10 个地点，清除卧室和客厅中的蚊子，但在清除过程中，我们携带的一台便携式抽吸器发生了故障，因此只能访问 5 个地点。这里的居民大多是老年人，他们挤在用煤渣砖砌成的房子里。房子通常被分割为两到三个狭小的格子间，层层叠叠。只有两间房子拥有室内厕所。烹饪和洗涤都在同一个房间内进行，如果幸运的话，也可以在后院进行。艾雷斯的首席蚊子采集员米格尔·朗曼（Miguel Longman）一马当先，手持电池供电的霍斯特·阿曼迪勒斯牌抽吸器，沿着墙壁和柜台表面扫荡，然后集中抽吸天花板和难以到达的角落。他告诉我，通常这样一吸，能够捕获 50~60 只蚊子。在他拆下抽吸器上的滤网，检查他捕获的猎物时，我询问住在这里的一对夫妇他们多久能用上一次自来水。他们回答说，一周两次。我追问道，那其他时候呢？他们指向厨房里的两个装满脏水的塑料桶和窗台上摆着的一排盛水容器。与我们到访的其他家庭一样，尽管这一家的卧室里有一个蚊帐，但这里的窗户却没有任何遮挡。我又问，她或她的丈夫有没有感染过寨卡病毒？他们说没有，但有几个邻居感染过。

那天晚些时候，我们回到了阿热乌·马加良斯研究所，艾雷斯向我介绍了克鲁斯基金会的公共卫生工程师安德烈·蒙泰罗（Andre Monteiro）。蒙泰罗是研究大累西腓地区水文学的专家，并对该市的卫生系统有过深入探查。他告诉我，热博阿陶社区只有6%的家庭能获得污水处理服务。而在整个累西腓，这个数字是30%。大多数污水被倒进了流经居民后院的溪流，或倾入防洪用的河道和暴雨排水沟中。直到19世纪初，这座城市的大部分地区还是红树林沼泽，多余的降水很容易被吸收，或者随着落潮汇入大海。但在19世纪，随着累西腓的城市扩张，红树林沼泽逐渐被填平，以便为新的建筑物和道路腾出空间。为了弥补自然排水系统的损失，累西腓的工程师受到荷兰人的启发，修建了200公里的河道，贯穿累西腓的后街，与城市中的河流并行。然而到了20世纪70年代，许多河道年久失修，导致洪水泛滥（最大的洪水发生在1975年，淹没了城市80%的地区）。与此同时，安扎在累西腓以北山地的贫民社区则在遭受着泥石流之灾，最大的一场泥石流发生在2002年，导致50人丧生。但令这座城市最尴尬的事件也许要数2013年一位路透社摄影师拍摄的一张照片。在照片中，一名居住在累西腓东北部卡纳·杜·阿鲁达贫民区的9岁男孩，在他家附近一条填满垃圾的河道中跳来跳去。事后证实，这个男孩名叫保利尼奥·达西尔韦罗，当时正和自己的兄弟一起在河道中寻找能够卖的瓶子和其他可回收材料，他们经常造访这片被污染的水域。这张令人震惊的照片促使市政当局发起了清扫运动。尽管这次行动疏通了累西腓的水道和河流，但在退潮时，仍然常常可见河床上铺满塑料瓶等垃圾的景象。蒙泰罗说："垃圾是个大问题，不仅是因为它会影响排水，还因为被阻塞的死水中会滋生蚊虫。"

在采访的最后，蒙泰罗向我展示了一张累西腓的热图。在这张地图中，橙色和红色的标记表示小头畸形病例最多的区域。整个城市，包括博阿维斯塔等中产阶级聚集的地区，都散布着橙色的圆点，但最红的点在北部和南部的贫民区。

第二天，为了寻找生下了小头畸形婴儿的母亲，我拜访了伊皮通加区一家专门诊治视力障碍儿童的康复中心。由于视网膜或视神经损伤，有的病例还会有神经系统和大脑皮层的损伤，将近一半的先天性寨卡病毒综合征患儿有严重的视力问题。为治疗他们的视力缺陷，一家专门从事眼科治疗，名叫阿尔蒂诺·文图拉（Altino Ventura）的医疗慈善机构已经为数名儿童提供了矫正性放大眼镜和强化康复治疗。他们设计的多感官治疗工具箱目前也已经投入使用，以帮助母亲训练孩子将视力聚焦于物体，更好地与物体互动。这家机构还邀请了一些妇女来到其旗下的珍视康复中心，对工具箱进行测试。

当我到达康复中心时，看到地上已经铺好了地垫和儿童靠垫，志愿者们从工具箱中取出各种物品——画有鲜艳彩绘面孔的乒乓球拍、系着闪光流苏的摇摆玩具等。治疗以阿尔蒂诺·文图拉的总裁利亚娜·文图拉的祈祷拉开序幕："今天是安息日，所以让我们花一点时间，来面对我们所有艰辛的工作和在生活中面对的挑战。主啊，请赐予我们光明，让我们充盈灵感，最重要的是，请赐予我们希望。"利亚娜·文图拉是一名眼科学教授，她和她的丈夫马塞洛·文图拉因此项工作获得了众多奖项。他们的基金会每周7天全天候开放，他们在累西腓市区的眼科急诊诊所每天会接诊多达500

名患者。免费的眼部护理、白内障治疗和其他常见视力问题诊治吸引了来自伯南布哥各地的患者。阿尔蒂诺·文图拉研究与弓形虫、梅毒螺旋体、风疹病毒和巨细胞病毒（这些都是巴西的常见病原体）感染有关的眼部疾病，还运营着一项针对累西腓产科病房的推广项目。因此，在 2015 年秋季开始出现小头畸形和异常视力损伤的婴儿时，利亚娜·文图拉很快就对此予以了关注。许多患病婴儿的眼睛会出现斜视，或无目的地乱转。甚至有的患儿存在严重的视觉丧失。她告诉我："我们发现，患病婴儿的视野只有正常视野的30%，一些患儿甚至看不到任何东西。这种状况令人心碎。患儿们看不到母亲的脸，对周围的事物毫无兴趣。他们不停地哭泣。"[40]

婴儿 90% 的视力发育是在出生后一年内完成的。如果眼睛看不见，孩子与其照顾者互动的能力和他们正常发育的过程将会严重受阻。不过，矫正眼镜能够带来巨大的转变。利亚娜·文图拉描述道："孩子们的小脸立刻闪现出了光彩，他们第一次笑了。"

文图拉从一个袋子里拿出一只乒乓球拍，交给从奥林达来访的一对年轻夫妇若阿内·达席尔瓦和马西利奥·达席尔瓦。他们的儿子赫克托出生时就患有严重的散光，但在使用矫正眼镜后，他的视野恢复到了正常情况的 60%。不过，现在 20 个月大的他仍无法独自坐稳，只能靠枕头支撑，以便与教练互动。在他们旁边坐着一名年轻女子，正在观察他们的活动。她名叫迈林·海伦娜·多斯桑托斯，现年 23 岁，是 3 个儿子的母亲。她最小的儿子大卫·恩里克出生于 2015 年 8 月，是第一轮被确诊的寨卡婴儿之一，患有严重的残疾。孩子被绑在婴儿座椅上，双腿用背带吊着。他无法正常吞咽，并患有严重的散光。一次，一些食物卡住了他的气管并导致了肺部感染，家人将他送往医院急救。医生给他插了胃管，以便喂进抗生素。但据多斯桑托斯说，胃管给孩子造成了极大的不适。她解释说："管子太大了，他不停地扭动。医生警告我要保持管子清洁，否则可能会造成感染。我想给他戴上矫正眼镜，但只要他胃的问题不解决，就不可能戴好眼镜。希望等他身体好一点的时候能成功。"

在多斯桑托斯怀孕 5 个月的时候，超声检查发现大卫可能患有先天性畸形，但没有人跟她讲过小头畸形，她也从未听说过寨卡。她说："我只知道登革热。"她不记得自己是否出过皮疹，但在她怀孕的过程中，曾发生过包括羊水渗漏在内的一系列并发症，使她几乎流产。结果，大卫早产了 7 个星期。一年后，母子俩的寨卡病毒检测均呈阳性。

多斯桑托斯目前与她的父母一起住在热博阿陶。在生下小儿子后不久，她就与大卫的父亲分居了。当她带着大卫外出接受治疗时，她的娘家人替她照顾其他孩子。多斯桑托斯说："最初，每个人都愿意提供帮助。但一年后，热情消退了，曾救助我的一个政府计划也将我除名了。从那时起，我开始向阿尔蒂诺·文图拉寻求帮助。"

这样的故事很普遍。疫情暴发后，巴西政府很快就批准了针对贫困家庭的转移支付项目，并承诺每年向专门的康复中心投资3 500 万美元。同时，伯南布哥州政府认捐了 500 万美元，用于建设针对先天性寨卡综合征患儿的区域医疗中心。但在 2016 年年底，巴西国会批准了一项宪法修正案，将公共支出冻结 20 年。在撰写本书时，大多数中心尚未开始建设。相反，由于紧缩政策的影响，像多斯桑托斯这样的妇女不得不四处凑钱，为基本药物和医疗服务买单。对于整治供水系统和处理污水等问题，也看不到任何政府出资的迹象。我们看到的，反而是政府通过针对家庭主妇的宣传运动，将控蚊的责任重新转嫁给家庭。

疫情发展的社会与环境因素持续被忽视，上述故事只是其中的一个侧面。在疫情结束一周年之际，一个人权组织来到巴西，寻访伯南布哥州和帕拉伊巴州的女性。他们发现，有大约四分之一生下小头畸形患儿的女性年龄还不到 20 岁。她们正是最缺乏避孕、性与生殖健康信息的人群。贫民社区的状况也没有给该组织留下很好的印象，他们发现，多数的水沟中都流淌着未经处理的污水，在人们居住的房屋后方，被垃圾填塞的河道和沼泽成了蚊虫的滋生地。

这个组织的妇女权利高级研究员阿曼达·克拉辛（Amanda Klasing）表示："巴西人可能将卫生部宣布寨卡疫情紧急状态结束当作了胜利。但是……只要政府不处理长期存在的蚊虫侵扰问题，不确保人民的生育权，不为寨卡患儿家庭提供支持，巴西人的基本权利就仍处在危险之中。"[41]

利亚娜·文图拉同意这个结论。在她的基金会正在治疗的 325 名儿童中，只有两名是通过私人转诊而来的，其他人都是从公共卫生体系转来的。距疫情结束已有两年，却仍有将近一半的人还在等待寨卡血清检测的结果。她告诉我："我们对寨卡和小头畸形的病理学仍然知之甚少，但坦白地说，这是一件矛盾的事。我们还是希望不会再有另一场寨卡疫情引起世界的惊觉与关注。"

* * *

在酒店退房之前，我决定去博阿维亚任的海滨大道散散步。清晨，当我出发去伊皮通加区时，海浪覆盖了作为路边屏障的岩石，看不到一片海滩。但到下午 4 点，潮水退去后，累西腓著名的珊瑚礁便露了出来，沙滩上扎满了遮阳伞，孩子们在海潮留下的水沟与水洼中欢快地蹚水。海上微风吹拂，是冲浪的理想环境，但令我惊讶的是，碎波带之外并没有冲浪者的身影，也没有人冒险进入海中游泳。很快，我的疑问得到了解答。在距离海滩几米的地方，赫然矗立着一块鲜红字迹、白色背景的指示牌，上面用葡萄牙语写着"危险"，下面用英文标注着"危险——鲨鱼区"。再下方则是用黄色画出的鲨鱼轮廓，还写了应避免下海的情形和时段。其中的一些建议是常识性的，如游泳者不应"在流血或穿戴闪亮物品时"下海，不应在"喝醉"或"独自一人"时冒险入海。除此之外，也不建议在"开阔水域"、"涨潮时"和"黎明与黄昏时"下海。换句话说，除了潮水退去的白天，几乎任何时候都不可以。

沿着海滩再走一段，我看到了瞭望塔和一名救生员。救生员向我解释说，直到 20 世纪 90 年代初，博阿维亚任一直都是冲浪胜地。然而在 1992 年，发生了一系列鲨鱼袭击事件。截至 2013 年，博阿维亚任共发生了 58 起鲨鱼袭击事件，导致 21 人丧命，这迫使当局下达冲浪禁令，并张贴了鲨鱼警示标志。为何鲨鱼会突然改变行为习惯？没有人知道确切原因，但大部分专家将此归因于 20 世纪 80 年代的工程建设——当时在累西腓以南仅 12 英里的苏阿普新修了集装箱港口。在施工期间，工人们疏浚入海口，修建了从岸上一路延伸向大海远处的码头。人们认为，入海口的疏浚工程极大地干扰了牛鲨的繁殖与觅食活动，而牛鲨通常待在靠近岸边的水域，并可以在淡水中活动。然而，更加严重的鲨鱼袭击事件发生在集装箱港口落成后，20世纪90年代的船运激增时期。从大型航海船上抛下的废弃物引来了流离失所的虎鲨。这些虎鲨是专业的清道夫，它们进入苏阿普港之后迅速适应了海岸水域。每天，未经处理的污水都会从累西腓的水道和河流汇入大海，虎鲨就开始在污水中觅食。其结果是，如今就连救生员也不愿在博阿维亚任游泳，而是选择在用氯气消过毒的泳池中训练。如果他们发现了生死攸关的险情，不得不下海救人，就会使用摩托艇。[42]

跨越大西洋的海上航路，以及对国际利润的追逐，是将伊蚊带入这片海岸的罪魁祸首。没有人知道伊蚊首次登陆巴西的确切时间。早在16世纪30年代，第一批葡萄牙殖民者就到达了累西腓北邻的殖民小镇奥林达，并发现了由卡比巴贝里河和贝贝里比河汇流所形成的天然海港，以及保护着入海口的绵长海堤。不过，蚊子最有可能是在16世纪晚些时候到达这里的。那时，葡萄牙船只开始从非洲西海岸向伯南布哥的甘蔗种植园运送奴隶。[43] 1637年，当荷兰人占领了这些种植园，并将殖民地首府迁至累西腓后，甘蔗种植业开始蓬勃发展。而此时，通过中央航路进入加勒比海的英国和荷兰奴隶船已将黄热病引入了巴巴多斯。1685年，累西腓出现了第一次黄热病疫情记录，虫媒病流行周期由此开始。除了20世纪40年代和50年代的短暂安宁期外，虫媒病的威胁从来也没有消失过。

如今，蚊子再次越洋而来。这一次，它们在装满雨水的汽车轮胎中繁殖，正如它们当年在奴隶船上的淡水桶中繁殖一样，在那时，桶的旁边是被锁在甲板下的奴隶。*⁴⁴ 正因为如此，在困扰巴西的虫媒疾病中，寨卡很可能不会是最后一种疾病。考虑到国际航班的增加势头，可以想象，那些当地人很少有，甚至完全没有免疫力的其他病毒和致病微生物，还会不停地随着航班乘客一起来到巴西。

然而，想要预测登陆巴西的下一种病原体是什么，以及它会在什么时候登陆，无异于痴人说梦。就像博阿维亚任的救生员一样，我们能做的只有监视钻出水平线的背鳍和其他潜伏的威胁。不过，尽管我们可能无法撼动全球旅行和全球商业贸易的大势，但我们可以改善地方的卫生和环境条件，正是这些条件使累西腓和巴西的其他城市非常适合伊蚊和其他携带疾病的蚊子的生存。问题不在知识层面上，而是在政治意愿上。

---

* 基本上可以确定，白纹伊蚊（基孔肯雅热的主要媒介，先前仅在东南亚活动）是通过以下方式抵达美洲的：它们在向得克萨斯运输观赏竹和废弃轮胎的轮船上滋生，并通过洲际公路的货运路线扩散到墨西哥和整个拉丁美洲。——原注

结语   **EPILOGUE**

流行病的世纪

> "先生们，最终决定权将在微生物手中。"
>
> ——路易·巴斯德

在北大西洋，鲨鱼从不攻击游泳者。流感是一种细菌性疾病，它只对婴幼儿和老年人构成威胁，而不会影响青壮年。埃博拉病毒仅在赤道非洲的森林地区流行，它无法蔓延到西非的主要城市，更不可能传播到北美或欧洲的城市。

随着流行病的世纪接近尾声，我们意识到，不能轻信专家的发言。专家们一而再再而三地未能提前预测致命传染病的暴发，于是就连他们也开始认识到医学预测的局限性。这不仅是因为微生物变异性很强——从巴斯德的时代起，我们就已经知道这一点——还因为我们一直在帮助微生物变异。一次又一次，我们帮助微生物占据了新的生态位，协助它们传播到新的地区，而且我们通常要到事后才看清这一点。从最近的大流行和流行病来看，前述进程似乎还在加快。如果说 HIV 和 SARS 的流行只是敲响了警钟，那么埃博拉病毒和寨卡病毒可以说是确证。就在寨卡病毒感染被宣布为"国际公共卫生紧急事件"前的几周，美国国家医学院在发表的一份报告中指出："尽管医学科学取得了非凡的进步，我们依然不能轻视传染病的威胁……传染病的基础发病率似乎在上升。"[1]

倘若事实果真如此，那么，为什么会出现这种情况呢？要解答这一问题尚需继续开展研究和求索。当然，城市化和全球化似乎是关键原因。亚洲、非洲和南美洲的大城市，就像修昔底德时代的雅典一样，将大量人口聚集在狭小且通常不卫生的空间内，这为新型病原体的扩增和传播提供了理想条件。过度拥挤会增加病原体传播的风险，尽管有时，技术和建筑环境的改变可以减轻这种风险。在 1924 年洛杉矶墨西哥区暴发鼠疫时，当局的抗疫措施尽管看起来似乎不仅残酷而且不够道德（当然，在如今的加州，很难想象社会活动家们能容忍对少数族裔社区的大面积拆毁和对松鼠的大规模屠杀），但当时，它们有效地消除了洛杉矶市中心及其港口区的鼠疫威胁。同样，空调和现代冷却系统能有效地将人们与蚊子（在市内高楼和贫民窟滋生繁殖）隔绝开，但正如军团病和随后的 SARS 暴发所证实的那样，水塔和通风扇气流也能带来新的疾病风险，尤其是在酒店和医院等封闭环境中。

国际旅行和国际商务带来的更紧密的全球互联无疑是另一个关键因素。16 世纪，天花、麻疹和其他来自旧大陆的病原体需要几周时间才能到达新大陆，黄热病等疾病的传播媒介想要在美洲扎根则需要更长时间，而在拥有国际航班的今天，一种新病毒可以在

72 小时内到达地球上的任何国家。不是微生物自己完成了这项创举，而是我们人类的技术替它们完成的。我们中任何一个人都可能像香港商人约翰尼·陈一样，在不知道自己携带着致命病毒的情况下，登上飞往河内的飞机，轻而易举便将 SARS 传播到越南。的确，每年有数千万人在商务出行或外出游玩时乘坐飞机，随着机票价格越来越便宜，选择航空出行的乘客越来越多，前述的病原体传播风险只会越来越高。想想看，我们一窝蜂地挤进候机室，然后在经济舱里排排坐好，简直就像是 1929 年将鹦鹉热带到巴尔的摩和其他美国城市的笼装亚马孙长尾鹦鹉。区别是，长尾鹦鹉不能选择自己的住处，而我们可以。正如环境历史学家阿尔弗雷德·克罗斯比（Alfred Crosby）所说，国际航行就像"坐在一个巨大的门诊候诊室里，与来自全世界的疾病挨肩擦背"。[2] 奈何，廉价航空公司依然越来越受欢迎。

其他病原体入侵我们城市和生活空间的路线可能更加缓慢、迂回。譬如 HIV，又譬如寨卡病毒。二者的不同之处在于，科学家们早在 1947 年就已经发现了寨卡病毒，一直以来认为它不是紧迫的威胁，但 HIV 却毫无疑问是个"未知的未知"。在 20 世纪 80 年代初医生注意到艾滋病的临床症状之前，没人能够意识到，艾滋病已经在北美的同性恋社群和其他高危群体中悄悄地传播了几年，也没人能够知晓病毒是从非洲传播到海地的，而在那之前它可能已经在非洲静悄悄地隐匿传播了几十年。在科学家掌握了能够追踪 CD4 细胞数量减少（它是 HIV 感染的标志）的技术工具并且理解了逆转录病毒的概念后，上述事实才变得明朗。在那之前，医务人员和公共卫生官员着实不是因为过于自满而对艾滋病不屑一顾，也不是他们不知怎么搞的没有意识到疾病来袭，事实上，美国疾病控制和预防中心在那之前就已经发出警报，提醒大家同性恋者的性病患病率在不断攀升。

但是，埃博拉的情况又不一样。2014 年 5 月，美国疾病控制和预防中心常驻埃博拉问题专家皮埃尔·罗林向上级汇报时说："不论从哪方面看，此次疫情都与先前疫区的常规暴发没什么两样。"但罗林错了，我们之所以说他错，不是因为几内亚森林地区的埃博拉病毒出现了突变，罗林和他的团队没有察觉；而是因为他们没有从非洲之前的 12 次埃博拉疫情大暴发中吸取教训。尤其是，他们忘记了与当地酋长和村长合作的重要性，有了他们的合作，才能更好地让病人相信迅速隔离以及到埃博拉诊疗所就诊的必要性。结果，患者们认为外国医疗队没安好心，选择躲在自己村庄里或找传统治疗师治疗，埃博拉病毒感染的官方病例统计也因此变得失准。等埃博拉病毒携带者开始大量涌进埃博拉诊疗所时，已经为时过晚，许多人已病入膏肓。而且，埃博拉病毒也已经越过国境，在弗里敦和蒙罗维亚肆虐。在 1995 年的基奎特埃博拉疫情中，扎伊尔共和国当局还能通过封锁高速公路防止疾病蔓延到金沙萨，但这一次，很显然，一切都为时已晚。

截至笔者撰写此书时，我们仍不清楚埃博拉病毒最初是如何到达几内亚森林地区的，也不知道它为什么会出现在梅连度。我们猜测埃博拉病毒的扩散机理与 HIV 类似，可能是人们接触当地野生动物时，病毒扩散到了几内亚东南部的人类社区。和引起 SARS 的冠状病毒一样，埃博拉病毒最有可能的宿主也是蝙蝠。然而到目前为止，还没有人从任何种类的蝙蝠身上提取出活的埃博拉病毒，更不用说从一只西非的蝙蝠身上提取到病毒了。*当然，你可以说，疾病生态学家已经知道这种病毒在自然界中存在，而且会不时地感染蝙蝠，但是没有人能确定蝙蝠到底是病毒的主要储存宿主，还是仅仅是病毒传播中的一个中介。关于埃博拉病毒的论述也同样适用于其他来源不明的新发传染病与再发传染病。自 1940 年以来，科学家已鉴定出了 335 种新型人类传染病。这些新疾病中有近三分之二是动物源性疾病，其中有 70% 起源自野生动物，而在动物中，蝙蝠携带的病毒种类又远多于其他哺乳动物。好消息是，近几十年来，科学家已经鉴明了蝙蝠携带的几种病毒；而坏消息则是，最近的一项调查显示，每一种蝙蝠都可能还携带有 17 种未鉴明的病毒，而每种啮齿动物和灵长动物身上则有 10 种。[3]但未知的微生物威胁还不止于此，在所有的新发传染病中，有一半是由细菌和立克次氏体引起的，这恰恰反映出由于抗生素滥用，环境中还存在大量的耐药微生物。[4]

70 年前，在所谓"征服传染病"的巅峰时期，勒内·迪博写道："生活在一个万物流通的世界里，微生物疾病是不可避免的后果之一。"[5]他表示，在一个瞬息万变的世界，科学家有责任"规避智识的傲慢，并警惕任何关于自己知识广度和深度的幻觉或自以为是。"他建议医学研究人员"对预料之外的变化保持警觉，同时需要意识到，即使是对生态平衡微不足道的干扰也可能产生众多惊人

---

* 截至 2020 年 1 月，第六种埃博拉病毒——邦巴利型埃博拉病毒——已经在塞拉利昂、肯尼亚、几内亚的数种蝙蝠体内被发现，但尚无人患病的报道。——译者注

的影响。"[6]

值得称赞的是，现代医学研究人员已经不再轻视耐药病原体问题了（比如引起目前在非洲和东南亚流行的耐多药肺结核和疟疾的病原体）。此外，在2014—2016年应对埃博拉疫情期间，世界卫生组织的应对方式受到了批评，因此现在也小心翼翼，不再表现出自满之态。也正因为如此，2018年2月，在有可能引发传染病大流行的威胁列表中，世界卫生组织添加了一种新的病原体。世界卫生组织已经认识到当下科学认知的局限性，将这种新病原体命名为"未知疾病X"（Disease X），并坦承"一种目前尚不为人知的病原体可能在某天引发严重的国际流行病"。[7]借用唐纳德·拉姆斯菲尔德的用语来换句话说，"未知疾病X"就是一种"未知的未知"。

比尔·盖茨担心，在未来十年的某个时候，生物恐怖主义或自然界发生的变异会引发一场出人预料的传染病暴发，可能会造成大约3 000万人死亡。于是，他通过推进盖茨慈善基金会的工作，努力加紧提升新发传染病监测和流行病应对的水平。[8] 2017年，脸书创始人马克·扎克伯格和妻子普莉希拉·陈也为这些项目投入了可观的资金，他们与盖茨基金会和彭博慈善基金会（Bloomberg Philanthropies）共同发起了一项名为"决心"的项目。该项目由美国疾病控制和预防中心前主任汤姆·弗里登领导，目标是通过投资心血管疾病预防，并支持各国更快地应对埃博拉和其他新发病毒的疫情暴发，从而拯救全球1亿人的生命。[9]与此同时，在注意到"疾病大流行是当今世界最确定的无保险风险因素之一"后，世界银行最近设立了一个5亿美元的应急基金，为对抗"最有可能导致大流行的6种病毒"的大范围疫情暴发提供"应急"资金。[10]这一基金的动议源自当年对埃博拉疫情的迟缓应对，主旨思想是通过发行债券来建立一个现金基金，可以在禽流感、SARS 和其他人畜共患的病毒性疾病的暴发演变为全球性健康威胁之前，迅速为资源匮乏的国家提供资金支持。但是，还没等这个保险基金建成运行，2017 年 9 月马达加斯加暴发的一场迅速蔓延的肺鼠疫就暴露了世界银行计划中的一个致命缺陷——很显然，鼠疫是一种细菌性疾病，故而不在应急基金的覆盖范围内。换句话说，这次肺鼠疫又是一次没人预料到的风险。

在这些举措背后，还潜藏着西班牙流感的幽灵。如果说有什么东西让科学家们明白了谨慎的价值和傲慢的危险，那就是 1918—1919 年流感大流行投下的长长的阴影——鲜用夸张用语的世界卫生组织称其为"人类历史上最致命的疾病流行"。使用现代分子病理学技术，科学家现在可以从造成大流行的 H1N1 病毒中提取其遗传物质。到底是什么因素使西班牙大流感格外致命？自从该项技术问世以来，病毒学家在相关研究中已经取得了巨大进展。通过将 1918 年的病毒与后世仍在流行的 H1N1 毒株进行比较，科学家们也对其流行病学和病理生理学有了更好的认识。此外，1997 年在香港暴发的 H5N1 禽流感，以及随后在中国和东南亚暴发的其他禽流感，都表明禽流感病毒可以直接造成人发病和死亡，而不一定必须通过感染中间的哺乳动物宿主。与此同时，2009 年"墨西哥猪流感"造成的恐慌表明，不同的猪 H1N1 病毒株和人 H1N1 病毒株偶尔可能会重组，产生能造成大流行的新病毒株。不过，到目前为止，还没有一种禽流感病毒或重组猪流感病毒具有 1918 年的流感病毒那么高的毒力并造成那么广泛的传染。此外，科学家们现在已经知道，HINI 西班牙流感在 1918—1919 年对所有年龄段的人都有传染性，但仍未能进一步解答为何它对年轻人来说更为致命，也暂时无法解释为什么死亡率与继发性细菌感染的发生率增加密切相关。因而，尽管在自 1919 年以来的一个世纪中，微生物学、免疫学、疫苗学和预防医学都取得了显著的进步，但流感研究者们依然无法预测何时会出现能造成又一场大流行的新型毒株，也没办法预测它们将会对人类产生什么样的影响。正如大卫·莫朗和杰弗里·陶本博格所说："近几十年来，流感大流行继续催生了许多意想不到的事件，暴露了科学知识的一些根本性欠缺……这些不确定因素使人们很难预测流感的大流行，因此，自然也难以制订适当的计划来预防它们。"[11]

回顾过去一百年的流行病疫情，唯一可以肯定的是，将来一定会出现新的瘟疫和新的流行病。既往的经验告诉我们：问题不在于流行病是否会出现，而在于何时出现。瘟疫或许无法预测，但我们应该知道它们一定会再次来袭。然而，加缪无法预见的是，尝试预测灾难也会造成新的扭曲，带来新的不确定性。在过去的一个世纪中，这种情况出现过两次：1976 年和 2003 年，科学家们认为世界即将迎来一场新的流感大流行，结果却发现流感暴发是虚假预警，真正的危险潜藏于别处。2009 年，世界卫生组织宣布，两种各自流行了 10 余年的著名 HINI 猪流感病毒发生重组，成为墨西哥猪流感病毒，并可能会引发大流行，于是启动了全球流感大流行的防备计划。理论上，这会是 21 世纪第一场疾病大流行，也是 41 年来的首次流感大流行。正如西班牙流感一样，墨西哥猪流感也是 HINI 流感，它可能会是一场史上罕见的大流感，有可能会像 1918—1919

年的流感疫情那样，引发大量的人患病和死亡，各国政府均应做好准备。然而，尽管世界卫生组织的声明引发了广泛的恐慌，预期中的"病毒末日"却并未来临。当人们意识到墨西哥猪流感并不比季节性流感更严重时，人们开始指责世界卫生组织，认为其"捏造"这次疾病大流行预警的目的是帮助疫苗制造商和其他特殊利益集团获益。[12] 这次事件很适合用苏珊·桑塔格的一句话来描述——"一种恒久的现代场景：天启日益逼近……却并未来临。"[13] 当我们展望未来一百年的传染病暴发时，我们希望这则预言依旧能够成真。

致谢 ACKNOWLEDGMENTS

　　这本书源自我十多年来对传染病的研究和思考。我对传染病流行和大流行的兴趣始于 2005 年，当时适逢我去伦敦东部的伦敦玛丽女王大学医学院与病毒学教授约翰·奥克斯福德讨论禽流感。几个月前，H5N1 禽流感病毒株在越南引发了一系列死亡事件。我曾跟约翰说好，在他前往河内为《观察家报》撰写专题文章之前，要给我上一堂流感生态学和病毒学的课。我们的话题很快就转向了包括 1918—1919 年西班牙大流感在内的引人注目的传染病暴发。这是我对流感痴迷的开始。在攻读博士学位和后续的研究中，我对细菌学和疾病生态学历史有了更深的了解。因后续研究获得了惠康基金会的慷慨支持，我得以前往美国和澳大利亚查阅档案，翻看关于西班牙流感和本书涉及的其他流行病的第一手文献。2015 年，惠康基金会还资助我前往塞拉利昂，探访在埃博拉疫情中被波及的患者、临床医生和科学研究人员，在第八章中，我引用了其中几次采访。

1918 年以来，对传染病，尤其是病毒学的科学认知发生了巨大的变化。传染病病原体如此众多，其相关科学认知又不断变化，我深知若想对其进行总结很容易出现错误。我有幸向不同领域的一些顶尖专家求教，他们帮我避免了一部分明显的错误，并协助我准确总结了过去和现在关于相关病原体的科学知识（本书中如有任何错误，责任均在笔者）。以下学者曾对本书特定章节和段落提出建议，在此致谢：温迪·巴克利、凯文·德科克、大卫·弗雷泽、大卫·海曼、迈克尔·科索、埃内斯托·马克斯、乔·麦克达德、大卫·莫朗、裴伟士、塞莉娜·图尔希和利亚娜·文图拉。

此外，我还要感谢图书馆员和档案管理员们，他们帮我找到了关键文献，还提醒我关注那些我本可能会忽视的档案。我要特别感谢以下几位：美国国家历史博物馆医学和科学馆馆长黛安娜·文特；美国疾病控制和预防中心大卫·J. 森瑟尔博物馆馆长路易丝·E. 肖；加州大学旧金山分校档案和特别收藏部主任波利娜·E. 伊利耶娃。感谢伦敦惠康图书馆、马里兰州贝塞斯达的国家医学图书馆和国家档案馆的工作人员。此外，还要感谢国会图书馆的报刊图书管理员，他们帮助我找到了赫斯特集团《美国人周刊》1930 年 1 月关于布宜诺斯艾利斯剧团鹦鹉热暴发的报道。

写书，尤其是写内容如此丰富的一本书，不是一件轻而易举的事，我要感谢我的经纪人帕特里克·沃尔什，他督促并鼓励我说，我的写作初衷能够打动一位热情的编辑。安妮·博加特对洛杉矶了解颇多，我要对她给我的指导以及对肺鼠疫章节的评论表示谢意。感谢我的妻子珍妮特，她或许没能成为一名编辑，但一直以来却丝毫不逊于专业编辑。她审阅了最多的书稿，对她在智识和情感上的支持，我衷心感谢。最后，我很庆幸"拿到"这本书的编辑是我之前在法勒、斯特劳斯和吉鲁出版社的同事约翰·格卢斯曼，他的认可和努力使本书得以出版。

注释 NOTES

序言

I. Richard Fernicola, *Twelve Days of Terror: A Definitive Investigation of the 1916 New Jersey Shark Attacks* (Guilford, CT: Globe Pequot Press, 2001), xxiv–xxx.

2. 对新泽西鲨鱼袭击事件的最佳描述当属米歇尔·卡普佐的《海岸边》（*Close to Shore*, London: Headline Publishing, 2001）。这些鲨鱼袭击事件也激发了彼得·本奇利的灵感，令他写下了1974年的畅销小说《大白鲨》，后来，史蒂芬·斯皮尔伯格执导了基于其改编的同名电影。不过在小说和电影中，鲨鱼袭击事件的发生地点被设定在长岛一个虚构的度假小镇——艾米蒂岛。

3. David Oshinsky, *Polio: An American Story* (Oxford: Oxford University Press, 2005), 19–23.

4. John Paul, *A History of Poliomyelitis* (New Haven, CT: Yale University Press, 1971), 148–60; Naomi Rogers, *Dirt and Disease: Polio before FDR*. Health and Medicine in American Society (New Brunswick, NJ: Rutgers University Press,

1992), 2–6.

5. René Dubos, *Mirage of Health: Utopias, Progress and Biological Change* (New Brunswick, NJ: Rutgers University Press, 1996), 266–67.

6. 2002 年 2 月 12 日，也就是"9·11"事件发生 5 个月后，美军入侵伊拉克之前的一年，时任美国国防部长的唐纳德·拉姆斯菲尔德在五角大楼记者招待会上，就伊拉克统治者萨达姆·侯赛因的秘密武器项目构成潜在威胁的传言答记者问。一名记者问道，关于伊拉克曾试图或已经给恐怖主义者提供大规模杀伤性武器一事，他掌握了什么证据？拉姆斯菲尔德答道："那些持'事情还没发生'之类言论的报道一直让我觉得很可笑。如我们所知，有一些事情是'已知的已知'，即有些事情我们知道自己知道；还有一些事情是'已知的未知'，即有些事情我们知道自己不知道。但除此之外，还有一些事情是'未知的未知'——我们不知道自己不知道的事情。"

一时间，拉姆斯菲尔德这段宛如"爱丽丝梦游仙境"般玄幻的言论，成为众人嘲讽的对象。但很多批评者后来也承认，拉姆斯菲尔德引用了一个非常著名的概念，这一概念来自知识哲学和科学事实的社会建构论。的确，许多科学研究都是基于探查"已知的未知"。科学家们先提出假说，接着设计实验，检验初始假设（或普遍接受的观点）。一开始，研究者并不知道实验结果是否会支持初始假设。不过通常来说，研究者都认为检验结果不会超出他们预估的那些可能性结果。但偶尔也会出现结果完全出乎意料的情况，这就是一种"未知的未知"。

科学史家常常使用这种观念，来描述自然事件（比如地震、气候变化、疾病大流行等）中的不确定性对现代社会产生的灾难性威胁，但关于这些事件的既有知识却是片面的。然而，除了拉姆斯菲尔德所说的三种知识类型，科学史家还提出了第四个类型——"未知的已知"，即实验者们认为他们已经知晓了关于某个科学事物的一切，却不知道自己忽视掉了某些重要方面（这种知识有时也被称作"令人不安的知识"）。肺鼠疫、鹦鹉热、埃博拉和寨卡都属于此类。相比之下，军团病、SARS、HIV 则属于"未知的未知"。从某种程度上来说，在 1918 年之前，没人研究过流感病毒，因此西班牙流感也可以被看作一种"未知的未知"，尽管许多研究者曾怀疑它是一种滤过性病原体，进而对该疾病的细菌学解释感到不安。欲了解拉姆斯菲尔德评论的背景和语境，见：Errol Morris, "The Certainty of Donald Rumsfeld," *New York Times*, March 25, 2014, accessed September 1, 2017, https://opinionator.blogs.nytimes.com/2014/03/25/the-certainty-of-donald-rumsfeld-part-1/?mcubz=1. 关于拉姆斯菲尔德所提到的知识哲学概念与"未知的已知"，见：Steve Rayner, "Uncomfortable Knowledge: The Social Construction of Ignorance in Science and Environmental Policy Discourses," *Economy and Society* 41, no. 1 (February 1, 2012): 107–25.

7. Thucydides, *History of the Peloponnesian War* (Harmondsworth, UK: Penguin, 1972); David Morens et al., "Epidemiology of the Plague of Athens," *Transactions of the American Philological Association* 122 (1992): 271–304.

第一章

1. Roger Batchelder, *Camp Devens* (Boston: Small Maynard, 1918), 11.

2. Batchelder, *Camp Devens*, 94.

3. Carol R. Byerly, "The U.S. Military and the Influenza Pandemic of 1918–1919," *Public Health Reports* 125, suppl. 3 (2010): 82–91.

4. William Osler, Henry A. Christian, and James G. Carr, *The Principles and Practice of Medicine: Designed for the Use of Practitioners and Students of Medicine*, 16th edition (New York and London: D. Appleton-Century, 1947), 41.

5. Victor Vaughan, *A Doctor's Memories* (Indianapolis: Bobbs-Merrill, 1926), 424–25.

6. J. A. B. Hammond et al., "Purulent Bronchitis: a study of cases occurring amongst the British troops at a base in France," *The Lancet* 190, no. 4898 (July 14, 1917): 41–46.

7. A. Abrahams et al., "Purulent Bronchitis: its influenzal and pneumococcal bacteriology," *The Lancet* 190, no. 4906 (September 8, 1917): 377–82.

8. A. Abrahams et al., "A Further Investigation into Influenzo-pneumococcal and Influenzo-streptococcal Septicaemia: Epidemic influenzal 'pneumonia' of highly fatal type and its relation to 'purulent bronchitis,' " *The Lancet* 193, no. 4975 (July 5, 1919): 1–11.

9. E. L. Opie et al., "Pneumonia at Camp Funston," *Journal of the American Medical Association* (January 11, 1919): 108–16.

10. Byerly, "The U.S. Military and the Influenza Pandemic of 1918–1919," 125.

11. "Letter to Susan Owen, June 24 1918," in *Wilfred Owen Collected Letters*, ed. H. Owen and J. Bell (London: Oxford University Press, 1967).

12. 科赫法则如下：如要确定某种微生物是否为某疾病的病原体，这个微生物必须在所有临床病例中都能检出；当把它分离并纯培养后，注射入健康实验动物体内，动物必须要发展出同种疾病。

13. E. L. Opie et al., "Pneumonia at Camp Funston," *Journal of the American Medical Association* 72, no. 2 (January 11, 1919): 108–16.

14. Dorothy A. Petit and Janice Bailie, *A Cruel Wind: Pandemic Flu in America, 1918–1920* (Murfreesboro, TN: Timberlane Books, 2008), 83.

15. Batchelder, *Camp Devens*, 16.

16. Letters and postcards from Pvt. Clifton H. Skillings, *Bangor Daily News*, accessed July 6, 2017, https://bangordailynews.com/2009/05/15/news/letters-postcards-from-pvt-clifton-h-skillings/.

17. F. M. Burnet and E. Clark, *Influenza: A Survey of the Last Fifty Years*. Monographs from the Walter and Eliza Hall Institute of Research in Pathology and Medicine, no. 4 (Melbourne: Macmillan, 1942); Anton Erkoreka, "Origins of the Spanish Influenza Pandemic (1918–1920) and Its Relation to the First World War," *Journal of Molecular and Genetic Medicine: An International Journal of Biomedical Research* 3, no. 2 (November 30, 2009): 190–94.

18. V. Andreasen et al., "Epidemiologic Characterization of the 1918

Influenza Pandemic Summer Wave in Copenhagen: Implications for Pandemic Control Strategies," *The Journal of Infectious Diseases* 197, no. 2 (2008): 270–78.

19. Petit and Bailie, *A Cruel Wind*, 85.

20. Paul G. Woolley, "The Epidemic of Influenza at Camp Devens, MASS," *Journal of Laboratory and Clinical Medicine* 4, no. 6 (March 1919): 330–43.

21. R. N. Grist, "Pandemic Influenza 1918," *British Medical Journal* 2, no. 6205 (December 22, 1979): 1632–33.

22. John M. Barry, *The Great Influenza: The Epic Story of the Deadliest Plague in History* (New York: Viking Penguin, 2004), 187–88.

23. A. Abrahams et al., "A further investigation into influenzo-pneumococcal and influenzo-streptococcal septicaemia," *The Lancet* 193, no. 4975 (July 5, 1919): 1–11.

24. Barry D. Silverman, "William Henry Welch (1850–1934): The Road to Johns Hopkins," *Proceedings Baylor University Medical Center* 24, no. 3 (2011): 236–42.

25. "The Four Founding Physicians," Johns Hopkins Medicine, accessed July 6, 2017, http://www.hopkinsmedicine.org/about/ history/history5.html.

26. Woolley, "The Epidemic of Influenza at Camp Devens, MASS."

27. Vaughan, *A Doctor's Memories*, 383–84.

28. Jim Duffy, "The Blue Death—Flu Epidemic of 1918," *Johns Hopkins School of Public Health*, Fall 2004, accessed July 6, 2017, http://magazine.jhsph.edu/2004/fall/prologues/index.html.

29. Woolley, "The Epidemic at Camp Devens, MASS."

30. Jeffery K. Taubenberger et al., "The Pathology of Influenza Virus Infections," *Annual Review of Pathology* 3 (2008): 499–522.

31. Barry, *The Great Influenza*, 190–91, 288.

32. Pfeiffer recommended Ziehl-Neelsen's carbol-fuchsin stain. Pickett-Thomson Research Laboratory, ed., *Annals of the Pickett-Thomson Research*

Laboratory 9 (London: Bailliere, Tindall & Cox, 1924): 275.

33. Barry, *The Great Influenza*, 289–90.

34. 流感嗜血杆菌（*H. influenzae*），也被称作 B 型流感嗜血杆菌，能够引起多种类型的感染，从轻微的中耳炎，到严重的菌血症和肺炎皆可能发生。对于未接种疫苗的儿童来说，脑膜炎尤其危险，即使接受治疗，也会有大约二十分之一的死亡率。

35. A. Sally Davis et al., "The Use of Non-human Primates in Research on Seasonal, Pandemic and Avian Influenza, 1893–2014," *Antiviral Research* 117 (May 2015): 75–98.

36. John M. Eyler, "The State of Science, Microbiology, and Vaccines Circa 1918," *Public Health Reports* 3, no. 125 (2010): 27–36.

37. "Bacteriology of The 'Spanish Influenza' 1," *The Lancet* 192, no. 4954 (August 10, 1918), 177.

38. Royal College of Physicians, London, "Prevention and Treatment of Influenza," *British Medical Journal* 2, no. 3020 (November 16, 1918): 546.

39. S. W. B. Newson, *Infections and Their Control: A Historical Perspective* (Los Angeles and London: Sage, 2009), 36.

40. Erling Norrby, "Yellow Fever and Max Theiler: The Only Nobel Prize for a Virus Vaccine," *The Journal of Experimental Medicine* 204, no. 12 (November 26, 2007): 2779–84.

41. Myron G. Schultz et al., "Charles-Jules-Henri Nicolle," *Emerging Infectious Diseases* 15, no. 9 (September 2009): 1519–22; Ludwik Gross, "How Charles Nicolle of the Pasteur Institute Discovered That Epidemic Typhus Is Transmitted by Lice: Reminiscences from My Years at the Pasteur Institute in Paris," *Proceedings of the National Academy of Sciences* 93, no. 20 (October 1, 1996): 10539–40.

42. C. Nicolle et al., "Quelques notions expérimentales sur le virus de la grippe," *Comptes Rendus de l'Académie Sciences* 167 (1918 II): 607–10; C.

Nicolle et al., "Recherches expérimentales sur la grippe," *Annales d'Institut Pasteur* 33 (1919): 395.

43. Davis, Taubenberger, and Bray, "The use of nonhuman primates in research on seasonal, pandemic and avian influenza, 1893–2014."

44. 这项技术是由范德堡大学的欧内斯特·古德帕斯丘开发的，但第一个将此技术应用到流感病毒培养的是澳大利亚研究者、诺贝尔奖获得者弗兰克·麦克法兰·伯内特。见：F. M. Burnet, *Changing Patterns: An Atypical Biography* (Melbourne: Heinemann, 1968), 41, 90–91.

45. C. R. Byerly, *Fever of War: The Influenza Epidemic in the U.S. Army During World War I* (New York: New York University Press, 2005), 102–3.

46. Nancy. K. Bristow, *American Pandemic: The Lost Worlds of the 1918 Influenza Epidemic* (New York and Oxford: Oxford University Press, 2012), 101.

47. "New York prepared for influenza siege," *New York Times*, September 19, 1918, 11.

48. "Vaccine for Influenza," *New York Evening Post*, October 12, 1918, 8.

49. Barry, *The Great Influenza*, 279.

50. John M. Eyler, "The State of Science, Microbiology, and Vaccines Circa 1918," *Public Health Reports* 3, no. 125 (2010): 27–36.

51. "Battle Influenza Microbes, Noted Physician Warns," *Chicago Herald Examiner*, October 6, 1918, 1.

52. "Spanish Influenza and the Fear of It," *Philadelphia Inquirer*, October 5, 1918, 12; "Stop the Senseless Influenza Panic," *Philadelphia Inquirer*, October 8, 1918, 12.

53. Herbert French, "The clinical features of the influenza epidemic of 1918–19," UK Ministry of Health, *Report on the Pandemic of Influenza 1918–19* (London: HMSO, 1920), 66–109.

54. Letter from Harry Whellock, Cape Province, South Africa, 10 November 1918. Mullocks sale item.

55. A. E. Baumgardt to Richard Collier, May 28, 1972, Richard Collier Collection, Imperial War Museum. IWM 63/5/1.

56. Albert Camus, *The Plague*, trans. Robin Buss (New York: Penguin Classics, 2002), 31.

57. John F. Bundage et al., "Deaths from Bacterial Pneumonia During 1918–19 Influenza Pandemic," *Emerging Infectious Diseases* 14, no. 8 (August 2008): 1193–99.

58. Jeffery K. Taubenberger et al., "1918 Influenza: The Mother of All Pandemics," *Emerging Infectious Diseases* 12, no. 1 (January 2006): 15–22.

59. T. Tumpey et al., "Characterization of the Reconstructed 1918 Spanish Influenza Pandemic Virus," *Science* 310, no. 5745 (July 10, 2005): 77–80; J. K. Taubenberger et al., "Characterization of the 1918 Influenza Virus Polymerase Genes," *Nature* 437, no. 7060 (October 6, 2005): 889–93.

60. Ann H. Reid et al., "Evidence of an Absence: The Genetic Origins of the 1918 Pandemic Influenza Virus," *Nature Reviews. Microbiology* 2, no. 11 (November 2004): 909–14.

61. Michael Worobey et al., "Genesis and Pathogenesis of the 1918 Pandemic H1N1 Influenza A Virus," *Proceedings National Academy of Sciences* 111, no. 22 (June 3, 2014): 8107–12.

62. 英国病毒学家约翰·奥克斯福德提出，这种基因重组可能发生在1916—1917年冬天的埃塔普勒。当时，营地已有数百名士兵患上"化脓性支气管炎"。埃塔普勒挤满了要上前线的士兵，还有军营里引以为傲的自建养猪棚，甚至还有许多人养了鸭子和鹅作为宠物。这里的生态环境为鸟类病毒跳跃到人类身上，或是先与其他哺乳动物的基因重组再感染人创造了完美的条件。无独有偶，约翰·巴里提出，芬斯顿营地300英里以西的哈斯克尔县——一个人口稀少的农业地区，以饲养家禽和猪为主业——同样有适于禽流感病毒基因重组的生态条件。不过，他认为1918年3月芬斯顿营地的疫情是西班牙流感的先导，这一观点有待商榷。与1918年晚秋时的疫情和

1917 年埃塔普勒的疫情不同，芬斯顿营地那次并没有天芥菜紫绀症状的报告。此外，1918 年夏天，在哥本哈根等北欧城市暴发了大范围的流感疫情，该疫情的特点是年轻群体的死亡率异常之高，而这正是 1918 年晚秋和 1917 年埃塔普勒疫情的特点。再加上 1918 年 2—4 月，纽约也先出现了类似特点的流感疫情，巴里的芬斯顿营地疫情是大流行先导的观点被进一步否定了。根据纽约疫情研究者的说法，上述发现"挑战了病毒 1918 年春源自堪萨斯州的普遍观点，并再次提出这样一种可能性：病毒是随着'一战'时的军队迁移，从欧洲来到了纽约"。见：John S. Oxford, "The So-Called Great Spanish Influenza Pandemic of 1918 May Have Originated in France in 1916," *Philosophical Transactions of the Royal Society of London, Series B* 356, 1416 (2001): 1857–59; John M. Barry, "The Site of Origin of the 1918 Influenza Pandemic and its Public Health Implications," *Journal of Translational Medicine* 2 (January 20, 2004): 3; Viggo Andreasen et al., "Epidemiologic Characterization of the 1918 Influenza Pandemic Summer Wave in Copenhagen: Implications for Pandemic Control Strategies," *The Journal of Infectious Diseases* 197, no. 2 (January 2008): 270–78; Donald R. Olson et al., "Epidemiological Evidence of an Early Wave of the 1918 Influenza Pandemic in New York City," *Proceedings of the National Academy of Sciences of the United States of America* 102, no. 31 (August 2005): 11059–63.

63. Worobey et al., "Genesis and Pathogenesis."

64. Kevin D. Patterson, *Pandemic Influenza, 1700–1900: A Study in Historical Epidemiology* (Totowa, NJ: Rowman and Littlefield, 1986), 49–82.

65. Taubenberger et al., "The Pathology of Influenza Virus Infections."

66. E. W. Goodpasture, "The Significance of Certain Pulmonary Lesions in Relation to the Etiology of Influenza," *American Journal of Medical Science* 158 (1919): 863–70.

67. "Remarks of Dr. William H. Welch, 1926," Chesney Medical Archives, Johns Hopkins University, Baltimore, MD.

68. Terence M. Tumpey et al., "Characterization of the Reconstructed 1918

Spanish Influenza Pandemic Virus," *Science* 310, no. 5745 (2005): 77–80.

69. Worobey et al., "Genesis and Pathogenesis of the 1918 Pandemic H1N1 Influenza A Virus."

70. Susanne L. Linderman et al., "Antibodies with 'Original Antigenic Sin' Properties Are Valuable Components of Secondary Immune Responses to Influenza Viruses," *PLOS Pathogens* 12, no. 8 (2016): e1005806.

71. David M. Morens et al., "The 1918 Influenza Pandemic: Lessons for 2009 and the Future," *Critical Care Medicine* 38, no. 4 suppl. (April 2010): e10–20.

72. Jefferey K. Taubenberger et al., "Influenza: The Once and Future Pandemic," *Public Health Reports* 125, no. 3 (2010): 16–26.

73. F. M. Burnet, *Natural History of Infectious Disease* (Cambridge: Cambridge University Press, 1953).

74. Burnet, *Changing Patterns*.

75. F. M. Burnet, "Influenza Virus 'A' Infections of Cynomolgus Monkeys," *Australian Journal of Experimental Biology and Medicine* 19 (1941): 281–90.

76. F. M. Burnet and E. Clark, *Influenza: a survey of the last fifty years*. Monographs from the Walter and Eliza Hall Institute of Research in Pathology and Medicine, no. 4 (Melbourne: Macmillan, 1942).

第二章

1. Walter M. Dickie and California State Board of Health, "Reports on Plague in Los Angeles, 1924–25," 11–30, HM 72874, The Huntington Library, San Marino, CA.

2. William Deverell, *Whitewashed Adobe: The Rise of Los Angeles and the Remaking of Its Mexican Past* (Berkeley: University of California Press, 2004), 3.

3. Mark Reisler, *By the Sweat of Their Brow: Mexican Immigrant Labor in the United States, 1900–1940* (Westport, CT: Greenwood, 1976), 180.

4. Dickie, "Reports on Plague in Los Angeles, 1924–25."

5. Emil Bogen, "The Pneumonic Plague in Los Angeles," *California and Western Medicine* (February 1925): 175–76.

6. "The Pneumonic Plague in Los Angeles," 175–76.

7. California State Board of Health, Special Bulletin, no. 46, "Pneumonic Plague, Report of an Outbreak at Los Angeles, California, October–November, 1924," Sacramento: California State Printing Office, 1926.

8. Dickie, "Reports on Plague in Los Angeles, 1924–25."

9. Bogen, "Pneumonic Plague in Los Angeles"; Deverell, *Whitewashed Adobe*, 176–82.

10. Dickie, "Reports on Plague in Los Angeles, 1924–25."

11. Frank Feldinger, *A Slight Epidemic: The Government Cover-Up of Black Plague in Los Angeles* (Silver Lake Publishing Kindle edition, 2008), location 473.

12. "USGS Circular 1372, Plague," accessed May 11, 2016, http://pubs.usgs.gov/circ/1372/.

13. Ole Jørgen Benedictow, *The Black Death, 1346–1353: The Complete History* (Suffolk: Boydell Press, 2004), 382.

14. John Kelly, *The Great Mortality* (New York and London: Harper Perennial, 2006), 22.

15. Deverell, *Whitewashed Adobe*, 182.

16. 按照在旧金山工作的细菌学家卡尔·迈耶的说法，这份声明出自科尔比·W.E. 卡特和弗农·林克的作品，见："Unpublished biography of Karl F. Meyer and related papers, written and compiled by William E. Carter and Vernon B. Link, 1956–1963," Sixth interview, 199, UCSF Library, Archives, and Special Collections, MSS 63–1. Hereafter "Carter MSS."

17. Marilyn Chase, *The Barbary Plague: The Black Death in Victorian San Francisco* (New York: Random House, 2003), 160.

18. 1898 年，在卡拉奇工作的法国研究者保罗-路易·西蒙用病鼠饲养猫，再从猫身上捕捉跳蚤，最后用跳蚤成功地将鼠疫传染给了未感染的老鼠。不过，其他一些专家对此方法提出质疑，进而怀疑他的研究结果。因此直到 1914 年，李斯特研究所的两位英国研究者在更加严格的条件下重复了西蒙的实验后，才确证了鼠疫的跳蚤-老鼠传播途径。见：Edward A. Crawford, "Paul-Louis Simond and His Work on Plague," *Perspectives in Biology and Medicine* 39, no. 3 (1996): 446–58.

19. 第一个提出旱獭与鼠疫有联系的人是俄国医学家米哈伊尔·爱德华多维奇·别里亚夫斯基。通过研究 1894 年中俄边境阿克沙（Aksha）的腺鼠疫疫情，别里亚夫斯基提出，当地蒙古人和布里亚特人经常捕猎的啮齿动物——西伯利亚旱獭——可能是鼠疫的携带者。在剥除患病动物皮毛时，人就可能感染鼠疫。4 年后，另一位俄国研究者达尼洛·扎博洛特内在研究蒙古东部肺鼠疫疫情时，也得出了相同的结论。见：Christos Lynteris, *Ethnographic Plague: Configuring Disease on the Chinese-Russian Frontier* (London: Palgrave Macmillan, 2016).

20. William B. Wherry, "Plague among the Ground Squirrels of California," *The Journal of Infectious Diseases* 5, no. 5 (1908): 485–506.

21. Chase, *Barbary Plague*, 189. *Cittelus beechyi* has since been renamed *Otospermophilus beecheyi*.

22. 1914 年，伦敦李斯特研究所的研究人员证实，鼠疫杆菌能够在印鼠客蚤的前胃中增殖并结块。这些结块会阻碍跳蚤吸食的血液到达中肠，使跳蚤一直处于饥饿状态，从而增加跳蚤吸血的次数，再加上带菌物质会随着摄取的血液反流到人的伤口处，这使跳蚤成为极其危险的病菌携带者。不过这些结块的形成需要 12~16 天，因此人们认为印鼠客蚤具有传染性的时间不够长，不足以作为动物流行病学的影响因素。见：Rebecca J. Eisen et al., "Early-Phase Transmission of Yersinia Pestis by Unblocked Fleas as a Mechanism Explaining Rapidly Spreading Plague Epizootics," *Proceedings of the National Academy of Sciences* 103, no. 42 (2006): 15380–85.

23. McCoy, "Plague Among the Ground Squirrels in America," *Journal of*

Hygiene 10, no. 4 (1910–1912): 589–601.

24. Wherry, "Plague Among the Ground Squirrels of California."

25. Meyer, "The Ecology of Plague," *Medicine* 21, no. 2 (May 1941): 143–74 (147).

26. P. C. C. Garnham, "Distribution of Wild-Rodent Plague," *Bulletin of the World Health Organization* 2 (1949): 271–78.

27. W. H. Kellogg, "An Epidemic of Pneumonic Plague," *American Journal of Public Health* 10, no. 7 (July 1920): 599–605.

28. J. N. Hays, *The Burdens of Disease: Epidemics and Human Response in Western History* (New Brunswick, NJ, and London: Rutgers University Press, 2009), 184–85.

29. W. H. Kellogg, "Present Status of Plague, With Historical Review," *American Journal of Public Health* 10, no. 11 (November 1, 1920): 835–44; Guenter B. Risse, *Plague, Fear and Politics in San Francisco's Chinatown (*Baltimore: Johns Hopkins University Press, 2012), 156–58, 167–69. The commission was led by Simon Flexner, the head of the Rockefeller Institute for Medical Research in New York, and had the aim of exonerating the Marine Hospital Service.

30. Eli Chernin, "Richard Pearson Strong and the Man-churian Epidemic of Pneumonic Plague, 1910–1911," *Journal of the History of Medicine and the Allied Sciences* 44 (1989): 296–391.

31. Wu Lien-Teh, *A Treatise on Pneumonic Plague* (Geneva: League of Nations Health Organization, 1926).

32. Oscar Teague and M. A. Barber, "Studies on Pneumonic Plague and Plague Immunization, III. Influence of Atmospheric Temperature upon the Spread of Pneumonic Plague," *Philippine Journal of Science* 7B, no. 3 (1912): 157–72.

33. Wu, *Treatise on Pneumonic Plague*.

34. Kellogg, "Epidemic of Pneumonic Plague," 605.

35. Viseltear, "Pneumonic plague epidemic."

36. "Nine Mourners At Wake Dead," *Los Angeles Times*, November 1, 1924.

37. Viseltear, "Pneumonic plague epidemic," 41.

38. "Malady outbreak traced," *Los Angeles Times*, November 5, 1924, A10.

39. Deverell, *Whitewashed Adobe*, 197.

40. Deverell, *Whitewashed Adobe*, 197.

41. Deverell, *Whitewashed Adobe*, 185–86.

42. Albert Camus, *The Plague* (New York: Random House, 1948), 35.

43. Emil Bogen, "Pneumonic Plague in Los Angeles: A Review," 1925, MSS Bogen Papers, The Huntington Library, San Marino, CA.

44. Dickie, "Reports on Plague in Los Angeles, 1924–25," 32–34.

45. Deverell, *Whitewashed Adobe*, 197.

46. "Disease Spread Checked," *Los Angeles Times*, November 6, 1924, A1.

47. Viseltear, "Pneumonic plague epidemic," 42.

48. Viseltear, "Pneumonic plague epidemic," 43.

49. Feldinger, *A Slight Epidemic*, location 1838.

50. Viseltear, "Pneumonic plague epidemic," 46.

51. Meyer, Carter MSS, Sixth interview, 209.

52. Deverell, *Whitewashed Adobe*, 197–98.

53. Bess Furman, *A Profile of the U.S. Public Health Service 1798–1948* (Bethesda, MD: National Library of Medicine, 1973), 350–51.

54. "Rat War Death Toll Is Heavy," *Los Angeles Times*, November 30, 1924, B1.

55. "Malady Outbreak Traced," *Los Angeles Times*, November 5, 1924, A10.

56. "Rat War Death Toll Is Heavy."

57. Meyer, Carter MSS, Sixth interview, 211.

58. "Report Hugh Cumming to Secretary of Treasury, June 23, 1925," RG

90 Records of the Public Health Service, General Subject File, 1924–1935, State Boards of Health, California, 0425–70.

59. Meyer, "Ecology of Plague," 148.

60. "Signs of Bubonic Plague in Three American Cities," *New York Times*, February 8, 1925; Letter from Cumming to medical officers in charge of U.S. quarantine stations, December 22, 1924, RG 90 General Subject File, 1924–1935, 0452–183 General (Plague).

61. "Quarantine Ordered Against Bubonic Rats," *New York Times*, January 1, 1925.

62. Letter from A. G. Arnoll to Robert B. Armstrong, January 8, 1925, RG 90, Records of the Public Health Service, General Subject File, 1924–1935, State Boards of Health, California, 0425–70.

63. "Report Hugh Cumming to Secretary of Treasury, June 23, 1925," RG 90 Records of the Public Health Service, General Subject File, 1924–1935, State Boards of Health, California, 0425–70.

64. Dickie, "Reports on Plague in Los Angeles, 1924–25," 23–24.

65. 1348 年，黑死病第一次在欧洲肆虐，在意大利编年史家的记录中，腺鼠疫和肺鼠疫的症状均有记载。在 7 世纪冰岛和挪威暴发的鼠疫疫情中，大多数病例也应是肺鼠疫，因为在这些北方国家，冬天过于寒冷，鼠-蚤传播无法长期存在，而寒冷的气候却有利于肺鼠疫的传播。

66. K. F. Meyer, "Selvatic Plague—Its Present Status in California," *California and Western Medicine* 40, no. 6 (June 1934): 407–10; Mark Honigsbaum, " 'Tipping the Balance': Karl Friedrich Meyer, latent infections and the birth of modern ideas of disease ecology," *Journal of the History of Biology* 49, no. 2 (April 2016): 261–309.

67. C. R. Eskey et al., *Plague in the Western Part of the United States* (Washington, DC: US Public Health Service, 1940).

68. Meyer, "Selvatic Plague—Its Present Status in California."

69. "Plague Homepage | CDC," accessed May 11, 2016, http://www.cdc.gov/plague/.

70. Eisen et al., "Early-Phase Transmission of Yersinia Pestis by Unblocked Fleas as a Mechanism Explaining Rapidly Spreading Plague Epizootics."

71. "Human Plague—United States, 2015," accessed May 11, 2017, http://www.cdc.gov/mmwr/preview/mmwrhtml/mm6433a6.htm?s_cid=mm6433a6_w.

72. Wendy Leonard, "Utah Man Dies of Bubonic Plague," DeseretNews.com, August 27, 2015, accessed May 11, 2017, http://www.deseretnews.com/article/865635488/Utah-man-dies-of-bubonic-plague.html?pg=all.

73. Kenneth L. Gage and Michael Y. Kosoy, "Natural History of Plague: Perspectives from More than a Century of Research," *Annual Review of Entomology* 50 (2005): 505–28; "USGS Circular 1372 Plague, Enzootic and Epizootic Cycles, 38–41," accessed May 11, 2016, http://pubs.usgs.gov/circ/1372/.

第三章

1. V. L. Ellicott and Charles H. Halliday, "The Psittacosis Outbreak in Maryland, December 1929, and January 1930," *Public Health Reports* 46, no. 15 (1931): 843–65; Jill Lepore, "It's Spreading: Outbreaks, Media Scares, and the Parrot Panic of 1930," *New Yorker*, June 1, 2009.

2. "Killed by a Pet Parrot," *American Weekly*, January 5, 1930.

3. Paul De Kruif, *Men Against Death* (London: Jonathan Cape, 1933.), 181.

4. De Kruif, *Men Against Death*, 182.

5. De Kruif, *Men Against Death*, 203.

6. The journal was most likely *La Revista de La Asociación Médica Argentina*. Enrique Barros, "La Psittacosis En La República Argentina," *La Revista de La Asociación Médica Argentina*, Buenos Aires, 1930.

7. "Killed by a Pet Parrot," *American Weekly*, January 5, 1930.

8. E. L. Sturdee and W. M. Scott, *A Disease of Parrots Communicable to Man (Psittacosis)*. Reports on Public Health and Medical Subjects, no. 61 (London: H.M.S.O., 1930), 4–10.

9. "30,000 Parrots Here; Amazon Best Talker," *New York Times*, January 29, 1930.

10. Katherine C. Grier, *Pets in America: A History* (Chapel Hill: University of North Carolina Press, 2006), 244.

11. Sturdee and Scott, *A Disease of Parrots Communicable to Man*, 10–17.

12. De Kruif, *Men Against Death*, 182.

13. Albin Krebs, "Dr. Paul de Kruif, Popularizer of Medical Exploits, Is Dead," *New York Times*, March 2, 1971.

14. Paul De Kruif, "Before You Drink a Glass of Milk," *Ladies Home Journal*, September 1929.

15. Nancy Tomes, "The Making of a Germ Panic, Then and Now," *American Journal of Public Health* 90, no. 2 (February 2000): 191–98.

16. "Topics of the Times: Warning Against Parrots," *New York Times*, January 11, 1930.

17. "Vienna Specialist Blames 'Mass Suggestion' for Parrot Fever Scare, Which He Holds Baseless," *New York Times*, January 16, 1930.

18. "Stimson's Parrot Is Banished for Cursing," *New York Times*, January 18, 1930.

19. Edward. A. Beeman, *Charles Armstrong, M.D.: A Biography* (Bethesda, MD: Office of History, National Institute of Healths, 2007), 45.

20. Jeanette Barry, *Notable Contributions to Medical Research by Public Health Scientists, U.S. Department of Health: A Bibliography to 1940* (Washington, DC: US Department of Health, Education and Welfare, 1960), 5–8.

21. De Kruif, *Men Against Death*, 182, 185.

22. De Kruif, *Men Against Death*, 181.

23. Bess Furman, *A Profile of the U.S. Public Health Service* 1798–*1948* (Bethesda, MD: National Library of Medicine, 1973), 370–73.

24. Beeman, *Charles Armstrong*, 145.

25. "Parrot Fever Kills 2 In This Country," *New York Times*, January 11, 1930.

26. "Hunts For Source of 'Parrot Fever,' " *New York Times*, January 12, 1930.

27. "Parrot Fever Cases Halted in the City," *New York Times*, January 19, 1930.

28. De Kruif, *Men Against Death*, 184.

29. De Kruif, *Men Against Death*, 125.

30. Beeman, *Charles Armstrong*, 139.

31. De Kruif, *Men Against Death*, 183–84.

32. "Hoover Bars Out Parrots to Check Disease: Gets Reports of Fatal Psittacosis Cases," *New York Times*, January 25, 1930.

33. George W. McCoy, "Accidental Psittacosis Infection Among the Personnel of the Hygienic Laboratory," *Public Health Reports* 45, no. 16 (1930): 843–49.

34. De Kruif, *Men Against Death*, 203.

35. "Parrot Fever Attack Fatal to Dr. Stokes," *The Sun*, February 11, 1930.

36. Charles Armstrong, "Psittacosis: Epidemiological Considerations with Reference to the 1929–30 Outbreak in the United States," *Public Health Reports* 45, no. 35 (1930): 2013–23.

37. Edward C. Ramsay, "The Psittacosis Outbreak of 1929–1930," *Journal of Avian Medicine and Surgery* 17, no. 4 (2003): 235–37.

38. S. P. Bedson, G. T. Western, and S. Levy Simpson, "Observations on the Ætiology of Psittacosis," *The Lancet* 215, no. 5553 (February 1, 1930): 235–36; S. P. Bedson, G. T. Western, and S. Levy Simpson, "Further Observations on the Ætiology of Psittacosis," *The Lancet* 215, no. 5555 (February 15, 1930): 345–46.

39. Sturdee and Scott, *A Disease of Parrots Communicable to Man*, 68–74.

In Bedson's honor, the organism was named *Bedsoniae*, a nomenclature that stuck until the 1960s.

40. Karl F. Meyer, "The Ecology of Psittacosis and Ornithosis," *Medicine* 21, no. 2 (May 1941): 175–205.

41. Sturdee and Scott, *A Disease of Parrots Communicable to Man*, 88–89.

42. "Deny Parrot Fever Affects Humans," *New York Times*, January 18, 1930.

43. Albert B. Sabin, *Karl Friedrich Meyer 1884–1974, A Biographical Memoir* (Washington, DC: National Academy of Sciences, 1980); Mark Honigsbaum, " 'Tipping the Balance': Karl Friedrich Meyer, Latent Infections and the Birth of Modern Ideas of Disease Ecology," *Journal of the History of Biology* 49, no. 2 (April 2016): 261–309.

44. Karl F. Meyer, *Medical Research and Public Health*. An interview conducted by Edna Tartaul Daniel in 1961 and 1962 (Berkeley: The Regents of the University of California, 1976), 74.

45. Paul De Kruif, "Champion among Microbe Hunters," *Reader's Digest*, June 1950: 35–40.

46. Meyer, *Medical Research and Public Health*, 358.

47. 正是某次徒步中，迈耶和德克吕夫一致认为这些医学家的生平足以写成"一个传奇故事"。迈耶还鼓动德克吕夫"忘记科学……投身写作"。德克吕夫听取了迈耶的建议，1926 年，他已在致力于成为一名科学作家。据说当辛克莱·刘易斯为小说《阿罗史密斯》取材，四处找寻现实中的疾病侦探，来作为他笔下自负的瑞典瘟疫猎手古斯塔夫·桑德留斯的人物原型时，德克吕夫向他推荐了迈耶。不过，尽管德克吕夫认为迈耶是《阿罗史密斯》的灵感来源之一，他随后又说桑德留斯"没有人物原型"。见：Meyer, *Medical Research and Public Health*, 340; De Kruif to Dr. Malloch, April 16, 1931. Paul H. De Kruif papers, Rockefeller Institute for Medical Research Scientific Staff, Rockefeller Archive Center, Correspondence, 1919–1940, Box 1, Folder 9.

48. 在此次疫情中，共有大约 6 000 匹马得病，其中 3 000 匹死亡。

49. 从专业角度来说，马脑炎病毒是一种从鸟类传播给马类的虫媒病毒，通过伊蚊或其他种类的蚊子传播。在马和其他动物身上，这种病毒通常侵袭视神经和脑膜，导致脑组织肿胀和视神经功能损伤。1941 年，迈耶的同事比尔·哈蒙和威廉·里夫斯在华盛顿州雅基玛谷完成了关键实验。他们从野外诱捕库蚊，再让它们吸食鸡、鸭的血，随后成功地从库蚊和鸡、鸭体内分离出了马脑炎病毒。这些实验虽然不能算作蚊媒传播的最终决定性证据，但也足够有力。随后的研究证实，鸡群在冬季会自然地染上这种病毒，而当夏季来临，蚊子数量增加并开始到鸡群中吸血时，病毒就会外溢到马身上。

50. Meyer, *Medical Research and Public Health*, 150.

51. Meyer, *Medical Research and Public Health*, 150.

52. Karl F. Meyer, "Psittacosis Meeting," Los Angeles, California, March 2, 1932, folio leaves 1–31, 5, Karl Meyer Papers, 1900–1975, Bancroft Library, Berkeley, BANC 76/42 cz, Box 89.

53. W. E. Carter and V. Link, "Unpublished biography of Karl F. Meyer and related papers, written and compiled by William E. Carter and Vernon B. Link, 1956–1963," "Fifth Interview," 157. UCSF Library, Archives and Special Collections. MSS 63–1.

54. 参见迈耶的资料："Psittacosis Meeting," Los Angeles, California, March 2, 1932, folio leaves 1–31, BANC 76/42 cz, Box 89—"Psittacosis study." 考虑到实验室暴露的事故风险，迈耶坚持要求把胡珀基金会的实验动物关在特殊隔离室中，还要求实验员一直穿戴橡胶手套和面罩。遗憾的是，这些规则没能贯彻始终。1935 年，一份匿名报告显示，胡珀实验室的一名实验员在对小鼠肝脏涂片进行常规检查时，意外感染了鹦鹉热。许多年后，我们才知晓这位被感染的实验员就是迈耶本人。为了接电话，他违规摘掉了橡胶手套。

55. Beeman, *Charles Armstrong*, 142–43.

56. K. F. Meyer and B. Eddie, "Latent Psittacosis Infections in Shell Parakeets," *Proceedings of the Society for Experimental Biology and Medicine* 30 (1933): 484–88.

57. K. F. Meyer, "Psittacosis," *Proceedings of the Twelfth International Veterinary Congress* 4 (1935): 182–205.

58. F. M. Burnet, "Psittacosis amongst Wild Australian Parrots," *The Journal of Hygiene* 35, no. 3 (August 1935): 412–20.

59. Meyer, "The Ecology of Psittacosis and Ornithosis."

60. Julius Schachter and Chandler R. Dawson, *Human Chlamydial Infections* (Littleton, MA: PSG Publishing, 1978), 25–26, 39–41.

61. Frank Macfarlane Burnet, *Natural History of Infectious Disease* (Cambridge: Cambridge University Press, 1953), 23.

第四章

1. "Hyatt at the Bellevue," accessed September 6, 2017, https://philadelphia-bellevue.hyatt.com/en/hotel/home.html.

2. Gordon Thomas and Max Morgan-Witts, *Trauma, the Search for the Cause of Legionnaires' Disease* (London: Hamish Hamilton, 1981), 68–69, 120.

3. "Statement of Edward T. Hoak," in "Legionnaires' Disease," Hearings before House of Representatives, Subcommittee on Con- sumer Protection and Finance, November 23 and 24, 1976 (Washington, DC: US Government Printing Office, 1977), 156–57 (hereafter: "House hearings on Legionnaires' Disease"); Thomas and Morgan-Witts, *Trauma*, 101, 120.

4. Thomas and Morgan-Witts, *Trauma*, 103; Robert Sharrar, "Talk—Legionnaires' disease," Legionnaires' disease files and manuscripts, Smithsonian, Box 5.

5. American Thoracic Society, "Top 20 Pneumonia Facts—2015," accessed May 1, 2017, https://www.thoracic.org/patients/patient-resources/fact-sheets-az.php.

6. Charles-Edward Amory Winslow, *The Conquest of Epidemic Disease: A*

Chapter in the History of Ideas (Madison: University of Wiscon- sin Press, 1971).

7. David W. Fraser, "The Challenges Were Legion," *The Lancet, Infectious Diseases* 5, no. 4 (April 2005): 237–41.

8. Statement of David J. Sencer, "House hearings on Legionnaires' Disease," 95.

9. Elizabeth W. Etheridge, *Sentinel for Health: A History of the Centers for Disease Control* (Berkeley: University of California Press, 1992), 47–48.

10. 此处需为高迪奥西辩解几句，美国细菌战项目研究基地——马里兰州的德特里克堡——就在州境线上，而且有报告称，美国中央情报局正在陶基纳蒙进行致幻真菌实验，那里距离费城仅有一小时的车程。更何况，一年前，中情局的"MKULTRA"计划（20世纪50年代，为了与苏联培养"满洲候选人"相抗衡，中情局使用LSD等精神药物进行的秘密人体实验）刚刚被披露。进一步的讨论，见：Thomas and Morgan-Witts, *Trauma*, 179–80; John Marks, *The Search for the Manchurian Candidate* (New York: Norton, 1991), 81.

11. Thomas M. Daniel, *Wade Hampton Frost, Pioneer Epidemiologist, 1880–1938: Up to the Mountain* (Rochester, NY: University of Rochester Press, 2004), xii.

12. Sharrar, "Talk—Legionnaires' disease."

13. "Progress Report Legionnaires Disease Investigation, August 12, 1976," Legionnaires' disease files and manuscripts, Smithsonian, Box 2.

14. "Progress Report Legionnaires Disease Investigation, August 12, 1976."

15. David Fraser, EPI-2 report on Legionnaires' disease, March 21, 1976, in "Legionnaires' disease: Hearing before the Senate Subcommittee on Health and Scientific Research," November 9, 1977, 85–129.

16. Sharrar, "Talk—Legionnaires' disease," 20.

17. Julius Schachter and Chandler R. Dawson, *Human Chlamydial Infections* (Littleton: PSG Publishing, 1978), 29–32; Karl F. Meyer, "The Ecology of Psittacosis and Ornithosis," *Medicine* 21, no. 2 (May 1941): 175–206.

18. Thomas and Morgan-Witts, *Trauma*, 224–25.

19. 沙克特刚刚追踪了加州大学旧金山分校的一场鹦鹉热疫情，发现疫情是由在办公室窗台上停歇的鸽子引发的。大学因此安装了鸟刺。

20. Gary Lattimer to Theodore Tsai, December 20, 1976, Legionnaires' disease files and manuscripts, Smithsonian, Box 5.

21. Fraser, EPI-2 report, 125.

22. Fraser, EPI-2 report, 35.

23. 伯纳特立克次氏体因麦克法兰·伯纳特而得名。伯纳特对 20 世纪 30 年代澳大利亚一系列 Q 热疫情进行了研究，为确定 Q 热的病原体做出了重要贡献。

24. Joseph McDade, interview with author, May 26, 2016.

25. Joseph McDade, interview with author, May 26, 2016.

26. Statements of F. William Sunderman and F. William Sunderman Jr., "House hearings on Legionnaires' disease," 54.

27. Statements of Sunderman and Sunderman Jr., "House hearings on Legionnaires' disease," 51–61.

28. Statements of Sunderman and Sunderman Jr., "House hearings on Legionnaires' disease," 60.

29. "House hearings on Legionnaires' disease," 4–6.

30. Jack Anderson and Les Whitten, "Paranoid Suspect in Legion Deaths," *Washington Post*, October 28, 1976, 1.

31. Richard Hofstadter, "The Paranoid Style in American Politics," *Harper's Magazine*, November 1964.

32. Laurie Garrett, *The Coming Plague: Newly Emerging Diseases in a World out of Balance* (New York: Farrar, Straus and Giroux, 1994.), 176.

33. Michael Capuzzo, "Legionnaires Disease," *Philadelphia Inquirer*, July 21, 1986.

34. 迪伦似乎从未录下这首歌，他只在 1978 年 10 月 13 日底特律的一次校音中唱过。当然，那时真正的病原体已经被发现了，也许迪伦因此失去了兴趣。不过，克罗斯喜欢这首歌，并在 1975 年与他的三角洲地带乐队一起录下了它。一些作曲人认为这首歌的旋律与迪伦前一年发布的《飓风》有相似之处。《飓风》的创作灵感来源于加拿大中量级拳击手"飓风"罗宾·卡特的冤情。卡特被指控于 1966 年在新泽西一家酒吧犯下三起谋杀罪。这一案件最终在 1985 年被翻案。见："Delta Cross Band Back on the Road Again," accessed May 1, 2017, https://www.discogs .com/Delta-Cross-Band-Back-On-The-Road-Again-Legionaires-Disease/release/2235787.

35. "The Philadelphia Killer," *Time*, August 16, 1976.

36. 在被卖给一名当地的开发商并被广泛翻修之后，贝尔维尤加盟了旧金山的费尔蒙连锁酒店集团，并在 1979 年以"费城费尔蒙酒店"之名重新开张。在那之后，酒店又几经转手和更名。

37. David Fraser, interview with author, February 4, 2015.

38. EPI-2, Second Draft, December 15, 1976, Legionnaires' disease files and manuscripts, Smithsonian, Box 2.

39. Gwyneth Cravens and John S. Karr, "Tracking Down The Epidemic," *New York Times*, December 12, 1976, accessed April 4, 2018, https://www.nytimes.com/1976/12/12/archives/tracking-down-the-epidemic-epidemic.html.

第五章

1. Laurie Garrett, *The Coming Plague: Newly Emerging Diseases in a World out of Balance* (New York: Farrar, Straus and Giroux, **1994**.), 167.

2. Arthur M. Silverstein, *Pure Politics and Impure Science: The Swine Flu Affair* (Baltimore: Johns Hopkins University Press, 1981), 100–1.

3. Garrett, *Coming Plague*, 175.

4. George Dehner, *Influenza: A Century of Science and Public Health Response* (Pittsburgh: University of Pittsburgh, 2012), 183–84.

5. Dehner, *Influenza*, 148.

6. For further discussion, see Dehner, *Influenza*, 185–88, and Garrett, *Coming Plague*, 180–83.

7. Dehner, *Influenza*, 144.

8. Garrett, *Coming Plague*, 185.

9. 这些鸡活了下来，于是巴斯德分别用新鲜的和培养很久的鸡霍乱弧菌重复实验，由此发现了减毒疫苗的原理。

10. Joe McDade, interview with author, May 26, 2015.

11. 出自作者 2015 年 5 月 26 日对约瑟夫·麦克达德的访谈。在他们发现病原体之后，美国疾病控制和预防中心的研究者也证实了这种微生物存在于军团病死者的肺组织中。虽然很多研究者之前没有发现这种微生物，但当他们使用了一种鲜为人知的染色法——迪特勒染色法——之后，军团菌就清晰可见了。随后，研究者们还在特殊的琼脂培养基上成功培养了军团菌，并开发出了一种辅助诊断的特异性试剂。见："Statement of William H. Foege," in "Follow-up examination of Legionnaires' Disease," US Senate Subcommittee on Health and Scientific Research, November 9, 1977, 42–43.

12. Joseph McDade, interview with author, May 26, 2015.

13. W. C. Winn, "Legionnaires Disease: Historical Perspective," *Clinical Microbiology Reviews* 1, no. 1 (January 1988): 60–81.

14. C. V. Broome et al., "The Vermont Epidemic of Legionnaires' Disease," *Annals of Internal Medicine* 90, no. 4 (April 1979): 573–77.

15. John T. MacFarlane and Michael Worboys, "Showers, Sweating and Suing: Legionnaires' Disease and 'New' infections in Britain, 1977–90," *Medical History* 56, no. 1 (January 2012): 72–93.

16. J. F. Boyd et al., "Pathology of Five Scottish Deaths from Pneumonic Illnesses Acquired in Spain due to Legionnaires' Disease Agent," *Journal of Clinical Pathology* 31, no. 9 (September 1978): 809–16.

17. MacFarlane and Worboys, "Showers, Sweating and Suing: Legionnaires'

Disease and 'New' Infections in Britain, 1977–90."

18. Ronald Sullivan, "A Macy's Tower Held Bacteria That Cause Legionnaires' Disease," *New York Times*, January 12, 1979, accessed May 1, 2017, http://www.nytimes.com/1979/01/12/archives/a-macys-tower-held-bacteria-that-cause-legionnaires-disease.html.

19. G. K. Morris et al., "Isolation of the Legionnaires' Disease Bacterium from Environmental Samples," *Annals of Internal Medicine* 90, no. 4 (April 1979): 664–66.

20. accessed May 1, 2017, http://www.bacterio.net/legionella.html.

21. R. F. Breiman, "Impact of Technology on the Emergence of Infectious Diseases," *Epidemiologic Reviews* 18, no. 1 (1996): 4–9.

22. Breiman, "Impact of Technology," 6.

23. Alfred S. Evans and Philip S. Brachman, eds., *Bacterial Infections of Humans: Epidemiology and Control* (Springer, 2013), 365.

24. Evans and Brachman, *Bacterial Infections of Humans*, 361–63.

25. "Statement of William H. Foege," 43.

26. David Fraser, interview with author, February 4, 2015.

27. H. M. Foy et al., "Pneumococcal Isolations from Patients with Pneumonia and Control Subjects in a Prepaid Medical Care Group," *The American Review of Respiratory Disease* 111, no. 5 (May 1975): 595–603.

28. Willis Haviland Carrier, "The Invention That Changed the World," accessed May 1, 2017, http://www.williscarrier.com/1876–1902. php; Steven Johnson, *How We Got to Now: Six Innovations That Made the Modern World*, reprint edition (New York: Riverhead Books, 2015), 76–83.

29. A. D. Cliff and Matthew Smallman-Raynor, *Infectious Diseases: Emergence and Re-Emergence: A Geographical Analysis* (Oxford and New York: Oxford University Press, 2009), 296.

30. Laurel E. Garrison et al., "Vital Signs: Deficiencies in Environmental

Control Identified in Outbreaks of Legionnaires' Disease—North America, 2000–2014," *MMWR. Morbidity and Mortality Weekly Report* 65, no. 22 (June 10, 2016): 576–84.

第六章

1. Ronald Bayer and Gerald M. Oppenheimer, *AIDS Doctors: Voices from the Epidemic* (Oxford and New York: Oxford University Press, 2000), 18.

2. T 细胞之所以得名，是因为它们在胸腺（thymus）中产生。T 细胞是淋巴细胞和白细胞的一种，通过表面的 T 细胞受体与其他的淋巴细胞相区分。

3. 见：Michael S. Gottlieb, "Discovering AIDS," *Epidemiology* 9, no. 4 (July 1998): 365–67. 人们一度认为卡氏肺囊虫肺炎是一种原生动物导致的感染，但在 1988 年，研究者们确定了病原体是一种真菌，并将其重新命名为"杰氏肺囊虫"（*Pneumocystis jirovecii*）。不过为了避免认知混乱，依然保留了"PCP"这个缩写。见："Pneumocystis pneumonia" CDC, accessed September 21, 2017, https://www .cdc .gov/fungal/diseases/pneumocystis- pneumonia/index .html#5.

4. Nelson Vergel, "There When AIDS Began: An Interview With Michael Gottlieb, M.D.," *The Body*, June 2, 2011, accessed October 10, 2016, http://www. thebody.com/content/62330/there-when-aids-began-an-interview-with-michael-go. html.

5. 巨细胞病毒可通过唾液、精液、阴道液、尿液、血液，甚至乳汁传播，还可能通过胎盘，或在接生时通过母亲感染的产道传播给新生儿。大部分人都在童年时期感染过巨细胞病毒，并在毫不知情的状况下携带病毒生活。一旦免疫力降低，感染就可能被激活。接受器官移植的患者会服用免疫抑制剂来防止排异反应，在发现艾滋病之前，这些患者是最常见的巨细胞病毒感染患者。

6. Elizabeth Fee and Theodore M. Brown, "Michael S. Gottlieb and the Identification of AIDS," *American Journal of Public Health* 96, no. 6 (June 2006): 982–83.

7. *"cover them up anymore":* Bayer and Oppenheimer, *AIDS Doctors*, 12–14.

8. Fee and Brown, "Michael S. Gottlieb and the Identification of AIDS."

9. 硝酸戊酯能降低血压，同时增快心律，产生一种眩晕的"快"感。砰砰催情剂在派对上十分流行，通常用在破冰环节，以及增强做爱的愉悦感。

10. Garrett, *Coming Plague*, 285.

11. CDC, "Pneumocystis Pneumonia—Los Angeles, 1981," *Morbidity and Mortality Weekly Report* 45, no. 34 (August 1996): 729–33.

12. "The Age of AIDS," *Frontline*, accessed October 13, 2016, http://www.pbs.org/wgbh/frontline/film/aids/.

13. "A Timeline of HIV/AIDS," accessed October 13, 2016, https://www.aids.gov/hiv-aids-basics/hiv-aids-101/aids-timeline/; "WHO | HIV/AIDS," *WHO*, accessed October 13, 2016, http://www.who.int/gho/ hiv/en/.

14. Office of NIH History, "In Their Own Words: NIH Researchers Recall the Early Years of AIDS," interview with Dr. Robert Gallo, August 25, 1994, 33, accessed October 21, 2016, https://history.nih.gov/ nihinownwords/docs/gallo1_01.html.

15. Robert C. Gallo, "HIV—the Cause of AIDS: An Overview on Its Biology, Mechanisms of Disease Induction, and Our Attempts to Control It," *Journal of Acquired Immune Deficiency Syndromes* 1, no. 6 (1988): 521–35.

16. Garrett, *Coming Plague*, 330.

17. Douglas Selvage, "Memetic Engineering: Con- spiracies, Viruses and Historical Agency," *OpenDemocracy*, October 21, 2015, accessed November 8, 2016, https://www.opendemocracy.net/conspiracy/ suspect-science/douglas-selvage/memetic-engineering-conspiracies-viruses-and-historical-agency.

18. 在感染的这个阶段，病毒水平降低，不易通过性交传染 HIV 病毒。

19. 对于没有感染的健康成人，CD4 细胞计数通常为每立方毫米 500~1 600 个。非常低的 CD4 细胞计数（少于每立方毫米 200 个）则提示有免疫系统受损。

20. 单克隆抗体技术对免疫学的重要意义不容小觑。如医学史家拉腊·马克思所说："在单克隆抗体技术问世之前，科学家们对免疫细胞表面的认识，大概跟他们对月球表面的认识差不多。"见：Lara V. Marks, *The Lock and Key of Medicine: Monoclonal Antibodies and the Transformation of Healthcare* (New Haven and London: Yale University Press, 2015), 68.

21. 肿瘤病毒并不一定会引发肿瘤。例如 EB 病毒感染在婴儿中十分普遍，在青春期感染通常会导致传染性单核细胞增多症（俗称"亲吻症"）。类似的是，感染乙型肝炎会导致肝硬化和肝功能衰竭，但只有少数患者会继续发展为肝癌。

22. 见：Surindar Paracer and Vernon Ahmadjian, *Symbiosis: An Introduction to Biological Associations*, 2nd edition (Oxford and New York: Oxford University Press, 2000), 21. 人类基因组测序完成后，科学家发现了大约 96 000 个类似于逆转录病毒的片段，占全部基因组的 8%，这意味着它们可能是原始时期病毒感染的残留物。

23. Mirko D. Grmek, *History of AIDS: Emergence and Origin of a Modern Pandemic* (Princeton, NJ: Princeton University Press, 1990), 56.

24. John M. Coffin, "The Discovery of HTLV-1, the First Pathogenic Human Retrovirus," *Proceedings of the National Academy of Sciences of the United States of America* 112, no. 51 (December 22, 2015): 15525–29.

25. Robert C. Gallo, *Virus Hunting: AIDS, Cancer, and the Human Retrovirus: A story of Scientific Discovery* (New York: Basic Books, 1991), 135–36.

26. 南斯拉夫科学史家米尔科·格尔梅克深入研究了艾滋病的历史，以及导致 HIV 被发现的知识与技术发展，他提出在 1983 年早期，加洛曾劝说一名美国疾病控制和预防中心的研究者放弃其研究假说。这名研究者认为引发艾滋病的是某种可以杀死细胞的病毒，加洛坚称病原体"必定是肿瘤病毒"。见：Grmek, *History of AIDS*, 58.

27. R. C. Gallo et al., "Isolation of Human T-Cell Leukemia Virus in Acquired Immune Deficiency Syndrome (AIDS)," *Science* 220, no. 4599 (May 20, 1983): 865–67; M. Essex et al., "Antibodies to Cell Membrane Antigens Associated with Human T-Cell Leukemia Virus in Patients with AIDS," *Science* 220, no. 4599 (May 20, 1983): 859–62.

28. F. Barré-Sinoussi et al., "Isolation of a T-lymphotropic Retrovirus from a Patient at Risk for Acquired Immune Deficiency Syndrome (AIDS)," *Science* 220, no. 4559 (May 20, 1983): 868–71.

29. 见：Bernard J. Poiesz et al., "Detection and Isolation of Type C Retrovirus Particles from Fresh and Cultured Lymphocytes of a Patient with Cutaneous T- Cell Lymphoma," *Proceedings of the National Academy of Sciences* 77, no. 12 (December 1980): 7415–19. 随着一个日本研究团队分离出了同种病毒，"HTLV"之中的"L"就被替换为了"嗜淋巴细胞的"（lymphotropic）一词。

30. Grmek, *History of AIDS*, 65.

31. Grmek, *History of AIDS*, 60–70; Nikolas Kontaratos, *Dissecting a Discovery: The Real Story of How the Race to Uncover the Cause of AIDS Turned Scientists against Disease, Politics against Science, Nation against Nation* (Xlibris Corp, 2006); Gallo, *Virus Hunting*; Luc Montagnier, *Virus: The Co-Discoverer of HIV Tracks Its Rampage and Charts the Future* (New York and London: Norton, 2000).

32. Jon Cohen, *Shots in the Dark: The Wayward Search for an AIDS Vaccine* (New York: Norton, 2001), 7–10.

33. Kontaratos, *Dissecting a Discovery*, 274–75.

34. Grmek, *History of AIDS*, 63.

35. F. Barré-Sinoussi, "HIV: A Discovery Opening the Road to Novel

Scientific Knowledge and Global Health Improvement," *Virology* 397, no. 2 (February 20, 2010): 255–59; Patrick Strudwick, "In Conversation With... Françoise Barré-Sinoussi," *Mosaic*, accessed October 19, 2016, https:// mosaicscience.com/ story/francoise-barre-sinoussi.

36. Gallo, *Virus Hunting*, 143.

37. NIH, "In Their Own Words," 4, 31.

38. Grmek, *History of AIDS*, 71.

39. Susan Sontag, *Illness as Metaphor* (New York: Farrar, Straus and Giroux, 1978), 58.

40. Susan Sontag, *AIDS and Its Metaphors* (London: Allen Lane, 1989), 25–26.

41. David France, *How To Survive a Plague: The Story of How Activists and Scientists Tamed AIDS* (London: Picador, 2016), 189.

42. Randy Shilts, *And The Band Played On: Politics, People and the AIDS Epidemic* (New York and London: Penguin Viking, 1988), 302.

43. Anthony S. Fauci, "The Acquired Immune Deficiency Syndrome: The Ever-Broadening Clinical Spectrum," *Journal of the American Medical Association* 249, no. 17 (May 6, 1983): 2375–76.

44. Shilts, *And The Band Played On*, 299–302.

45. L. K. Altman, "The Press and AIDS," *Bulletin of the New York Academy of Medicine* 64, no. 6 (1988): 520–28.

46. Evan Thomas, "The New Untouchables," *Time*, September 23, 1985.

47. Colin Clews, "1984–85. Media: AIDS and the British Press," *Gay in the 80s*, January 28, 2013, accessed October 24, 2016, http://www.gayinthe80s. com/2013/01/1984–85-media-aids-and-the-british-press/.

48. John Tierney, "The Big City; In 80' s, Fear Spread Faster Than AIDS," *New York Times*, June 15, 2001.

49. CDC, "Kaposi' s Sarcoma and Pneumocystis Pneumonia among

Homosexual Men—New York City and California," *Morbidity and Mortality Weekly Report* 30, no. 25 (July 3, 1981): 305–8.

50. Lawrence K. Altman, "Rare Cancer Seen In 41 Homosexuals," *New York Times,* July 3, 1981; " *'Gay plague' Baffling Medical Detectives,"* Philadelphia Daily News, August 9, 1982.

51. CDC, "A Cluster of Kaposi' s Sarcoma and Pneumocystis Carinii Pneumonia among Homosexual Male Residents of Los Angeles and Orange Counties, California," *Morbidity and Mortality Weekly Report* 31, no. 23 (June 18, 1982): 305–7.

52. Richard A. McKay, " 'Patient Zero' : The Absence of a Patient's View of the Early North American AIDS Epidemic," *Bulletin of the History of Medicine* 88 (2014): 161–94, 178.

53. Gerald M. Oppenheimer, "Causes, Cases, and Cohorts: The Role of Epidemiology in the Historical Construction of AIDS," in Elizabeth Fee and Daniel Fox, *AIDS: The Making of a Chronic Disease* (Berkeley: University of California Press, 1992), 50–83.

54. Garrett, *Coming Plague,* 270–71.

55. Report of the Centers for Disease Control Task Force on Kaposi's Sarcoma and Opportunistic Infections, "Epidemiologic Aspects of the Current Outbreak of Kaposi's Sarcoma and Opportunistic Infections," *New England Journal of Medicine* 306, no. 4 (January 28, 1982): 248–52.

56. Michael Marmor et al., "Risk Factors for Kaposi's Sarcoma in Homosexual Men," *The Lancet* 319, no. 8281 (May 15, 1982): 1083–87; Henry Masur et al., "An Outbreak of Community-Acquired Pneumocystis Carinii Pneumonia," *New England Journal of Medicine* 305, no. 24 (December 10, 1981): 1431–38.

57. D. M. Auerbach et al., "Cluster of Cases of the Acquired Immune Deficiency Syndrome. Patients Linked by Sexual Contact," *American Journal of Medicine* 76, no. 3 (March 1984): 487–92.

58. McKay, "Patient Zero," 172–73.

59. McKay, "Patient Zero," 182; France, *How to Survive a Plague*, 87.

60. "Patient Zero," *People*, December 28, 1987.

61. 纽约的样本与海地毒株密切相关，这表明是某个从海地来的人将艾滋病传播到了美国。见：Jon Cohen, " 'Patient Zero' No More," *Science* 351, no. 6277 (March 4, 2016): 1013; Michael Worobey et al., "1970s and 'Patient 0' HIV-1 Genomes Illuminate Early HIV/AIDS History in North America," *Nature* 539, no. 7627 (November 3, 2016): 98–101.

61. CDC, "AIDS: The Early Years and CDC's Response," Morbidity and Mortality Weekly Report 60, no. 4 (October 7, 2011): 64–69.

63. Garrett, *Coming Plague*, 350.

64. Garrett, *Coming Plague*, 352. These were later considered false positives, causing a lot of resentment in Africa.

65. In 1995 Peter Piot became executive director of the United Nations AIDS agency, UNAIDS.

66. Peter Piot et al., "Acquired Immunodeficiency Syndrome in a Heterosexual Population in Zaire," *The Lancet* 324, no. 8394 (July 1984): 65–69.

67. P. Van de Perre et al., "Acquired Immunodeficiency Syndrome in Rwanda," *The Lancet* 2, no. 8394 (July 14, 1984): 62–65; T. C. Quinn et al., "AIDS in Africa: An Epidemiologic Paradigm, 1986," *Bulletin of the World Health Organization* 79, no. 12 (2001): 1159–67.

68. Edward Hooper, *The River: A Journey Back to the Source of HIV and AIDS* (London: Penguin, 1999), 95–96.

69. Jacques Pepin, *The Origins of AIDS* (Cambridge: Cambridge University Press, 2011), 6–11.

70. A. J. Nahmias et al., "Evidence for Human Infection with an HTLV III/LAV-like Virus in Central Africa, 1959," *The Lancet* 1, no. 8492 (May 31, 1986): 1279–80.

71. Michael Worobey et al., "Direct Evidence of Extensive Diversity of HIV-1 in Kinshasa by 1960," *Nature* 455, no. 7213 (October 2, 2008): 661–64.

72. Pepin, *The Origins of AIDS*, 41.

73. "AIDS Origins, Edward Hooper's site on the origins of AIDS," accessed November 2, 2016, http://www.aidsorigins.com/.

74. 作为回应，迪斯贝格复述了他的观点：艾滋病不是某种疾病，而是一系列先前已知的特殊疾病的集合，而 HIV 不过是"一种无害的过客病毒"*。因此，姆贝基拒绝提供齐多夫定的决定对艾滋病死亡人数没有影响。根据多萝西·H. 克劳福德的记载，迪斯贝格为了证明自己的观点，甚至一度表示愿意亲自接种 HIV 来验证。见：Dorothy H. Crawford, *Virus Hunt: The Search for the Origin of HIV* (Oxford: Oxford University Press, 2015), 10–12.

75. Celia W. Dugger and Donald G. McNeil Jr., "Rumor, Fear and Fatigue Hinder Final Push to End Polio," *New York Times*, March 20, 2006; Stephen Taylor, "In Pursuit of Zero: Polio, Global Health Security and the Politics of Eradication in Peshawar, Pakistan," *Geoforum* 69 (February 2016): 106–16.

76. 至今已在 40 种灵长类动物中发现了猴免疫缺陷病毒感染的血清学证据。尽管这些病毒与导致人类和猴类艾滋病的病毒属于同一系统发生学的遗传谱系，但它们在其自然宿主体内大多不引起疾病。见：Paul M. Sharp and Beatrice H. Hahn, "Origins of HIV and the AIDS Pandemic," *Cold Spring Harbor Perspectives in Medicine* 1, no. 1 (September 2011): 1–22.

77. "溢出"一词因科学作家大卫·奎曼的描写而广为流传，指的是病原体从一个物种转移到另一个物种身上的单一事件，特别是通过血液或其他体液传播。然而，人类学家和社会学家对该术语颇有微词，认为其过于简化。他们特别指出，在溢出事件中，人们只关注对丛林动物的狩猎和消费行

---

* 过客病毒，指经常在病变组织中发现，但不是导致该疾病原因的病毒。——译者注

为，而忽视了在传统村庄环境中人与动物其他类型的"接触"。见：Tamara Gilles-Vernick, "A multi-disciplinary study of human beings, great apes, and viral emergence in equatorial Africa (SHAPES)," accessed September 21, 2017, https://research.pasteur.fr/en/project/a-multi-disciplinary-study-of-human-beings-great-apes-and-viral-emergence-in-equatorial-africa-shapes/.

78. 科学家认为 HIV-1 的猿属祖先病毒是由两种猴类病毒杂合而来的，这意味着黑猩猩可能是通过食用其他猴子而染上这种病毒的。

79. Pepin, *The Origin of AIDS*, 50.

80. Pepin, *The Origin of AIDS*, 1–5.

81. Pepin, *The Origin of AIDS*, 110–11.

82. Sharp and Hahn, "Origins of HIV and the AIDS Pandemic."

83. Pepin, *The Origin of AIDS*, 224.

84. Nathan Wolfe, *The Viral Storm: The Dawn of a New Pandemic Age* (London: Allen Lane, 2011), 161–63.

85. 微寄生物包括病毒、细菌、原生生物等。在疾病生态学中，寄生是一种非共生的关系，指一种生物（寄生生物）从另一种生物（通常指宿主）身上获得利益。

86. Stephen S. Morse, "Emerging Viruses: Defining the Rules for Viral Traffic," *Perspectives in Biology and Medicine* 34, no. 3 (1991): 387–409.

87. Joshua Lederberg, Robert E. Shope, and S. C. Oaks, eds., *Emerging Infections: Microbial Threats to Health in the United States* (Washington, DC: National Academy Press, 1992), 34–35, 83.

88. Joshua Lederberg, "Infectious Disease as an Evolutionary Paradigm," *Emerging Infectious Diseases* 3, no. 4 (December 1997): 417–23.

89. Garrett, *Coming Plague*, xi.

第七章

1. Arthur Starling and Hong Kong Museum of Medical Sciences, eds., *Plague, SARS and the Story of Medicine in Hong Kong* (Hong Kong: Hong Kong University Press, 2006), 2.

2. Stephen Boyden et al., *The Ecology of a City and Its People: The Case of Hong Kong* (Canberra: Australian National University Press, 1988), 1.

3. Tamara Giles-Vernick and Susan Craddock, eds., *Influenza and Public Health: Learning from Past Pandemics* (London and Washington, DC: Earthscan, 2010), 125.

4. Mike Davis, *The Monster at Our Door: The Global Threat of Avian Flu* (New York: The New Press, 2005), 58–60.

5. Malik Peiris, interview with author, Hong Kong, March 27, 2017.

6. 最初的实验是由香港卫生署完成的。随后，样本被送至位于亚特兰大的美国疾病控制和预防中心和位于伦敦、鹿特丹的实验室，在那里，研究人员鉴别了H5N1病毒。见：Alan Sipress, *The Fatal Strain: On the Trail of Avian Flu and the Coming Pandemic* (New York and London: Penguin 2010), 53–54; Pete Davis, *The Devil's Flu: The World's Deadliest Influenza Epidemic and the Scientific Hunt for the Virus That Caused It* (Henry Holt, 2000), 8–12.

7. 后来，科学家们将男孩的死归因于这种病毒不寻常的遗传特性，以及病毒对炎症反应相关的白细胞的影响。通过促进促炎性细胞因子的释放，H5N1病毒诱发了名为"细胞因子风暴"的严重自身免疫反应。见：Robert G. Webster, "H5 Influenza Viruses," in Y. Kawaoka , ed., *Influenza Virology: Current Topics* (Caister Academic Press, 2006), 281–98; C. Y. Cheung et al., "Induction of Proinflammatory Cytokines in Human Macrophages by Influenza A (H5N1) Viruses: A Mechanism for the Unusual Severity of Human Disease?" *The Lancet* 360, no. 9348 (2002): 1831–37.

8. Davis, *The Devil's Flu*, 46–47.

9. Sipress, *The Fatal Strain*, 57.

10. Mark Honigsbaum, "Robert Webster: 'We Ignore Bird Flu at Our Peril,' " *The Observer*, September 17, 2011, accessed April 13, 2017, https://www.theguardian.com/world/2011/sep/17/bird-f lu-swine-f lu-warning.

11. 这段话是分子生物学家杰弗里·陶本博格所说。2005 年，在马里兰州贝塞斯达的美军病理研究所，陶本博格与同事对 1918 年西班牙流感病毒的全部 8 个基因序列进行了测序。陶本博格现任职于美国国立过敏及传染病研究所，担任病毒发病学与进化部主任。见："The 1918 flu virus is resurrected," *Nature* 437 (October 6, 2005): 794–95.

12. K. F. Shortridge et al., "The Next Influenza Pandemic: Lessons from Hong Kong," *Journal of Applied Microbiology* 94 (2003): 70S–79S.

13. Y. Guan et al., "H9N2 Influenza Viruses Possessing H5N1-Like Internal Genomes Continue to Circulate in Poultry in Southeastern China," *Journal of Virology* 74, no. 20 (October 2000): 9372–80.

14. K. S. Li et al., "Characterization of H9 Subtype Influenza Viruses from the Ducks of Southern China: A Candidate for the Next Influenza Pandemic in Humans?," *Journal of Virology* 77, no. 12 (June 2003): 6988–94.

15. Donald G. McNeil and Lawrence K. Altman, "As SARS Outbreak Took Shape Health Agency Took Fast Action," *New York Times*, May 4, 2003, accessed October 2, 2017, https://www.nytimes.com/2003/05/04/ world/as-sars-outbreak-took-shape-health-agency-took-fast-action.html.

16. Thomas Abraham, *Twenty-First Century Plague: The Story of SARS* (Baltimore, MD: Johns Hopkins University Press, 2005), 19.

17. Kung-wai Loh and Civic Exchange, eds., *At the Epicentre: Hong Kong and the SARS Outbreak* (Hong Kong: Hong Kong University Press, 2004), xvi.

18. "Solving the Metropole Mystery," in World Health Organization, *SARS: How A Global Epidemic Was Stopped* (Geneva: World Health Organization, 2006), 141–48; CDC, "Update: Outbreak of Severe Acute Respiratory Syndrome—

Worldwide, 2003," *MMWR* 52, no. 12 (March 28, 2003): 241–48.

19. Alison P. Galvani and Robert M. May, "Epidemiology: Dimensions of Superspreading," *Nature* 438, no. 7066 (November 17, 2005): 293–95.

20. Abraham, *Twenty-First Century Plague*, 64–67; Raymond S. M. Wong and David S. Hui, "Index Patient and SARS Outbreak in Hong Kong," *Emerging Infectious Diseases* 10, no. 2 (February 2004): 339–41.

21. Alexandra A. Seno and Alejandro Reyes, "Unmasking SARS: Voices from the Epicentre," in Loh and Civic Exchange, eds., *At the Epicentre*, 1–15 (10).

22. Abraham, *Twenty-First Century Plague*, 70–75.

23. "Lockdown at Amoy Gardens," in WHO, *SARS*, 155–62.

24. 炭疽邮件事件发生在"9·11"事件一周后，是美国历史上最严重的生物袭击。含有炭疽孢子的邮件被寄往两名国会议员和几家新闻媒体的办公室，共导致 5 名美国公民死亡，17 人感染。通过一番漫长的调查，美国联邦调查局得出结论：发动此次袭击的是一名心怀不满的微生物学家，就职于马里兰州德特里克堡美国陆军医学研究所的传染病部门。他已在被捕的前几天自杀。然而，美国科学院随后对此调查结果表示质疑，见：February 19, 2017, https://en .wikipedia .org/wiki/2001_anthrax_attacks.

25. Abraham, *Twenty-First Century Plague*, 73.

26. David L. Heymann and Guenael Rodier, "SARS: Lessons from a New Disease," in S. Kobler et al., eds., *Learning from SARS: Preparing for the Next Disease Outbreak: Workshop Summary* (Washington, DC: National Academies Press [US], 2004).

27. "How a Deadly Disease Came to Canada," *The Globe and Mail*, accessed February 4, 2017, http://www.theglobeandmail.com/news/ national/how-a-deadly-disease-came-to-canada/article1159487/.

28. Abraham, *Twenty-First Century Plague*, 111.

29. 在那时，非典疑似患者的判定标准为：发热、咳嗽或气短，与疑似病例、可能病例或近期到访疫区的人有过密切接触。可能病例指的是具有所有疑似病例的特征，并且Ｘ光检查、实验室诊断或尸检诊断的结果与疾病相符的人。

30. Malik Peiris, interview with author, Hong Kong, March 27, 2017.

31. Peiris, interview with author.

32. J. S. M. Peiris and Y. Guan, "Confronting SARS: A View from Hong Kong," *Philosophical Transactions of the Royal Society of London Series B, Biological Sciences* 359, no. 1447 (July 29, 2004): 1075–79.

33. Peiris, interview with author.

34. J. S. M. Peiris et al., "Coronavirus as a Possible Cause of Severe Acute Respiratory Syndrome," *The Lancet* 361, no. 9366 (April 19, 2003): 1319–25.

35. Abraham, *Twenty-First Century Plague*, 118–20.

36. Peiris, interview with author.

37. "Learning from SARS: Renewal of Public Health in Canada," Report of the National Advisory Committee on SARS and Public Health, October 2003, accessed February 8, 2017, http://www.phac-aspc.gc.ca/publicat/sars-sras/naylor/index-eng.php.

38. James Young, "My Experience with SARS," in Jacalyn Duffin and Arthur Sweetman, eds., *SARS In Context: Memory, History, Policy* (Montreal: McGill-Queen's University Press, 2006), 19–25.

39. Dick Zoutman, "Remembering SARS and the Ontario SARS Scientific Advisory Committee," in Duffin and Sweetman, eds., *SARS In Context*, 27–40.

40. "How 'Total Recall' Saved Toronto's Film Industry," *Toronto Star*, September 22, 2011, accessed February 8, 2017, https:// www.thestar.com/news/2011/09/22/how_total_recall_saved_torontos_film_ industry.html.

41. Christine Loh and Jennifer Welker, "SARS and the Hong Kong Community," in Loh and Civic Exchange, eds., *At the Epicentre*, 218.

42. Keith Bradsher, "A Respiratory Illness: Economic Impact; From Tourism to High Finance, Mysterious Illness Spreads Havoc," *New York Times*, April 3,

2003, accessed October 2, 2017, http://www.nytimes.com/2003/04/03/world/respiratory-illness-economic-impact-tourism-high-finance-mysterious-illness.html?mcubz=1.

43. Sui A Wong, "Economic Impact of SARS: The Case of Hong Kong," *Asian Economic Papers* 3, no. 1 (2004): 62–83.

44. Duncan Jepson, "When the Fear of SARS Went Viral," *New York Times*, March 14, 2013, accessed October 2, 2017, http://www.nytimes.com/2013/03/15/opinion/global/when-the-fear-of-SARS-went-viral.html?mcubz=1.

45. Abraham, *Twenty-First Century Plague*, 70–75.

46. Yi Guan et al., "Isolation and Characterization of Viruses Related to the SARS Coronavirus from Animals in Southern China," *Science* 302, no. 5643 (October 10, 2003): 276–78.

47. Wendong Li et al., "Bats Are Natural Reservoirs of SARS-Like Coronaviruses," *Science* 310, no. 5748 (October 28, 2005): 676–79.

48. 见: Kai Kupferschmidt, "Bats May Be Carrying the Next SARS Pandemic," *Science*, October 30, 2013. 2012年出现在沙特阿拉伯的另一种冠状病毒加深了病原体方面的混淆,这种病毒是SARS病毒的远亲,会导致"中东呼吸综合征"。血清学证据显示它在非洲和阿拉伯半岛的骆驼身上已经传播了长达20年,这些骆驼很可能是通过撒哈拉以南非洲的蝙蝠感染上病毒的。见: Victor Max Corman et al., "Rooting the Phylogenetic Tree of Middle East Respiratory Syndrome Coronavirus by Characterization of a Conspecific Virus from an African Bat," *Journal of Virology* 88, no. 19 (October 1, 2014): 11297–303.

49. Robert G. Webster, "Wet Markets—a Continuing Source of Severe Acute Respiratory Syndrome and Influenza?," *The Lancet* 363, no. 9404 (January 17, 2004): 234–36.

50. Gaby Hinsliff et al., "The day the world caught a cold," *The Observer*, April 27, 2003, accessed October 2, 2017, https://www.theguardian.com/

world/2003/apr/27/sars.johnaglionby.

51. Peiris and Guan, "Confronting SARS," 1078.

52. Abraham, *Twenty-First Century Plague*, 42–49.

53. "Panicking Only Makes It Worse: Epidemics damage economies as well as health," *The Economist*, August 16, 2014, accessed October 2, 2017, https://www. economist.com/news/international/21612158-epidemics-damage-economies-well-health-panicking-only-makes-it-worse.

54. Heymann and Rodier, "SARS: Lessons from a New Disease."

55. Roy M. Anderson et al., "Epidemiology, Transmission Dynamics and Control of SARS: The 2002–2003 Epidemic," *Philosophical Transactions of the Royal Society B: Biological Sciences* 359, no. 1447 (July 29, 2004): 1091–1105.

第八章

1. Almudena Marí Saéz et al., "Investigating the Zoonotic Origin of the West African Ebola Epidemic," *EMBO Molecular Medicine*, December 29, 2014, e201404792.

2. Sylvain Baize et al., "Emergence of Zaire Ebola Virus Disease in Guinea," *New England Journal of Medicine* 371, no. 15 (October 9, 2014): 1418–25.

3. Paul Richards, *Ebola: How a Peoples' Science Helped End an Epidemic* (London: Zed Books, 2016), 29–31.

4. Baize et al., "Emergence of Zaire Ebola Virus Disease in Guinea."

5. Médecins Sans Frontières (MSF), "Ebola: Pushed to the limit and beyond," March 23, 2015, accessed April 29, 2015, http://www.msf.org/article/ebola-pushed-limit-and-beyond.

6. Daniel S. Chertow et al., "Ebola Virus Disease in West Africa—Clinical Manifestations and Management," *New England Journal of Medicine* 371, no. 22 (November 27, 2014): 2054–57; Mark G. Kortepeter et al., "Basic Clinical and Laboratory Features of Filoviral Hemorrhagic Fever," *Journal of Infectious Diseases* 204, suppl. 3 (January 11, 2011): S810–16.

7. Richard Preston, *The Hot Zone* (London and New York: Doubleday, 1994), 81–83.

8. MSF, "Ebola," 1–21, 5.

9. J. Knobloch et al., "A Serological Survey on Viral Haemorrhagic Fevers in Liberia," *Annales de l'Institut Pasteur / Virologie* 133, no. 2 (January 1, 1982): 125–28.

10. 见："Army Scientist Uses Diagnostic Tools to Track Viruses," US Department of Defense, accessed December 7, 2015, http://www.defense.gov/News-Article-View/Article/603830/army-scientist-uses-diagnostic-tools-to-track-viruses. 后来，当世界卫生组织证实此次暴发是由扎伊尔型埃博拉病毒引起后，期刊改变了主意，发布了绍普的论文。见：Randal J. Schoepp et al., "Undiagnosed Acute Viral Febrile Illnesses, Sierra Leone," *Emerging Infectious Diseases* 20, no. 7 (July 2014): 1176–82.

11. Baize et al., "Emergence of Zaire Ebola Virus Disease in Guinea."

12. WHO, "Ebola Outbreak 2014–15," accessed May 6, 2015, http://www.who.int/csr/disease/ebola/en/.

13. Pam Belluck et al., "How Ebola Roared Back," *New York Times*, December 29, 2014, accessed May 6, 2015, http://www.nytimes.com/2014/12/30/health/how-ebola-roared-back.html.

14. MSF, "Ebola," 6.

15. 后来的事实证实，埃博拉疫情已经跨越国境进入利比里亚和塞拉利昂，并通过几条并存的传播链不断扩散。由于携带病毒的家庭成员可以轻易跨越国境，病毒的传播加速了。

16. Jean-Jacques Muyembe-Tamfum et al., "Ebola Virus Outbreaks in Africa: Past and Present," *The Onderstepoort Journal of Veterinary Research* 79, no. 2 (2012): 451; David M. Pigott et al., "Mapping the Zoonotic Niche of Ebola Virus

Disease in Africa," *eLife*, September 8, 2014, e04395.

17. Neil Carey, "Ebola and Poro: Plague, Ancient Art, and the New Ritual of Death," Poro Studies Association, accessed January 16, 2017, http://www.porostudiesassociation.org/ebola-and-secret-societies/.

18. Paul Richards, "Burial/other cultural practices and risk of EVD transmission in the Mano River Region," Briefing note for DFID, October 14, 2014, Ebola Response Anthropology Platform, accessed January 16, 2017, http://www.ebola-anthropology.net/evidence/1269/.

19. Mark G. Kortepeter et al., "Basic Clinical and Laboratory Features of Filoviral Hemorrhagic Fever," *Journal of Infectious Diseases* 204, suppl. 3 (November 1, 2011): S810–16. doi:10.1093/infdis/jir299.

20. Jean-Jacques Muyembe-Tamfum, interview with author, May 29, 2015.

21. David L. Heymann et al., "Ebola Hemorrhagic Fever: Lessons from Kikwit, Democratic Republic of the Congo," *Journal of Infectious Diseases* 179, suppl. 1 (February 1, 1999): S283–86. doi:10.1086/514287.

22. David Heymann, interview with author, March 19, 2015.

23. James Fairhead, "Understanding social resistance to Ebola response in Guinea," Ebola Response Anthropology Platform, April 2015, accessed January 16, 2017, http://www.ebola-anthropology.net/evidence/1269/; Pam Belluck, "Red Cross Faces Attacks at Ebola Victims' Funerals," *New York Times*, February 12, 2015, accessed January 16, 2017, https://www.nytimes.com/2015/02/13/world/africa/red- cross- faces- attacks- at- ebola-victims-funerals.html.

24. "Ebola and Emerging Infectious Diseases: Measuring the Risk," Chatham House, May 6, 2014, accessed November 11, 2015, https:// www.chathamhouse.org/events/view/198881.

25. Armand Sprecher, "The MSF Response to the West African Ebola Outbreak," The Ebola Epidemic in West Africa, Institute of Medicine, Washington, DC, March 25, 2015.

26. "Outbreak—Transcript," *Frontline*, accessed October 5, 2017, http://www.pbs.org/wgbh/frontline/film/outbreak/transcript/.

27. Joshua Hammer, "My Nurses are Dead and I Don't Know If I'm Already Infected—Matter," *Medium*, January 12, 2015, accessed February 4, 2015, https://medium.com/matter/did-sierra-leones-hero-doctor-have-to-die-1c1de004941e.

28. Oliver Johnson, interview with author, March 10, 2015.

29. "Briefing note to the director-general, June 2014," Associated Press, "Bungling Ebola-Documents," accessed June 17, 2015, http://data.ap.org/projects/2015/who-ebola/.

30. "Ebola Outbreak in W. Africa 'totally out of control'—MSF," *RT English*, accessed September 30, 2015, http://www.rt.com/news/167404-ebola-africa-out-of-control/.

31. Will Pooley, interview with author, May 24, 2015.

32. Umaru Fofana and Daniel Flynn, "Sierra Leone Hero Doctor's Death Exposes Slow Ebola Response," accessed February 12, 2015, http://in.reuters.com/article/2014/08/24/health-ebola-khan-idINKBN0GO07C20140824.

33. Daniel G. Bausch et al., "A Tribute to Sheik Humarr Khan and All the Healthcare Workers in West Africa Who Have Sacrificed in the Fight against Ebola Virus Disease: Mae We Hush," *Antiviral Research* 111 (November 2014): 33–35.

34. Etienne Simon-Loriere et al., "Distinct Lineages of Ebola Virus in Guinea during the 2014 West African Epidemic," *Nature* 524, no. 7563 (August 6, 2015): 102–4.

35. Ed Mazza, "Donald Trump Says Ebola Doctors 'Must Suffer the Consequences,' " *Huffington Post*, August 4, 2014, sec. Media, accessed May 6, 2015, https://www.huffingtonpost.com/2014/08/03/donald-trump-ebola-doctors_n_5646424.html.

36. Belgium Airways in-flight magazine, March 2015.

37. MSF, "Ebola," 11.

38. Joanne Liu, Global Health Risks Framework, Wellcome Trust workshop, September 1–2, 2015.

39. Preston, *The Hot Zone*, 81–83.

40. Preston, *The Hot Zone*, 289–90.

41. Garrett, *The Coming Plague*, 593–95.

42. Tom Frieden, interview with author, October 26, 2015.

43. "Statement of Joanne Liu at United Nations Special Briefing on Ebola," United Nations, New York, September 2, 2014, accessed November 27, 2015, http://association.msf.org/node/162513.

44. Martin Meltzer et al., and Centers for Disease Control and Prevention (CDC), "Estimating the Future Number of Cases in the Ebola Epidemic — Liberia and Sierra Leone, 2014–2015," *Morbidity and Mortality Weekly Report. Surveillance Summaries* (Washington, DC: 2002) 63 suppl. 3 (September 26, 2014): 1–14.

45. Norimitsu Onishi, "As Ebola Grips Liberia's Capital, a Quarantine Sows Social Chaos," *New York Times*, August 28, 2014, http:// www.nytimes. com/2014/08/29/world/africa/in-liberias-capital-an-ebola-outbreak-like-no-other. html.

46. Breslow, "Was Ebola Outbreak an Exception Or Was It a Precedent?" "Outbreak," *Frontline*, accessed May 6, 2015, http://www.pbs.org/wgbh/pages/ frontline/health-science-technology/outbreak/was-ebola-outbreak-an-exception- or-was-it-a-precedent/.

47. Mark Honigsbaum, "Ebola: The Road to Zero," *Mosaic*, accessed October 5, 2017, https://mosaicscience.com/story/ebola-road-zero.

48. Manny Fernandez and Kevin Sack, "Ebola Patient Sent Home Despite Fever, Records Show," *New York Times*, October 10, 2014, accessed October 1, 2016, https://www.nytimes.com/2014/10/11/us/thomas-duncan-had-a-fever-of- 103-er-records-show.html.

49. 邓肯最有可能是于 9 月 15 日在蒙罗维亚染上病毒的，那天，他将房东的女儿（当时已出现埃博拉症状）从家送往医院。他于 9 月 19 日登上蒙罗维亚飞往布鲁塞尔的航班。而在登机前检测体温时，他没有发热，也没有表现出埃博拉的其他症状。到达布鲁塞尔之后，他转乘了飞往华盛顿杜勒斯机场的航班，随后又在杜勒斯机场转机飞往达拉斯-沃思堡市。见："Retracing the Steps of the Dallas Ebola Patient," *New York Times*, October 1, 2014, http://www.nytimes.com/interactive/2014/10/01/us/retracing-the- steps-of-the-dallas-ebola-patient.html.

50. MSF, "Ebola," 9.

51. WHO, "Report of the Ebola Interim Assessment Panel—July 2015," *WHO*, Geneva, accessed August 6, 2015, http://www.who.int/csr/resources/publications/ebola/ebola-panel-report/en/.

52. Pierre Rollin, interview with author, October 26, 2015.

53. Kevin Belluck et al., "How Ebola Roared Back," *New York Times*, December 29, 2014, accessed October 1, 2016, http://www.nytimes.com/2014/12/30/health/how-ebola-roared-back.html.

54. 见：Wellcome. "Discussing Global Health at Davos," *Wellcome Trust Blog*, accessed June 11, 2015, http://blog.wellcome.ac.uk/2015/01/21/discussing-global-health-at-davos/.《黑天鹅》是 2010 年的一本畅销书，作者为黎巴嫩和美国双国籍随笔作家纳西姆·尼古拉斯·塔勒布。"黑天鹅"代表了这样一类事件：过去的经验无法帮助我们应对它，就算它发生了，也被普遍当作不可能的事。典型的案例就是在发现澳大利亚之前，旧世界的人们都确信，所有天鹅都是白的，因为没有人看到过黑天鹅。根据塔勒布的说法，黑天鹅事件有三个关键因素：罕见性、冲击性和事后追溯性（而非事前预测性）。

55. Muyembe-Tamfum, "Ebola Virus Outbreaks in Africa."

56. WHO, "Ebola virus disease, fact sheet 103, updated August 2015. Table: Chronology of previous Ebola virus disease outbreaks," accessed December 4, 2015, http://www.who.int/mediacentre/ factsheets/fs103/en/.

57. 这种情况出现的原因超出了本书的研究范围，我也不打算进一步解释为何面对这些被忽视的热带疾病，如埃博拉，制药公司没有商业动机去研发疫苗和药物。话虽如此，在几内亚疫情暴发期间，世界卫生组织名下的一个国际联合会宣布，加拿大公共卫生局和美国国防风险防范局联合开发了一种实验疫苗。该疫苗先前只在实验室条件下于猴子身上做过测试，并对实验动物产生了 100% 的保护效应，而这些实验动物是野外随机选取后，再予以接种的。后续待解决的问题在于这一疫苗（名为 rVSV 疫苗）的安全性如何，以及保护效应能够持续多久。这种药物的应用前景在于，可以供即将奔赴下一场埃博拉疫情现场的医务工作者使用，以期减少疾病发病率，并将人员伤亡控制在最低限度。见：Thomas W. Geisbert, "First Ebola Virus Vaccine to Protect Human Beings?," *The Lancet* 389, no. 10068 (February 4, 2017): 479–80.

58. Edward C. Holmes et al., "The Evolution of Ebola Virus: Insights from the 2013–2016 Epidemic," *Nature* 538, no. 7624 (October 13, 2016): 193–200.

第九章

1. Juliana Barbassa, "Inside the fight against the Zika virus," *Vogue*, May 5, 2016, accessed August 1, 2017, https://www.vogue.com/article/ zika-virus-doctor-vanessa-van-der-linden.

2. Laura Clark Rohrer, "Enigma," *Pitt* (*University of Pittsburgh*), Summer 2017, 19–23.

3. Liz Braga, "How a Small Team of Doctors Convinced the World to Stop Ignoring Zika," *Newsweek*, February 29, 2016, accessed August 1, 2017, http://www.newsweek.com/2016/03/11/zika-microcephaly-connection-brazil-doctors-431427.html.

4. "Chikungunya Fever Guide," accessed August 3, 2017, http://www.chikungunya.in/dengue-chikungunya-differences.shtml.

5. Dick Brathwaite et al., "The History of Dengue Outbreaks in the

Americas," *The American Journal of Tropical Medicine and Hygiene* 87, no. 4 (October 3, 2012): 584–93, doi:10.4269/ajtmh.2012.11–0770.

6. WHO, "Dengue and severe dengue," accessed August 3, 2017, http://www.who.int/mediacentre/factsheets/fs117/en/.

7. Carlos Brito, interview with author, January 5 and July 24, 2017.

8. Brito, interview with author, January 5 and July 24, 2017.

9. Donald McNeil, *Zika: The Emerging Epidemic* (New York: Norton, 2016), 30.

10. "Alexander Haddow and Zika Virus," *Flickr*, accessed August 7, 2017, https://www.flickr.com/photos/uofglibrary/albums/72157668781044525; McNeil, *Zika*, 19–22; G. W. A. Dick, "Zika Virus (II). Pathogenicity and Physical Properties," *Transactions of The Royal Society of Tropical Medicine and Hygiene* 46, no. 5 (1952): 521–34.

11. Mary Kay Kindhauser et al., "Zika: the origin and spread of a mosquito-borne virus," *Bulletin of the World Health Organization* 94 (2016): 675–686C, accessed August 7, 2016, http://www.who.int/bulletin/online_first/16–171082/en/.

12. McNeil, *Zika*, 41.

13. McNeil, *Zika*, 43–45.

14. Rachel Becker, "Missing Link: Animal Models to Study Whether Zika Causes Birth Defects," *Nature Medicine* 22, no. 3 (March 2016): 225–27.

15. Rohrer, "Enigma," 19–23.

16. Ernesto Marques, interview with author, July 24, 2017.

17. Braga, "How a Small Team of Doctors Convinced the World to Stop Ignoring Zika."

18. Brito, interview with author, July 24, 2017.

19. G. Calvet et al., "Detection and Sequencing of Zika Virus from Amniotic Fluid of Fetuses with Microcephaly in Brazil: A Case Study," *The Lancet Infectious Diseases* 16, no. 6 (June 1, 2016): 653–60.

20. Braga, "How a Small Team of Doctors Convinced the World."

21. "Neurological syndrome, congenital malformations, and Zika virus infection. Implication for public health in the Americas," *PAHO*, Epidemiological Alert, December 1, 2015, accessed August 10, 2017, http:// www.paho.org/hq/index. php?option=com_content&view=article&id=11599& Itemid=41691&lang=en.

22. David Heymann et al., "Zika Virus and Microcephaly: Why Is This Situation a PHEIC?," *The Lancet* 387, no. 10020 (February 20, 2016): 719–21.

23. Margaret Chan, "Zika: we must be ready for the long haul," February 1, 2017, accessed August 10, 2017, http://www.who.int/mediacentre/ commentaries/2017/zika-long-haul/en/.

24. WHO, "Zika: Then, now and tomorrow," accessed August 10, 2017, http://www.who.int/features/2017/zika-then-now/en/.

25. Jonathan Watts, "Rio Olympics Committee Warns Athletes to Take Precautions against Zika Virus," *The Guardian*, February 2, 2016, accessed August 11, 2017, https://www.theguardian.com/world/2016/feb/02/zika-virus-rio-2016-olympics-athletes.

26. Jonathan Ball, "No One is Safe from Zika: Confirmation that Mosquito-borne Virus Does Shrink Heads of Unborn Babies... and a Chilling Warning," *Daily Mail*, January 31, 2016, accessed August 11, 2017, http://www.dailymail.co.uk/news/article-3424776/No-one-safe-Zika-Confirmation-mosquito-borne-virus-does-shrink-heads-unborn-babies-chilling-warning.html.

27. Julian Robinson, "Living with 'Zika': Brazilian Parents Pose with Their Children Suffering from Head-shrinking Bug to High- light Their Plight," *Daily Mail*, February 25, 2016, accessed August 11, 2017, http://www.dailymail.co.uk/news/article-3464023/Living-Zika-Brazilian- parents- pose- children- suffering- head-shrinking- bug- highlight- plight.html#ixzz4pR4i82UG.

28. Nadia Khomani, "Greg Rutherford Freezes Sperm over Olympics Zika Fears," *The Guardian*, June 7, 2016, accessed August 11, 2017, https://www. theguardian.com/sport/2016/jun/07/greg-rutherford-freezes-sperm-over-olympicszika-fears.

29. Andrew Jacobs, "Conspiracy Theories About Zika Spread Through Brazil with the Virus," *New York Times*, February 16, 2016, accessed August 11, 2017, https://www.nytimes.com/2016/02/17/world/americas/conspiracy-theories-about-zika-spread-along-with-the-virus.html.

30. Sarah Boseley, "Florida Issues Warning after Cluster of New Zika Cases in Miami Neighborhood," *The Guardian*, August 1, 2016, accessed August 11, 2017, https://www.theguardian.com/world/2016/aug/01/florida-zika-cases-transmission-neighborhood-miami-dade-county; Jessica Glenza, "Zika Virus Scare is Turning Miami's Hipster Haven into a Ghost Town, *The Guardian*, August 10, 2016, accessed August 11, 2017, https:// www.theguardian.com/world/2016/aug/10/zika-virus-miami-florida-cases-mosquito-wynwood; Richard Luscombe, "Miami Beach Protests against use of Naled to fight Zika-carrying Mosquitos," *The Guardian*, September 8, 2017, accessed August 11, 2017, https://www.theguardian.com/world/2016/sep/08/miami-beach-zika-protests-naled-mosquitos.

31. N. R. Faria et al., "Establishment and Cryptic Transmission of Zika Virus in Brazil and the Americas," *Nature* 546, no. 7658 (June 15, 2017): 406–10.

32. Celina Turchi, interview with author, July 24, 2017.

33. Ilana Löwy, "Zika and Microcephaly: Can we Learn from History?," *Revista de Saúde Coletiva* 26, no. 1 (2016): 11–21.

34. C. G. Victora et al., "Microcephaly in Brazil: How to Interpret Reported Numbers?," *The Lancet* 387, no. 10019 (February 13, 2016): 621–24.

35. W. K. Oliveira et al., "Infection-related Microcephaly after the 2015 and 2016 Zika Virus Outbreaks in Brazil: A Surveillance-based Analysis," *The Lancet* 6736, no. 17 (June 21, 2017): 31368–5.

36. W. Kleber de Oliveira et al., "Infection-Related Microcephaly after the 2015 and 2016 Zika Virus Outbreaks in Brazil: A Surveillance-Based Analysis," *The Lancet*, June 21, 2017, accessed March 19, 2018, https://doi.org/10.1016/

S0140–6736(17)31368–5.

37. Stephanie Nolen, "Two Years after Brazil's Zika Virus Crisis, Experts Remain Baffled," *The Globe and Mail*, September 1, 2017, accessed September 2, 2017, https://beta.theglobeandmail.com/news/world/zika-crisis-brazil/article36142168/.

38. Priscila M. S. Castanha et al., "Dengue Virus-Specific Antibodies Enhance Brazilian Zika Virus Infection," *The Journal of Infectious Diseases* 215, no. 5 (January 3, 2017): 781–85.

39. Ewen Callaway, "Rio fights Zika with Biggest Release Yet of Bacteria-infected Mosquitoes," *Nature News* 539, no. 7627 (November 3, 2016): 17.

40. Liana Ventura, interview with author, July 28, 2017.

41. "Neglected and Unprotected: The Impact of the Zika Outbreak on Women and Girls in Northeastern Brazil," *Human Rights Watch*, July 12, 2017, accessed August 24, 2017, https://www.hrw.org/ news/2017/07/12/brazil-zika-epidemic-exposes-rights-problems.

42. Rob Sawers, "The beautiful Brazilian beaches plagued by shark attacks," *BBC World News*, September 27, 2012, accessed August 22, 2017, http://www.bbc.co.uk/news/world-radio-and-tv-19720455.

43. Andrew Spielman and Michael D'Antonio, *Mosquito: The Story of Man's Deadliest Foe* (New York: Hyperion, 2001).

44. "Aedes Albopictus—Factsheet for Experts," *European Centre for Disease Prevention and Control*, accessed October 6, 2017, http://ecdc.europa.eu/en/disease-vectors/facts/mosquito-factsheets/aedes-albopictus.

结语

1. Commission on a Global Health Risk Framework for the Future, and National Academy of Medicine, Secretariat, *The Neglected Dimension of Global Security: A Framework to Counter Infectious Disease Crises* (Washington, DC:

National Academies Press, 2016), accessed September 26, 2017, http://www.nap. edu/catalog/21891.

2. Crosby, *America's Forgotten Pandemic*, xiii.

3. Kai Kupferschmidt, "Bats Really Do Harbor More Dangerous Viruses than Other Species," *Science*, June 21, 2017, accessed September 28, 2017, http://www. sciencemag.org/news/2017/06/bats-really-do-harbor-more-dangerous-viruses-other-species.

4. Kate E. Jones et al., "Global Trends in Emerging Infectious Diseases," *Nature* 451, no. 7181 (February 21, 2008): 990–93.

5. René Dubos, "Infection into Disease," *Perspectives in Biology and Medicine* 1, no. 4 (January 7, 2015): 425–35.

6. Dubos, *Mirage of Health*, 271.

7. WHO, 2018 Annual review of diseases prioritized under the Research and Development Blueprint, February 6–7, 2018, accessed April 1, 2018, http:// www.who.int/blueprint/priority-diseases/en/.

8. "Bill Gates: A New Kind of Terrorism Could Wipe out 30 Million People in Less than a Year—and We Are Not Prepared," *Business Insider*, accessed October 8, 2017, http://uk.businessinsider.com/bill-gates-op-ed-bio-terrorism-epidemic-world-threat-2017–2.

9. Sarah Boseley, "Resolve Health Initiative Aims to Save 100m Lives Worldwide," *Guardian*, September 12, 2017, accessed October 8, 2017, https:// www.theguardian.com/society/2017/sep/12/resolve-health-initiative-aims-to-save-100m-lives-worldwide-tom-frieden.

10. "Pandemic Emergency Financing Facility: Frequently Asked Questions," *World Bank*, accessed October 8, 2017, http:// www.worldbank.org/en/topic/ pandemics/brief/pandemic-emergency-facility-frequently-asked-questions.

11. David M. Morens and Jeffery K. Taubenberger, "Pandemic Influenza: Certain Uncertainties," *Reviews in Medical Virology* 21, no. 5 (September 2011):

262–84.

12. "Dr. Wolfgang Wodarg—Council of Europe Will Investigate and Debate on 'Faked Pandemic,' " accessed October 8, 2017, http://www.wodarg.de/english/2948146.html.

13. Sontag, *AIDS and Its Metaphors*, 87.

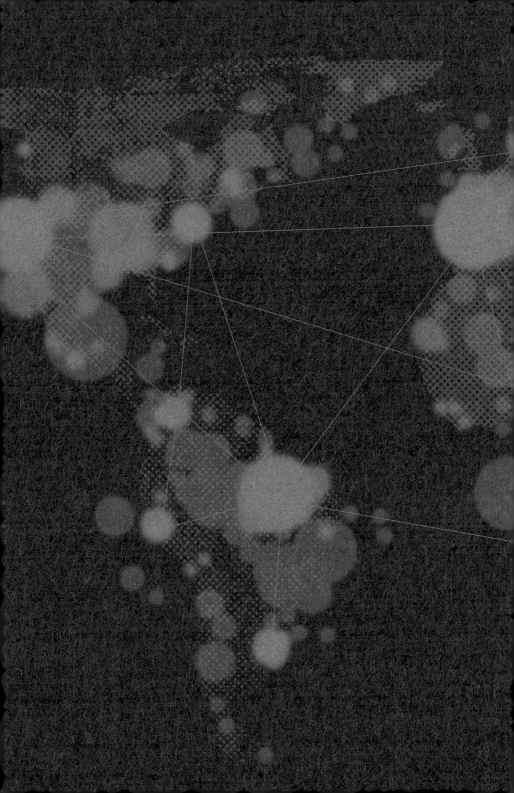

未知疾病 X

"流感仿佛一阵飓风，扫荡过生命之苗圃。"

——《泰晤士报》，1921 年

2019 年 12 月 30 日晚上，正在布鲁克林科布尔山家中休息的玛乔丽·波拉克（Marjorie Pollack）博士收到了一封邮件，内容是关于中国湖北省省会武汉市出现的一些奇特的肺炎病例。波拉克曾在美国疾病控制和预防中心流行病情报服务处受训，是一名拥有 30 多年工作经验的医学流行病学家。她也是新发传染病监测计划（ProMED）的副主管，该项目会在互联网上抓取有关异常疾病暴发的相关舆论。武汉出现不明肺炎的消息是她一位同事在中国的社交媒体上发现的，而波拉克是评估这一讯息的最佳人选。她需要评估这一消息的紧要程度，以决定是对其开展进一步调查，还是待新年后再议。

波拉克一打开电邮，其中的内容就令她血气上涌。她回忆道："邮件里是一些关于武汉事态的消息——先是 4 例，然后是 27 例——还有一张照片，照片看起来是武汉市卫生健康委员会发布的一份文件，其中提到了一些似乎与一个海鲜市场有关的肺炎病例。我曾亲历过严重急性呼吸综合征（SARS）暴发，此时此刻，仿佛那场危机重现了。"[1] 波拉克立即在新发传染病监测计划的网络上发起了信息征求，并在几个小时内找到了一篇中国媒体的报道，证明武汉市卫生健康委员会的文件属实。4 小时后，波士顿儿童医院的人工智能系统也对武汉不明原因的肺炎病例发布了警报，评估其严重性为 3 级（最高为 5 级）。对于波拉克来说，预警已经足够多了。于是，在午夜前，她向新发传染病监测计划的 8 万名国际医生、流行病学家和公共卫生官员发出了含有更多细节的预警信息。

波拉克当时还不知道，她刚刚捕捉到了新一轮冠状病毒大流行的初始信号。几个月后，新型冠状病毒（Covid-19）感染的肺炎疫情将成为一场真正的全球大流行病——与 1918—1919 年的西班牙流感出奇地相似。不同之处在于，1918 年的世界正深陷于战争的泥淖中，尽管大流感导致了大量感染者死亡，但大部分工厂和学校仍保持开放，火车和有轨电车也在继续运行。而在新冠病毒袭来的今天，全世界已经前所未有地紧密关联在了一起。病毒引发了一连串的感染，继而导致全球股市崩盘，国际航线停飞，全球最先进的城市也因疫情而变得静若无人。

++++

---

1 Partha Bose and Jilian Mincer, "The Doctor Whose Gut Instinct Beat AI in Spotting the Coronavirus", *Oliver Wyman Foundation*, accessed, March 10, 2020, https://www.oliverwymanforum.com/city-readiness/2020/mar/the-doctor-whose-gut-instinct-beat-ai-in-spotting-the-coronavirus.html.

冠状病毒的名字源于它表面突起的一排危险的蛋白质，它们从包膜穿出，看起来像一顶皇冠。包膜主要由脂质分子构成，容易被肥皂降解；在动物细胞外，新冠病毒在纸板上的存活时间不超过 24 小时，在钢铁和塑料上的存活时间约为 2 ~ 3 天。这类病毒只有在动物细胞内才能完成复制。

冠状病毒与流感病毒类似，遗传物质都是单链 RNA，在复制时很容易出错。RNA 负责将遗传信息从 DNA 运送到细胞，但它远没有 DNA 稳定。RNA 病毒往往比 DNA 病毒小。病毒的大小是以千碱基数（Kb）来衡量的（而千碱基数描述的是病毒核酸的长短）。例如，脊髓灰质炎病毒相对较小，只有 7kb。而流感和埃博拉病毒大小中等，分别为 14kb 和 19kb。新冠病毒有 30kb。这几乎是 RNA 病毒所能存在的最大长度了，再长的话，就可能因复制中出现太多错误而导致病毒自毁（这种会导致病毒自毁的问题称为"误差灾难"）。不过，冠状病毒是个特别狡猾的对手，基于其 RNA 基因组的长度和复杂性，它已经进化出了自己的酶，可以校对并修复 RNA 复制过程中出现的错误。但这也使我们有理由相信，我们的免疫反应或者针对它开发的疫苗和药物多半会有效——它不太可能会通过变异来躲避被消灭。

冠状病毒感染一般是通过咳嗽或打喷嚏时产生的微小飞沫进入鼻腔导致的，但病毒也能通过眼、口部进入人体。一旦病毒颗粒进入体内，冠状的刺突蛋白——或称 S 蛋白——就会附着到细胞表面的特定受体上。这种 S 蛋白正好与呼吸道黏膜细胞表面名为 ACE-2（血管紧张素转化酶 2 的缩写）的受体蛋白相匹配。[1] 因为新冠病毒 S 蛋白有特殊的刺突形状，

1　Daniel Wrapp, *et al.*, "Cryo-EM structure of the 2019-nCoV spike in the prefusion conformation", *Science* 367, no. 6483 (March 13, 2020): 1260–1263.

其匹配程度甚至高于 SARS 冠状病毒，这或许就解释了为什么新冠病毒的传播性更强。[1] 这些刺突还可以结合到肺深部的 ACE-2 受体上，这可能是新冠病毒引发的肺部感染更持久、更顽固的原因。

病毒附着在细胞膜上以后，就会进入细胞，并释放出 RNA，然后开始复制。这会引发最初的症状：咽喉痛，有时还会流鼻涕。随着病毒继续复制，数百万个病毒颗粒被生产出来，感染并蔓延到呼吸道深部。免疫系统为了应对，就会向感染部位释放名为"细胞因子"的信号分子，触发炎症反应。正是这些促炎性的细胞因子引起了发热，可能还会引发新冠病毒的其他典型症状，如持续干咳、咽痛、头痛和全身疼痛，以及其他不适。这些症状平均在被病毒感染后 5 天出现，但也可能出现得更早，最晚则是在接触病毒后 14 天出现。

对于绝大多数人来说，感染到此就会结束，几天后，他们的症状就会消失，身体也开始好转。但在另一些群体，如老年人（70 岁及以上）和那些有潜在疾病的人身上，病毒容易继续沿着呼吸道蔓延，侵入肺部深处的细胞。对这些患者来说，疾病的关键期是病毒侵袭到终末细支气管所连接的肺泡囊的时候。这些直径约 2.5 厘米的肺泡囊里装满了被称为肺泡的微小气囊。肺泡能与血液交换氧气和二氧化碳，从而调节呼吸。当肺泡囊发炎时，越来越多的细胞因子就会汇聚到感染部位，抗体、其他蛋白质和酶也会紧随其后。这个过程就像是一场暴风雪。最终，肺泡囊

1　《自然》杂志最近的一项研究发现，SARS-CoV-2 与 ACE-2 受体的结合能力大约是传统 SARS 病毒的 4 倍。两种冠状病毒仅有大约 80% 的基因是相同的，所以 SARS-CoV-2 是一种新病毒。它与蝙蝠和穿山甲中发现的病毒株关系最密切。这提示，SARS-CoV-2 要么是直接从蝙蝠传到了人，要么是经由被蝙蝠感染的穿山甲传到人的。在感染人之前，动物身上的病毒株发生了关键的突变，使其更容易传到人身上。Jian Shan *et al.*, "Structural basis of receptor recognition by SARS-CoV-2", Nature, March 30, 2020, accessed March 31, 2020, https://www.nature.com/articles/s41586-020-2179-y#Abs1.

内会充满液体和损伤的细胞，这些被堵塞的肺泡囊将无法进行氧合。这个时候，患者会出现呼吸困难，并感觉胸部像被压碎了一般。在计算机层析成像仪（CT）扫描影像中，部分堵塞的肺泡囊呈"磨玻璃样"。[1]这种由多边形的肺泡囊构成的图像，重叠上增厚的肺小叶间隔，看起来就像形状不规则的铺路石，或者透过淋浴门瞥见的低吹雪[2]。如果肺泡囊被进一步填充，就会发生实变，CT扫描出的肺部图像会越来越白。患者随后可能发展为急性呼吸窘迫综合征（ARDS），如果没有呼吸机支持，很可能在几小时内就会死亡。

++++

事情何以至此？在经历了整整一个世纪不断暴发的疫情和传染病大流行后，为什么我们人类依然没有注意到新冠病毒的相关预警？如果我们更早采取行动，本来是可以改变事态的，为什么我们人类还是错过了时机？毕竟，这并不是冠状病毒第一次从隐匿的动物宿主身上传播给人类，进而席卷全球了。2002年11月，类似的情景曾经发生过——中国南方的广东出现SARS。继而，病毒被巴士带到香港，又经由商业客机飞往越南、新加坡、泰国和加拿大。截至2003年7月，世界卫生组织正式宣布疫情结束时，全球已有超过8 000例病例和774例死亡。新冠病毒大流行的最初3个月内，就已经有了两倍于SARS的病例。有些专家预测，2020年秋季会出现第二轮感染高峰并将持续到2021年冬天。很难说这次疫情何时才会结束。难怪许多专家将新冠病毒与20世纪的第一

1　"Mount Sinai Physicians the First in U.S. Analyzing Lung Disease in Coronavirus Patients from China", *Imaging Technology News*, February 26, 2020.; Scott Simpson, *et al.*, "Radiological Society of North America Expert Consensus Statement on Reporting Chest CT Findings Related to COVID-19", *Radiology: Cardiothoracic Imaging 2*, no. 2 (March 25, 2020): e200152.

2　低吹雪，指地面上的雪被气流吹起贴地飞行，吹扬高度在2米以下。——译者注

未知疾病X

5

次传染病大流行——1918—1919 年的西班牙流感相提并论。[1]两场灾难性事件恰巧相隔一个世纪，不要说历史学家难以想象出这种事，连小说家都不敢这么虚构。

此次疫情的某种悲剧性在于，它与本书的章节中那些错过了预警的疾病大流行不同，这一次，那些在偏僻的动物栖息地监测新传染病威胁的兽医生态学家已经预见到了这类疾病的到来，关注全球卫生安全、为各国政府谋划大流行应对方案的组织和机构也纷纷发布了预警。

在过去的一百年里，我们见证了一系列的疾病大流行，其中一些较为温和（如鹦鹉热）；另一些则极其严重（如艾滋病）。21 世纪的第一次警示是 SARS 的暴发。一般认为，SARS 起源于广东"菜市场"中出售的果子狸，这凸显了现代世界中的诸多风险：人们对珍馐野味的热衷、城市的过度拥挤、国际航班以及全球市场日益紧密的互联互通。[2]2009 年的猪流感大流行再次展现了这些风险。尽管猪流感疫情没有最初预估的那么严重，但还是在全球造成了 12 万～20 万人死亡。2014 年几内亚东南部暴发的埃博拉疫情是又一次风险重现。[3]美国疾病控制和预防中心以及世界卫生组织的病毒性出血热专家们没有料到，埃博拉病毒迅速蔓延到了附近的其他国家，在西非引发了重大的地区性紧急情况，蒙罗维亚和

1   See for instance, Bill Gates, "Responding to Covid-19 — A Once-in-a-Century Pandemic?", *New England Journal of Medicine*, February 28, 2020, accessed March 29, 2020, https://doi.org/10.1056/NEJMp2003762; David Morens, Peter Daszak, and Jeffery Taubenberger, "Escaping Pandora's Box – Another Novel Coronavirus", *New England Journal of Medicine*, February 26, 2020, accessed March 29, 2020, https://doi.org/10.1056/NEJMp2002106.

2   "菜市场"的英文来自中国香港和新加坡，用来指代销售新鲜肉类和农产品的市场，与售卖包装好的商品和耐用品（如纺织品）的"干"市场相区分。中国的菜市场通常出售新鲜的肉、鱼和海鲜。Christos Lynteris and Lyle Fearnley, "Why shutting down Chinese 'wet markets' could be a terrible mistake", The Conversation, March 2, 2020, accessed March 22, 2020, https://theconversation.com/why-shutting-down-chinese-wet-markets-could-be-a-terrible-mistake-130625.

3   Fineberg, H. V. "Pandemic Preparedness and Response — Lessons from the H1N1 Influenza of 2009", New England Journal of Medicine 370. no. 14 (April 3, 2014): 1335–1342.

弗里敦也被封城。为了控制疫情，防止埃博拉病毒传播更广，联合国在无国界医生和奥巴马政府的敦促下，在美国、法国和英国联合军事力量的支持下，发起了和平时期最大规模的人道主义响应。这一应对措施遏制了一场更大的灾难，或许还阻止了一场埃博拉大流行，不过，因此付出的经济代价也十分高昂，几内亚、塞拉利昂和利比里亚的国内生产总值（GDP）减少了 28 亿美元（即人均 125 美元）。[1]

2015 年的巴西寨卡疫情是 21 世纪的第四次预警，当疫情暴发时，全世界还在关注西非的埃博拉流行。不过，寨卡病毒不是新的病原体，病毒学家几十年前就知道它了。但就像其他通常流行于热带，并常常被忽视的疾病一样，寨卡也没能得到科学家的重视。没人想到，这种 1947 年在乌干达偏远森林地区首次发现的病毒会威胁到南美人口最多的城市，更没人想到它会蔓延到加勒比海和美国南部地区。

自从 1992 年美国医学研究所发布关于"新发传染病"的报告以来，生物学家和其他专家一直在警告人类：全球化、气候变化和日益增多的肉类消费，使世界比过去"本质上更容易受到"已知和未知传染病的伤害。但 SARS 才让人们真正认识到，当下的世界已经连接得无比紧密，也认识到，蝙蝠身上藏匿着许多能造成传染病大流行的病毒。第一个研究突破出现在 2005 年，研究人员当时在中国的中华菊头蝠身上分离出了一种与 SARS 病毒非常相似的病毒。不过，该病毒缺少感染人类细胞所需的一个关键的刺突蛋白。2013 年，事态发生了变化。全球非营利组织生态健康联盟（总部位于纽约）的一群科学家进入了中国昆明的一个石灰岩洞穴，这个洞穴中栖居着中华菊头蝠（*Rhinolophus sinicus*）。他们穿着

1　World Bank, "2014-2015 West Africa Ebola Crisis: Impact Update," May 10, 2016, accessed March 25, 2020, https://www.worldbank.org/en/topic/macroeconomics/publication/2014-2015-west-africa-ebola-crisis-impact-update.

防护服，从蝙蝠身上采血，从洞穴地面收集粪便样本。在被采样的 117 只蝙蝠中，近四分之一携带有冠状病毒，其中包括两种与 SARS 病毒几乎相同的新毒株。这种相似性在基因组中编码刺突蛋白的区域尤其高。正如报告作者之一、生态健康联盟主席彼得·达萨克（Peter Daszak）对《科学》杂志所说："这表明，蝙蝠携带着一种可以直接感染人的病毒，这种病毒可以引发另一场 SARS 大流行。"[1]

蝙蝠的种类约为地球上所有哺乳动物种类的五分之一，它们不仅是冠状病毒的天然储存宿主，[2] 还能携带马尔堡病毒、尼帕病毒和亨德拉病毒——这些病毒曾在非洲、马来西亚、孟加拉国和澳大利亚引发过人类感染和疫情暴发。蝙蝠也会携带狂犬病毒，通常还被认为是埃博拉病毒的天然储存宿主。科学家们正在研究为什么蝙蝠能够耐受如此多种病毒，有一种理论认为，为了适应飞行（蝙蝠是唯一有翅膀的哺乳动物），蝙蝠进化出了被抑制的免疫系统。飞行压力会导致蝙蝠体内的一些细胞裂解并释放出少量的 DNA。通常，这些细胞碎片会引发炎症，但蝙蝠的免疫应答减弱了，因此避免了炎症反应。相关的假说认为减弱的免疫应答使蝙蝠在感染外来病毒时不会生病。[3]

达萨克在伦敦大学获得了动物学和寄生虫学学位，职业生涯的大部分时间都致力于野生动物保护。他最初认为蝙蝠不会对人类健康产生严重威胁。然而在 2017 年，他与生态学家凯文·J. 奥利瓦尔（Kevin J. Olival）和生态健康联盟的其他成员一起，创建了一个包含 754 种哺乳动物和

1　Kai Kupferschmidt, "Bats May Be Carrying the Next SARS Pandemic", *Science*, 2013.

2　除了南极洲，全球每个大洲都有蝙蝠的身影。

3　James Gorman, "How Do Bats Live With So Many Viruses?", *New York Times*, January 28, 2020, accessed March 25, 2020, https://www.nytimes.com/2020/01/28/science/bats-coronavirus-Wuhan.html. Jiazheng Xi, et al., "Dampened STING-Dependent Interferon Activation in Bats", *Cell Host & Microbe 23, no.3* (March 14, 2018) : 2018-03-14.

586 种病毒的数据库，并分析了哪些哺乳动物携带哪些病毒，以及病毒如何影响宿主。他们的分析结果最终发表在《自然》杂志上。这项研究表明，蝙蝠携带人畜共患病的比例显著高于所有其他哺乳动物的总和。据奥利瓦尔和达萨克估计，每种蝙蝠身上大约还有 17 种人畜共患病有待发现，而啮齿动物和灵长类动物身上只有大约 10 种。[1]但这并不是他们研究的终结。在成果发表在《自然》杂志上后，达萨克和他勇敢的病毒猎人同事们继续奔走在中国和东南亚其他地区，探索洞穴等偏僻的蝙蝠栖息地，采集样本。到目前为止，仅在中国的蝙蝠身上，他们就发现了大约 500 种冠状病毒。2018 年，他们报道说，广东省四个养猪场暴发的猪腹泻病是由一种新的冠状病毒引起的，而且这种病毒与 2007 年从广东和香港的菊头蝠体内分离出的一种冠状病毒几乎完全相同。耐人寻味的是，疫情暴发的地点距离 SARS 指示病例的家仅 62 英里。[2]

在 15 年探索各类洞穴，并为蝙蝠做拭子采集的过程中，达萨克和同事们总共已经识别出了 500 种新的冠状病毒。更令人担忧的是，基于目前的发现速度，达萨克估计可能还有多达 13 000 种未知的冠状病毒未被发现。他和同事还鉴明了 335 起发生于 1940—2004 年的新发传染病事件，发现在 20 世纪 80 年代艾滋病大流行前后，新发传染病的发生率达到峰值。[3]这些科学家的调查表明，自上世纪中叶以来，新发传染病的发生率无疑在持续攀升。

1　Kevin J. Olival, *et al.*, "Host and viral traits predict zoonotic spillover from mammals", *Nature*, June 21, 2017.

2　Lisa Schnirring, "New SARS-like virus from bats implicated in China pig die off", CIDRAP, April 5, 2018.

3　Kate E. Jones, *et al.*, "Global trends in emerging infectious diseases", *Nature* 451, no.7181 (February 21, 2008): 990–993.

++++

达萨克提醒我们，冠状病毒，或者是其他突然从蝙蝠等野生动物传染给人类的未知病原体，可能引发下一场大流行。他不是唯一发出警告的人。在 2015 年的 TED 演讲中，比尔·盖茨也曾提醒世人："在未来几十年，如果说有什么东西能够杀死上千万人，答案很可能是一种具有高传染性的病毒。"这段演讲迅速"走红"。西非的埃博拉疫情向世界展示了潜伏在大自然中的危险。所幸英勇的医务工作者们截断了埃博拉的传播链，加之感染者的病情通常会迅速加重，导致他们卧床不起，无法四处走动，这才使得埃博拉没有扩散到更多的城市中心。但是，如果下一个出现的病原体是像 1918 年西班牙流感病毒那样通过空气传播的病毒，如果感染者不会马上表现出症状，并且在不知道自己带病的情况下登上了飞机，情况又会如何呢？"下一次，我们可能就没那么幸运了。"盖茨如是总结道。[1]

有一个组织没有忘记新发与再发病毒所带来的威胁。自 2003 年 SARS 疫情以来，世界卫生组织曾四次宣布"国际公共卫生紧急事件"，分别是：2009 年的猪流感大流行、2014 年的脊髓灰质炎、埃博拉疫情，以及 2016 年的寨卡疫情。世界卫生组织决心为下一次突发公共卫生事件做好准备，避免再被打个措手不及，于是在 2018 年更新了研发蓝图。蓝图是一份需要优先研究的病原体名单，列出了全球范围内缺乏有效疫苗和／或疗法的病原体，世界卫生组织认为这些研发项目需要更多资金支持。2015 年的名单包括克里米亚 - 刚果出血热病毒、埃博拉病毒和马尔堡病毒、中东呼吸综合征（MERS）病毒和 SARS 病毒、拉沙热病毒、尼帕病

1　Bill Gates, "The next outbreak? We're not ready", TED 2015, accessed March 26, 2020, https://www.ted.com/talks/bill_gates_the_next_outbreak_we_re_not_ready/transcript?language=en#t-39511.

人类大瘟疫

毒，以及裂谷热病毒。在接下来的第七项，世界卫生组织还写上了"新疾病的研发准备"。不过在那时，这行字基本上是个摆设，没什么人在意。[1] 然而到了 2018 年，世界卫生组织不仅决定将寨卡病毒加入这份优先名单，还提出：需要让世界认识到，一种完全未知的病原体将会以新的方式威胁我们的健康。他们将新疾病命名为"未知疾病 X"。[2]

达萨克绘声绘色地追溯了那一刻："在会议末尾，我们正准备定下最后的名单，此时，那个做〔风险数据〕分析的家伙站了起来，说：'我知道你们会支持这个想法的，我们要列入一个未知的病原体，把它称为未知疾病 X。'我当时想：哇，对世界卫生组织来说，这可是个非常酷的说法。"[3]

几个星期后，达萨克回到纽约，他记得当时看到一份报纸上提及了"未知疾病 X"，心想："太好了，我们终于找到了一个简单的方法，让大家理解我们要做的事情。"

对于达萨克和他在生态健康联盟的同事们来说，"未知疾病 X"一词产生的舆论为他们提供了良机，使他们获得了更多的研究资金，让他们不仅可以继续研究如 MERS 病毒和 SARS 病毒等已知冠状病毒，还可以研究那些未知的病毒，以及潜藏在动物界、可能会引发大流行的病毒。两

1　WHO, 2015, "Blueprint for R&D preparedness and response to public health emergencies due to highly infectious pathogens", 8–9 December 2015, accessed March 26, 2002, https://www.who.int/blueprint/about/en/.

2　WHO, "2018 Annual review of diseases prioritized under the Research and Development Blueprint", February 6–7, 2018, accessed March 26, 2002, http://www.who.int/blueprint/priority-diseases/en/.

3　这话出自 2020 年 3 月 6 日对文章作者的访谈。达萨克所指的人是马西尼萨·西·梅汉德（Massinissa Si Mehand）博士，他是世界卫生组织的技术官员，他的研究方向包括应用数学、疫情预备与应对、优先级设定、决策参详，以及风险分析。Massinissa Si, *et. al*, "World Health Organization Methodology to Prioritize Emerging Infectious Diseases in Need of Research and Development", Emerging Infectious Diseases 24. No. 9 (September 2018), accessed March 26, 2020, https://wwwnc.cdc.gov/eid/article/24/9/17-1427_article.

年前，疾病生态学峰会在意大利科莫湖畔的洛克菲勒基金会贝拉焦会议中心（Bellagio Conference Center）举行。在会议上，达萨克等传染病专家指出，全球越来越容易受到新发病毒的侵害。据估计，现在存在160万种可能会"引发大流行"的病毒，而人们只鉴别了其中的0.1%。他们呼吁，应当以开创了个人基因组时代的"人类基因组计划"为蓝本，启动一个"全球病毒组计划"（Global Virome Project）[1]，项目资金用于在未来的疫情出现之前，"提前"研制出疫苗、药物并准备其他医学对策。据一份简报文件记录，全球病毒组计划是在美国国际开发署PREDICT项目成功的基础上开展的（该项目自2010年以来在30个国家发现了900多种新发病毒），旨在建立一个包含"所有自然发生病毒"的综合数据库，以"填补知识空白"。文件还写道："尽管我们知道病毒是潜在的威胁，却依然无法预测下一种新病毒会出现在何时、何地，或来自哪个物种。为了做好万全准备，我们需要在敌人现身之前就了解它们。"[2]

在达萨克为全球病毒组计划寻求经费时，流行病防备创新联盟（Coalition for Epidemic Preparedness Innovations）也正在为新的疫苗平台筹措资金。该联盟是一家非营利组织，总部位于奥斯陆，在2017年瑞士滑雪胜地达沃斯举办的世界经济论坛上，由挪威政府和印度政府倡议成立。其设定的目标是在疫情暴发之前，预先投资建立新型疫苗研发平台，从而打破新发传染病研究领域过去30年以来"繁荣—萧条"的循环。[3]在比尔及梅林达·盖茨基金会、惠康基金会的赞助下，以及欧盟和一些国家政府的支持下，截至2018年，流行病防备创新联盟五年筹资10亿美元的目

---

1   Peter Daszak, "We Knew Disease X Was Coming. It's Here Now.", *New York Times*, March 23, 2020, https://www.globalviromeproject.org/our-history.

2   "What is GVP – Fact Sheet", Global Virome Project, accessed March 26, 2020, http://www.globalviromeproject.org/fact-sheets.

3   https://cepi.net/about/whyweexist/. Elsevier, "Infographic: global research trends in infectious disease", March 25, 2020.

标已经达成了 7.6 亿美元。这些资金中的大部分被用于支持三种重点病原体的疫苗开发：拉沙热病毒、尼帕病毒和 MERS 病毒。[1] 不过在 2019 年底，该组织呼吁，希望能够应用新型疫苗平台来对抗任何突然出现的新发传染病，不论其病原体是已知还是未知。同样，在 2019 年初，世界银行和世界卫生组织发布了一份世界各国大流行病防备能力的年度审查报告，报告内容令人触目惊心。2011—2018 年，世界卫生组织在 172 个国家追踪了 1 483 次疫情暴发。基于目前的疫情出现速度，全球应急预备与监测委员会（Global Preparedness Monitoring Board）越来越感到忧心。"现在，一场传播迅速、高度致命的呼吸道病原体大流行正切实威胁着我们，它将会导致 5 000 万到 8 000 万人死亡，并造成将近 5% 的世界经济损失，"委员会警告说，"长期以来，我们在应对大流行时一直处于'恐慌'和'忽视'的循环……我们早该采取行动了。"[2]

2019 年 10 月 19 日，在纽约举行的一次大流行预演揭示：留给我们准备的时间已经不多了。此次演习由约翰·霍普金斯健康安全中心、比尔及梅林达·盖茨基金会和世界经济论坛联合举办，模拟了一种名为 CAPS（Coronavirus Associated Pulmonary Syndrome，即冠状病毒相关肺部综合征）的疾病大流行。在演习中，大流行起源于巴西的一个农场，蝙蝠身上一种新的冠状病毒感染了农场中的猪。随后，猪又把病毒传染给巴西农民，引发了人传人的病毒传播链，导致疫情迅速扩散到圣保罗的贫民区和南美洲其他大城市。接着，病毒通过航运，从南美洲蔓延到葡萄牙、美国和中国，在全球引发了一连串感染，病例数每周都在翻倍。由于无人对这种病毒具有免疫力，因此模型预测，只有当世界上 80% 的人口被

---

1 和 SARS 一样，MERS-CoV 也起源于蝙蝠，但它的中间宿主是骆驼，而非果子狸。虽然 MERS 不像 SARS 或 SARS-CoV-2 那样具有人传人的传播方式，但它的死亡率要高得多，高达约 30%（相比之下，SARS 的平均死亡率为 10%，而 SARS-CoV-2 的死亡率在 2% ~ 4% 之间）。

2 World Bank and WHO, "A World at Risk, annual report on global preparedness for health emergencies", Global Preparedness Monitoring Board, September 2019.

感染后，大流行才会结束。在演习中，达到这个指标需要18个月的时间，届时全球已有6 500万人死亡。[1]

有件事本可以改变事态走向（以及现实世界中新冠疫情造成的伤亡）：研发疫苗。但是，尽管有过2003年的SARS疫情和2012年的MERS流行，人们对冠状病毒的研究仍然没能逃脱"繁荣—萧条"的循环。在SARS之前，冠状病毒研究被认为是个死胡同。1937年，人们在猪、鸡和其他动物身上首次发现了冠状病毒。此后发现的冠状病毒中，只有四种可以感染人类。虽然全球三分之一的普通感冒都是这四种病毒造成的，但它们很少引发致命感染。事实上，冠状病毒感染引发的唯一致命疾病是禽类传染性支气管炎，不过它也仅仅是对鸡致命，不会感染人类。因此，冠状病毒被视为病毒世界中的"灰姑娘"，但凡是有事业野心的年轻微生物学家都会遵照前辈的建议，离它们远远的。

在SARS疫情暴发后，情况发生了改观。但好景不长。美国过敏和传染病部门（NAID）先前拨付给冠状病毒研究的经费只有每年300万到500万美元，SARS疫情后，研究经费增加到了每年5 100万美元；但没过几年，又回落到了年均2 000万美元。2012年MERS爆发之后，又有一轮资金潮涌入，但到了2019年，经费已再度回落到年均2 700万美元。[2]欧洲的情况也好不到哪里去。流行病防备创新联盟设法稳住了部分经费支持，但并未达到预期的经费筹集目标，而且筹到的经费还要兼顾几种重点疾病的研究。正如伦敦弗朗西斯·克里克研究所（Francis Crick Institute）的一位病毒学家所说："光靠病毒学家的聪明才智不行，我们

---

1   "The Event 201 Scenario", accessed March 27, 2020, http://www.centerforhealthsecurity.org/event201/scenario.html.

2   Helen Bramswell and Megan Thielking, "Fluctuating funding and flagging interest hurt coronavirus research", *STAT*, February 10, 2020, accessed March 27, 2002, https://www.statnews.com/2020/02/10/fluctuating-funding-and-flagging-interest-hurt-coronavirus-research/.

还需要钱。"[1] 而在新冠大流行发生之前，所缺少的恰恰就是用于冠状病毒研究的资金。

写下这些文字的时候，我正躺在伦敦的病床上。当时是 2020 年 3 月 26 日，我在发烧，还有间歇性咳嗽，但由于英国国家医疗服务系统（National Health Service）缺少检测试剂盒，我无法知道自己是新冠病毒感染还是普通感冒，更不知道什么时候才能再次安全地拥抱我 88 岁的老母亲（我的几个朋友症状更严重，有的还出现了嗅觉丧失和味觉减弱，着实令人不安）。

英国政府的应对也过于迟缓。政府没有采取可能阻断感染传播链的严厉举措。相反，伟大的英国人民像美国人一样，被要求"保持社交距离"，以"拉平曲线"[2]，直到上周这些术语还鲜有人知，更没几个人能给出定义。

病毒传播速度极快。中国于 2020 年 1 月 3 日向世界卫生组织通报了疫情，并于 1 月 12 日公布了完整的病毒基因序列。1 月 13 日，泰国出现了病例。日本和韩国在 1 月 20 日出现了病例。不久，美国也出现了病例，一名从武汉回美国的旅客去医院接受治疗。短短一个月内，西雅图的一家养老院中就有 13 人感染，华盛顿州更是出现 16 例死亡病例。不过现在看起来，纽约州似乎注定要成为美国疫情最重的地区。

全球各地的医疗保健系统已经开始在新冠患者的冲击下崩溃。意大利尤为严重。那里已经报告了 8 215 例[3]死亡病例，几乎是湖北省病例的三倍。令人震惊的是，死伤者不只有老人和患有基础疾病的人，还有数十名医

1　Rupert Beale, "Wash Your Hands", *London Review of Books* 42, no. 5 (March 5, 2020), accessed March 27, 2020, https://www.lrb.co.uk/the-paper/v42/n06/rupert-beale/short-cuts.

2　这里指采取各种措施减缓病毒传播速度，尽量推迟高峰期的到来，减少一段时间内需要治疗的人数。这样，病例数的统计曲线就会变得平缓。——译者注

3　这里提到的病例数是截至作者写作本文时的数据。——编者注

护人员，其中有的只有 30 多岁。"就像是一场暴风雨袭击了我们。"一位来自意大利北部伦巴第大区布雷西亚的传染病医生如是说。[1]

对一些人来说，这些医护人员的死亡让他们回忆起在其他疫情中牺牲的医务工作者们，如 2003 年死于 SARS 的意大利医生卡洛·乌尔巴尼。与此同时，一些令人焦虑的事件也在上演，如隔离在横滨港的"钻石公主号"游轮上所发生的事件。游轮上的大部分乘客都是退休人员，一开始，他们以为只要熬过检疫期就能靠岸。然而，当日本官员发现了第一个病例，又过了 72 个小时才在游轮上实施隔离，它成了一个漂浮在海上的病毒培养皿。[2] 与历史上其他时期的海港检疫不同，这一次，观众们能够实时了解船上的情况。擅长网络技术的乘客，如英国的一对老夫妇戴维·埃布尔（David Abel）和萨莉·埃布尔（Sally Abel），在社交媒体上定期更新信息，这些信息会被立即报道在电视上。埃布尔夫妇身陷困境：病毒在甲板下方神秘地扩散，而他们被囚禁在船舱里。这让人回忆起 SARS 期间香港淘大花园小区居民的经历。结果，到 2020 年 2 月 19 日"钻石公主号"游轮的检疫结束时，已有 2 名乘客死亡，621 人感染。[3] 不过，疫情中并非全是绝望和沮丧。在一片悲痛之中，还夹杂着激昂向上的声音：从罗马到马德里，从里斯本到伦敦，人们站在阳台上向勇敢的医务工作者们致敬，正如英国国家医疗服务系统在社交网络发布的："请为医务工作者鼓掌"。[4]

1　Angela Giuffrida and Lorenzo Tondo, "'As if a storm hit': more than 40 Italian health workers have died since the crisis began", *The Guardian*, March 26, 2020.

2　Motoko Rich, "'We're in a Petri Dish': How a Coronavirus Ravaged a Cruise Ship", *New York Times*, February 22, 2020, accessed March 30, 2020, https://www.nytimes.com/2020/02/22/world/asia/coronavirus-japan-cruise-ship.html.

3　Motoko Rich and Eimi Yamamitsu, "Hundreds Released From Diamond Princess Cruise Ship in Japan," *New York Times*, February 19, 2020.

4　"'Clap for Carers': UK in 'emotional' tribute to NHS and care workers", *BBC News*, March 27, 2020.

社交媒体上发布的照片显示，某些疫情严重地区的医院走廊里尸体成堆。这些照片让人联想到 14 世纪的黑死病。按常理来讲，这些画面不应出现在 21 世纪。

这是坏消息。好消息是，3 月 23 日，中国自疫情暴发以来已连续 5 天没有新增确诊病例和疑似病例。中国的全面应对赢得了广泛的赞誉，被世界卫生组织视为典范。中国建造新医院以及推出新冠病毒检测项目的速度令人钦佩——这是中国能够阻断传播链并将死亡人数限制在 3 270[1] 的关键因素。

现在是 2020 年 4 月 1 日，我感觉好多了。但位于欧洲新冠大流行中心的意大利没有我这么幸运。那里的检测工作一直很松懈，其他准备工作也好不到哪里去。死亡人数已经上升至 12 428。美国也走在同样的灾变之路上。疾病建模人员估计，到大流行结束时，可能会有 10 万到 24 万美国人死亡。这很大程度上是由于美国疾病控制和预防中心未能在 2 月份向各州、市、县公共卫生实验室提供有效的检测试剂盒。[2] 其他因素还包括未能采办足够的口罩和个人防护设备（PPE）等。批评者谴责特朗普于 2018 年解散了国家安全委员会中的防疫部门，而那个部门正是负责为现在这样的卫生突发事件做准备的；他们还批评特朗普拒绝引用朝鲜战争时期制定的法律来强制美国公司生产呼吸机。[3] 结果，美国目前已有 189 753 例[4] 病例，比中国、意大利、西班牙等其他任何国家都多，其中超过三分之一的病例在纽约州。为此，纽约州州长安德鲁·科莫（Andrew Cuomo）已叫停了所有非必需的服务，并在联邦应急管理中心

1　根据中国国家卫健委数据，截至北京时间 3 月 23 日，累计死亡 3277 例。

2　Robert P. Baird, "What went wrong with coronavirus testing in the U.S.", *New Yorker*, March 16, 2020.

3　Demetri Sevastopulo and Hannah Kuchler, "Trump's bluster fails crisis test", *Financial Times*, March 28/29, 2020.

4　截至北京时间 4 月 1 日 21 时的数据。

（Federal Emergency Management Center）的帮助下，将曼哈顿的贾维茨展览中心（Javits Center）改造成紧急医疗站（伦敦多克兰的埃克塞尔会展中心也进行了类似的工程改建，将展览区域改造成了有 4 000 张床位的临时医院）。目前这些床位和隔间还是空的，但如果疾病建模人员的预测无误，纽约可能很快就会面临患者潮如海啸般涌入，远超公立医院的容纳能力（在疫情暴发之初，纽约州有 4 000 台呼吸机；但据科莫估测，未来 6 周内至少还需要 3 万台）。目前，皇后区和布鲁克林区医院的护士已经将医院病房比作"战区"，因为全市的死亡人数已经突破了1 000。2020 年 3 月 30 日，拥有 1 000 张床位的"舒适号"海军医疗舰（USNS Comfort）已被调至纽约市增援，但船上没有装载救治新冠患者的设备，它目前只接收非新冠感染的患者。它能否坚持成功地隔开外界的新冠疫情，继续救治其他疾病的患者？情况尚待观察。这种病毒在美国和欧洲传播的速度击碎了科学"专家"的自满，也戳穿了美国总统唐纳德·特朗普等民粹主义政客的狂妄——他们无视证据，坚称新冠疫情会"奇迹般地……消失"，不会比"普通流感"严重。[1] 事实上，新冠病毒不仅传播速度比季节性流感更快，其致命性更是后者的 10～20 倍，确诊病例的死亡率高达 2% 左右，与西班牙流感相当。[2] 难怪曾在 2 月份率世界卫生组织代表团到访中国的布鲁斯·艾尔沃德 (Bruce Aylward) 将其称为"病毒中的韦恩·格雷兹基（Wayne Gretzy）"——格雷兹基是加拿大冰球名人堂中的一员，因其白色的手套和令人炫目的速度获得了"白色龙卷风"之美誉。[3] 就在我撰写这篇文章的时候，纽约市的病例报告已突破 43 000 例[4]，超过了中国湖北省的病例数，纽约州成了美国疫情暴发的

1　Brad Brooks, "Like the flu? Trump's coronavirus messaging confuses public, pandemic researchers say," *Reuters*, March 13, 2020.

2　季节性流感的平均致死率则为 0.1%。

3　"Wayne Gretzy: biography", *Hockey Hall of Fame*, accessed March 29, 2020, https://www.hhof.com/LegendsOfHockey/jsp/LegendsMember.jsp?mem=p199901&type=Player&page=bio&list=ByName.

4　截至北京时间 4 月 1 日，纽约市共报告病例 43 139 例。

中心。灾难的规模已不容小觑，百老汇的公共建筑和剧院关门歇业，州长科莫也发布了居家令，以保护社区中的老年人和最易感的人群（这项措施以他 88 岁的母亲命名，名为"玛蒂尔达法案"）。他在贾维茨展览中心发表了一番有洞见的演讲，说："这是一只无形的野兽，一只潜伏的野兽。"这一席话为他赢得了支持，人们呼吁他参加民主党总统候选人的角逐。[1] 与此同时，特朗普却认为他需要做的只是禁止中国公民和其他外国人进入美国，以保证美国不受新冠病毒的侵袭。他也拒不承认科莫所估算的多达 14 万纽约人可能被感染以及 4 万人需要呼吸机的说法。他告诉福克斯新闻记者："［我］感觉比起未来的真实情况，很多数字都高估了。"[2]

然而，特朗普信口说出此话不久，曼哈顿的一家医院就宣布了第一例医护人员死亡的噩耗。死者名为基乌斯·凯利（Kious Kelly），48 岁，是西奈山医院（Mount Sinai West）的一位护理主任助理。2020 年 3 月 17 日，凯利被检出新冠病毒阳性。7 天前，他曾帮助另一位照顾感染患者的护理人员脱下单薄的塑料长袍——那是医院管理层发放的简易防护服，用于代替个人防护装备。之后，西奈山医院的其他护士在社交媒体上发布照片，照片中，她们穿着黑色的垃圾袋，照片标题是"全院连一件防护服都没有了"。[3] 此刻距波拉克和她在新发传染病监测计划的同事得知暴发疫情已经过去了三个月的时间。可悲的是，大部分时间都被政客们挥霍了；到现在，疫情已经比预警信号传播得更快了。

1 　Emily Shapiro, "Read Gov. Cuomo's moving speech about defeating the novel coronavirus', *ABC News*, March 27, 2020, accessed March 29, 2020, https://abcnews.go.com/US/read-gov-cuomos-moving-speech-defeating-coronavirus/story?id=69839370.

2 　Kenya Evelyn, "Trump on urgent requests for ventilators: 'I don't believe you need 30 000'", *The Guardian*, March 27, 2020, accessed on March 29, 2020, https://www.theguardian.com/us-news/2020/mar/27/trump-ventilators-coronavirus-cuomo-new-york.

3 　Ebony Bowden, Carl Campanie and Bruce Golding, "Worker at NYC hospital where nurses where trash bags as protection dies from coronavirus", *New York Post*, March 25, 2020.

++++

一百多年前，当地球被一场类似的毁灭性瘟疫——西班牙流感——席卷时，世界正处于战争状态，因而社会上普遍不了解那场疫情。"美国人很少注意到那场大流行，"环境史学家艾尔弗雷德·克罗斯比说，"就算注意到了，也很快就抛诸脑后。"[1]

为何那场大流行没有在人们的情感记忆里留下更多痕迹？伦敦《泰晤士报》也对此感到困惑。1921 年 2 月它的头条专栏写道："这场灾难的危害如此之大、传播范围如此之广，以至于我们那被战争恐惧所填塞的头脑拒绝接受它的存在。灾难降临，而后消弭无声。流感仿佛一阵飓风，扫荡过生命之苗圃，卷走了成千上万的青年人，在一代人身上刻下难以估算的病痛与伤残。"[2]

目前，新冠病毒大流行仅持续了三个月，但给人的感觉是这种病毒似乎再也不会被人们遗忘。事实上，报纸专栏作家们已经将这场流行病称为"人类历史新的分界线"，期待从疫情后的第一年起采用 AC［"冠状病毒之后"（After Corona）的缩写］纪元。[3] 不过，AC 元年会是什么时候？谁也说不准。

伦敦帝国理工学院最新的疾病模型显示，即使采取有效的控制措施，疫情可能还会持续一年，甚至 18 个月。根据中国境内外现有的死亡数据，

1　Alfred W. Crosby, *America's forgotten pandemic: the influenza of 1918*. (Cambridge University Press, 2003), p. 322.

2　Mark Honigsbaum, *Living With Enza: The Forgotten Story of Britian and the Great Flu Pandemic of 1918* (London: Macmillan, 2009), pp. 83-84.

3　Thomas Friedman, "Our New Historical Divide: B.C. and A.C. — the World Before Corona and the World After", *New York Times*, March 17, 2020.

人类大瘟疫

帝国理工学院的建模人员推算平均死亡率为 1.4%。[1] 假设全球 80% 的人口被感染，那么就会有 8 700 万人死亡。进行人口增长率估算调整后，建模人员得到的数据显示，其严重程度与西班牙流感相当。[2]

好在有种东西可以改变这个结局，那就是疫苗。目前，有 43 种疫苗正在研制当中。但鉴于临床试验和审批程序的复杂性，疫苗不太可能在 2021 年之前上市。[3] 或者，如果人们感染新冠病毒后可以获得免疫力，不会再次感染，那么大流行持续时间也会缩短，全球死亡率亦可降低。但目前，没人知道从感染中康复的人是否对新冠病毒有任何的免疫力，更不可能知道这种免疫力能够持续多久。

不过，有件事已经清楚地摆在我们眼前：成千上万的人失去了生命，原因并非是我们缺乏知识与资讯（预警信号足够多了），而是因为一场集体的失败。在那些自满的政客怂恿之下，我们没有充分正视这些警告；病毒学家和其他专家告诉我们大流行正在逼近，我们却没能做好准备。唯愿从 AC 元年开始，不会再有人愚蠢地重蹈覆辙。

1　Robert Verity, *et al.*, "Estimates of the severity of coronavirus disease 2019: a model-based analysis", *The Lancet Infectious Diseases*, March 30, 2020, accessed April 1, 2020, https://www.thelancet.com/journals/laninf/article/PIIS1473-3099(20)30243-7/abstract.

2　据估计，西班牙流感在全球范围内共造成 5 000 万至 1 亿人死亡。根据世界人口增长率进行数值调整后，相当于今天的 1.4 亿至 4.25 亿人。John Barry, 'The 1918 influenza pandemic in its time – will we learn for the future?', Nature Research Microbiology Community. Available at: https://naturemicrobiologycommunity.nature.com/users/79120-john-barry/posts/29254-the-1918-influenza-pandemic-in-its-time-will-we-learn-for-the-future (Accessed: 10 October 2018).

3　Samanth Subramanian, "It's a razor's edge we're walking: inside the race to develop a coronavirus vaccine", *Guardian*, March 27, 2020.

历史的经验与教训

"每个人都知道，瘟疫在这个世界上会反复发生，"阿尔贝·加缪在他的小说《瘟疫》中写道，"然而，不知何故，我们发现自己很难相信有什么东西会从天上掉下来砸在我们头上。历史上，瘟疫和战争一样频繁发生，而瘟疫和战争总是让人措手不及。"

加缪虚构了 1948 年阿尔及利亚西北部港口城市奥兰暴发瘟疫的情景。2019 年底新型冠状病毒的暴发，显示他的观察一如既往地切中要害。

如同 2015 年全球应对寨卡病毒时出现的紧急状况，或者如在此前一年西非埃博拉病毒暴发时出现的紧急情况，再或者如 2002—2003 年 SARS 病毒（另一种冠状病毒）引发的全球恐慌那样，新型冠状病毒疫情再次让医学专家手足无措，震惊了世界。

新冠疫情是像 2009 年的猪流感那样的温和大流行，还是像 1918 年西班牙流感那样的更严重的、最终导致全世界 5 000 万人死亡的大流行，目前没有人能说得清。

但是，如果说一个世纪以来应对的大流行的行动教会了我们什么，那就是，尽管我们可能在过去被称为"空白区域"的地方更好地监控大流行的威胁，但我们也有一种倾向，那就是忘记医疗历史的教训。

首先，新发传染病的流行似乎正在加速。在 19 世纪，霍乱和鼠疫历时数年才能通过商队、马匹和帆船所走的贸易路线，从印度和中国的流行中心蔓延到欧洲和北美。

随着蒸汽交通工具旅行的出现和欧洲铁路网的扩张，这一切都改变了。例如，1900 年，一艘从日本出发，经过火奴鲁鲁的蒸汽船有可能将感染鼠疫的老鼠带到旧金山。在此 10 年前，正是蒸汽火车将所谓的"俄罗斯流感"传播到整个欧洲。结果，在 1889 年 12 月圣彼得堡第一次报告疫情暴发的四个月内，"俄罗斯流感"被带到了柏林和汉堡，然后被远洋轮船从那里带到利物浦、波士顿和布宜诺斯艾利斯。

1892 年和 1893 年，"俄罗斯流感"在全球范围内引起了两轮疾病暴发，估计造成了 100 万人死亡，但实际死亡人数可能更高。相比之下，"西班牙流感"的三轮暴发生在 1918 年夏季至 1919 年春季的短短 11 个月间。这场与第一次世界大战同时发生的大流行，几乎可以肯定是由通过大西洋航线将美国士兵快速运往西欧北部的前线而引起的。

但改变游戏规则的是国际航空旅行，以及随之而来的更大规模的全球连通性。其结果是，2002 年 SARS 暴发时，冠状病毒在全球范围内传播花了 5 个月，而这一次，根据目前的数据，只用了 4 周时间。

最近大流行的另一个重要教训是，如果过于狭隘地关注微生物层面的致病原因，我们可能会忽视更广阔的生态和环境因素。

70% 的新发传染病起源于动物王国。从 20 世纪 80 年代的艾滋病大流行开始，一直到 21 世纪初的非典，以及最近的埃博拉和禽流感恐慌，大多数疫情都可以追溯到所谓的从动物到人类的溢出事件。其中一些溢出事件可以通过改善卫生状况和定期检查野生动物市场来预防。但是其他一些溢出事件的原因可以追溯到生态平衡的失调或者是病原体习惯居住的环境的改变。这一点在 HIV 和埃博拉病毒等被认为在隐蔽的动物宿主中传播的病毒身上表现得尤为明显。

例如，西非的埃博拉疫情很可能始于几内亚的儿童食用一种名为"洛里贝罗"的当地蝙蝠，这种蝙蝠栖息在村庄中部一处腐烂的树桩上。这些蝙蝠通常生活在林地边缘的干燥草原上，但由于气候变化和伐木公司砍伐森林的活动，它们似乎被赶出了正常的栖息地。

蝙蝠也被认为是冠状病毒的最终宿主，但这种病毒也能从蛇和果子狸身上分离出来，果子狸是一种灵猫科的食肉动物。一般认为，非典疫情是由在中国广东的一个野生动物市场上交易的果子狸引发的。同样，武汉暴发的疫情似乎也是从一个海鲜批发市场开始的，尽管这个市场的名字叫"海鲜批发市场"，但也出售野生动物。

第三个教训是，亚洲、非洲和南美的大型城市往往将大量人口集中在拥挤且往往不卫生的空间里，这为新病原体的扩增和传播提供了理想的场所。有时，技术和对我们的人造环境的改造可以减轻这种因过度拥挤带来的病原体向人身上转移的风险。因此，人们在 1901 年旧金山鼠疫和 1924 年洛杉矶鼠疫暴发后采取的鼠疫防治措施，有效地清除了藏在家里和公司中的、带有感染了鼠疫的跳蚤的老鼠和松鼠。

同样，高楼大厦和空调系统也是让人们远离传播寨卡病毒和其他疾病的

人类大瘟疫

蚊子的非常有效的方法。但在 SARS 暴发期间，香港九龙淘大花园公寓大楼出现了多例感染病例，这清楚地表明我们的建筑环境亦会带来新的疾病风险。

事实上，我们一次又一次地帮助微生物占据新的生态位，并帮助它们以通常只有在事件发生后才变得明显的方式传播到新的地方。在这种情况下，值得记住的是萧伯纳在《医生的困境》中表达的观点："一种疾病特有的微生物可能只是一种症状，而不是病因。"

然而，也许我们从最近暴发的一系列流行病中得到的最大教训是，尽管科学知识一直在进步，但它也可能是一个陷阱，使我们对即将到来的流行病——所谓的"未知疾病 X"——视而不见。

因此，就像在 SARS 这个例子中我们看到的，我们迟迟没有认识到我们正在对付一种危险的新的呼吸道病原体，在很大程度上是由于世界卫生组织确信世界正处于 H5N1 禽流感大流行的边缘——当鸭子、鹅和天鹅突然在香港的两个公园里死去时，这一观点似乎得到了证实。

同样，WHO 最初也没有发现 2014 年的埃博拉疫情，尤其是因为此前很少有专家认为这种之前只与中非偏远森林地区的疫情有关的病毒可能对西非构成威胁，更不用说对蒙罗维亚、弗里敦、纽约和达拉斯等城市构成威胁了。

在这两起事件之前，"已知"的情况是：埃博拉病毒无法传播到主要城市地区的，更不用说传播到北美的城市了；冠状病毒不会引起非典型性肺炎——这种说法被证明是错误的，专家们也因此显得很愚蠢。

这一次的好消息是，中国科学家很快发现了这种新型冠状病毒，并很快就分享了这种病毒的基因序列。这给了我们希望，我们将能够开发出一种疫苗，这在非典期间没有发生。

医学史能够提供的最后一个教训是，在流行病暴发期间，我们需要谨慎选择措辞，以免语言成为仇外情绪、污名化和偏见的发动机，就像 20 世纪 80 年代初艾滋病被错误地贴上"同性恋瘟疫"的标签那样。在我们这个即时数字通信的时代，尤其如此。在这个时代，虚假信息和假新闻传播的速度比任何病毒都要快，传播的范围也更广。

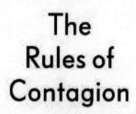

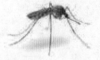

传染的法则

The Rules of Contagion:
Why Things Spread — and Why They
Stop

预计出版时间：2020 年 6 月

作者简介

亚当·库哈尔斯基（Adam Kucharski），伦敦卫生与热带医学院的传染病流行病学家，致力于使用数学方法研究传染病暴发的动力学，曾参与过对西非埃博拉病毒、南美寨卡病毒疫情的流行病学研究。

在新型冠状病毒疫情期间，库哈尔斯基的团队一直在使用数学模型对中国、英国，以及全世界的疫情传播特点进行分析和预测，目前已经与合作者在《柳叶刀》等世界顶级医学期刊发表多篇论文。除了进行科学研究外，库哈尔斯基还积极从事科学写作和科学讲座，他目前是 TED 的资深演讲者（TED Senior Fellow）。

内容简介

在本书中，作者以流行病学的发展史为线索，介绍了流行病学家是如何通过采集和分析流行病学数据，来追溯传染病的源头并阻断疫情扩散的。本次新冠疫情报道中频频出现的 R_0、群体免疫等传染病学概念，本书中都有通俗而详尽的介绍。

但传染病的流行远非这本书的全部。在每一次疫情中，除了严谨可信的报道外，各种谣言也大行其道。很大程度上，这些谣言和传染病在传播特点上存在相似之处。事实上，朋友圈、暴力行为、金融危机等诸多现象和行为都有"传染性"的特征，作者在本书中分别介绍了使用流行病学方法对其进行的相关研究。

全书通俗易懂，并得到多位科学权威的高度评价。埃博拉病毒的发现者，同时在遏制艾滋病全球流行中扮演关键角色的流行病学家彼得·皮奥认为，本书"应该成为对流行病学感兴趣的读者的必读书"。

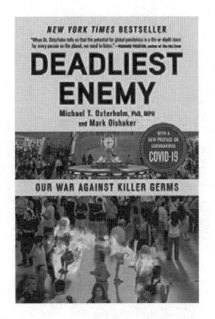

致命敌人
我们与杀人病菌之间的战争
Deadliest Enemy: Our War Against
Killer Germs
预计出版时间：2020 年 6 月

作者简介

迈克尔·T. 奥斯特海姆（Michael T. Osterheim），美国明尼苏达大学董事会席位教授，公共卫生管理系首席教授，传染病研究与政策中心（CIDRAP）主任，国际公认的流行病学家。其主要关注方向为疾病监控—流行病学—健康传播—社交媒体；在传染病领域的关注包括食物传播感染、性传播感染、HIV/艾滋病、流感，以及公共卫生政策和预防。他也是美国针对生化武器和生化空袭专家组的带头人。

马克·奥尔沙克（Mark Olshaker），美国作家、编剧、制片人，在大卫·芬奇执导的《心灵猎人》系列剧集中担任编剧，曾与约翰·道格拉斯合著多部畅销悬疑小说。

内容简介

国际权威公共卫生专家，介绍威胁全球的大流行病的科普著作。

科学与政策的结合，一本全面系统的、关于传播途径、危害、检测、治疗与预防的流行病学手册。

传染病可谓是人类最致命的敌人，流行病的暴发往往一夜之间改变全社会的日常运转，彻底改变正常的旅行、贸易、工业模式。当传染病暴发，我们所关注的不仅是感染率和死亡率的数字，还有疾病对经济、政治的威胁。世界上一些重要国家和地区的零星病例带来的恐慌可能超过非洲成百上千人死亡。

然而我们对于现代大流行病的类型、传播途径、治疗手段和预防方法了解得太少，政府和媒体对公共卫生给予的关注太少。当人类战胜一次大的传染病暴发后，只有少数科学家在准备面对下一次流行病。此书以国际知名流行病学者在公共卫生领域的一手经验，介绍流行病学常识，介绍最新的技术进展，从天花、肺结核等伴随人类长久的疾病，到最新的 H1N1流感、埃博拉与 COVID-19 疫情突发，讲述政府和民间机构应如何运用科学进步，制订有效防疫策略。

　　　　　　　　　　　　　　　　　　　　　　　　　　　人类大瘟疫

病菌、基因与文明
传染病如何影响人类社会
Germs, Genes, & Civilization: How Epidemics Shaped
Who We Are Today
预计出版时间：2020 年 6 月

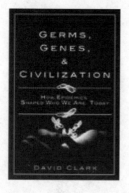

作者简介

戴维·P. 克拉克（David P. Clark），布里斯托大学博士，现为南伊利诺伊大学微生物学教授，主要研究领域为微生物学和遗传学，已发表相关论文 70 余篇，其他著作还有《分子生物学简明趣味读本》等。

内容简介

本书讲述由病菌引发的传染病不断塑造人类命运的故事。从古埃及到墨西哥，从罗马到匈人王阿提拉，你将了解传染病是如何一次又一次地改变人类历史的。你将了解黑死病是如何结束中世纪，开启文艺复兴、西方民主和科学革命的……

作者不仅展示了传染病是如何反复塑造我们的健康和基因，还展示了传染病是如何影响我们的历史、文化和政治发展。你甚至还能从书中了解到传染病是如何影响宗教和伦理的，包括它们是如何塑造清教主义和纵欲主义这两种文化的轮替周期。

外科的发明
从文艺复兴到移植革命的现代医学历史
The Invention of Surgery: A History of Modern
Medicine, From the Renaissance to the Implant
Revolution
预计出版时间：2021 年 4 月

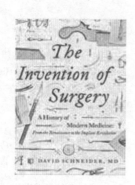

内容简介

大卫·施耐德（David Schneider）医学博士以超过 20 年的临床经验，结合丰富的历史材料，为外科医学这个几个世纪以来危险又迷人的学科撰写了一部"深度传记"。他从古希腊时期的手术医师，写到 20 世纪改变了世界的移植手术革命。

这本书讲述了外科医学发展的戏剧化历程，并重点描绘历史上最活跃的、有创造力的那些外科医生——他们如何理解疾病的成因、器官为何会感染、为何会患上癌症、外科手术如何干涉人的生命进程。医学的历史不仅仅是在科学和技艺上的发展，也有医疗教育的普及、医院设施的变革，还有作者最为熟悉的领域，材料科学的发展带来了人们对移植手术观念的革新。

作者也要向读者传达，外科手术的进步还未停止，新的技术将不断革新手术的技术，还有能够植入我们身体的各种新零件也将不断增加。作者在对外科手术历史的回顾基础上，也向医学的未来发问：下一项突破性的外科技术会是什么？

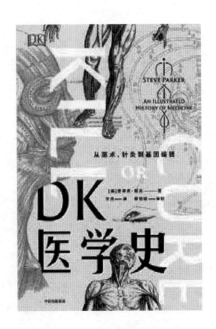

DK 医学史
从巫医、针灸到基因编辑
Kill or Cure: An Illustrated History of Medicine

［英］史蒂夫·帕克（Steve Parker）著

出版时间：2019 年 11 月

内容简介

  医学的历史，一直是人类为生存和健康而战的历史。从古代到今天的医生们，在治愈疾病、保持身体健康的道路上，留下了无数充满惊奇趣味的冒险故事、荒诞不经却又鼓舞人心的伟大尝试。

  史前时代的巫医将疾病视作对灵魂的诅咒，东方的古老医学则用针灸和艾草，调节体内的"行气"平衡。中世纪医生曾把水蛭吸血当成万能的良方，而科学的血液循环理论，要等到 17 世纪的人体解剖之后才确立。在消毒、止血和抗生素等基础知识问世之前，外科手术曾是一门行走在死亡边缘的"理发"手艺，伴随着科学观念的发展，未来的基因编辑、组织工程，将带来全面改善人体健康的新浪潮。

  DK 经典图文书以时间为线索，用几百幅插图、年表和专业解说，呈现从史前时代到 21 世纪的世界医学历史进程。从古代文明中医疗之神的传说、中世纪医学的怪异器械，到现代医学中细胞、病毒、基因图谱……珍贵的文献资料与实物照片，构筑起一座袖珍的私人医学博物馆。

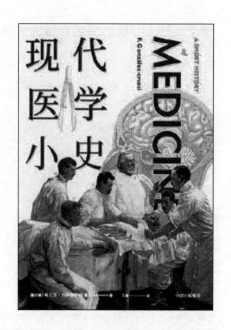

现代医学小史
A Short History of Medicine

［墨西哥］弗兰克·冈萨雷斯 - 克鲁希（Frank González-Crussi）著

出版时间：2020 年 4 月

内容简介

现代医学的历史，是由无数杰出的医护人员，用鲜血与胆识所写下的动人故事。在人们与疾病对抗，完善现代医疗手段的 500 年历程中，孜孜以求寻找病痛根源的精神、消除病症挽救生命的热情，构成了医学的人文主义内核。

书中选取现代西方医学中代表性的七个侧面，讲述学科演进中的趣闻轶事：解剖学的诞生、外科手术的革新、瘟疫扰动人类的历史、生命起源的奥秘、产科的发展与治疗方法的演进。当今的人体成像技术使我们得以窥探五脏六腑，移植手术让器官随心所欲地替换，植入有功能的基因，从而改变了自然界每一个生物体的独特命运。医学既是一门以人体为对象系统化研究的科学，也是一门关乎生死的艺术。

医学史的主角是同我们一样平凡的男男女女，他们造就的医学历史熠熠生辉，虽然难免会有失败的尝试和愚昧滑稽的猜想，甚至会遭到时人误解，被当成卑鄙的罪犯。但本质上医学仍然是一项造福他人的事业，医护人员仍是关怀生命的集体。

新思文库·开放历史系列精选书单

《企鹅欧洲史》系列

《雅典的胜利：文明的奠基》（希腊与罗马两部曲1）

《罗马的崛起：帝国的建立》（希腊与罗马两部曲2）

《罗马帝国的陨落：一部新的历史》（罗马史诗三部曲1）

《罗马的复辟：帝国陨落之后的欧洲》（罗马史诗三部曲2）

《帝国与蛮族：罗马的衰落与欧洲的诞生》（罗马史诗三部曲3）

《缔造和平：1919巴黎和会及其开启的战后世界》（大国外交三部曲1）

《雅尔塔：改变世界格局的八天》（大国外交三部曲2）

《峰会：影响20世纪的六场元首会谈》（大国外交三部曲3）

《奥斯曼帝国六百年：土耳其帝国的兴衰》

《敌人与邻居：阿拉伯人和犹太人在巴勒斯坦和以色列，1917—2017》

《现代日本史：从德川时代到21世纪》

《欧洲之门：乌克兰2000年史》

《自由与毁灭：法国大革命，1789—1799》

《美国创世记：建国历程的胜利与悲剧，1775—1803》

《缔造共和：美利坚合众国的诞生，1783—1789》

《六舰：美国海军的诞生与一个国家的起航》

《梦幻之地：从梦想到狂想，美国精神五百年》

《海洋帝国：英国海军如何改变现代世界》

《论政治：2500年政治思想史》

《文字的力量：文学如何塑造人类、文明和世界历史》

《天才时代：17世纪的乱世与现代世界观的创立》

《美丽与哀愁：第一次世界大战个人史》

《吃：食物如何改变我们人类和全球历史》

《追寻富强：中国现代国家的建构，1850—1949》

《始皇帝：秦始皇和他生活的时代》